美容外科手術手技
鼻形成術

リッツ美容外科
広比利次

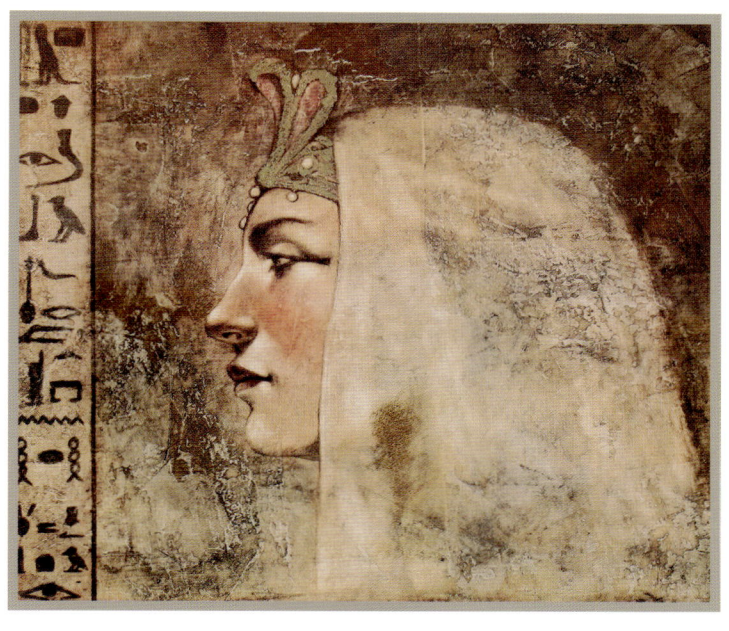

克誠堂出版

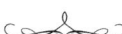

Le nez de Cléopâtre : s'il eût été plus court,
toute la face de la terre aurait change.

「クレオパトラの鼻がもう少し低かったら歴史は変わっていただろう」
パスカル「パンセ」より抜粋

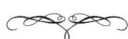

はじめに

　鼻は顔面のほぼ中央に位置しており、機能的には呼吸、嗅覚をつかさどる感覚器であるとともに、整容的には顔貌の美醜を特徴付ける重要な器官である。それゆえわが国の美容外科手術の中では、眼瞼手術に次いで頻度が多く、患者の希望も多岐にわたり、手術の種類も他部位と比べて豊富である。

　鼻美容形成術（Aesthetic rhinoplasty）は、美容外科医として一人前に成長していくには避けて通ることのできない分野である。しかし実際に手術手技を修得しようと思って手術室で先輩外科医による鼻の手術を見学していても、狭い術野で盲目的に行われる手技も多く、容易には修得しえないのが現状である。さらに欧米ではオープン法が主流であるのに対して、わが国ではクローズド法が主流であるために直視下に観察できる術野は限られており、支持組織である軟骨の形態は把握しにくく、美容外科初心者にとっては暗中模索の分野であるともいえる。

　筆者の美容外科人生の第一歩は鼻美容形成手術を専門に行うクリニックであった。鼻尖形成術、自家組織移植、鼻骨骨切り術など形成外科出身の筆者にとってはたいへん興味深いものであった。ところが数多くの経験を積むにしたがって、皮膚の厚くて硬い日本人の鼻に対する手術効果の限界、クローズド法での限界を感じ始めて、少しずつ鼻形成術に対する興味は失せていくことになった。その後はシリコン・インプラントを中心とした非侵襲的で安易な手術で無難な結果を求める日々が続くことになった。

　2000年頃よりアメリカに渡ってAdvanced rhinoplasty、Baker-Gordon symposiumなど最高峰の学会に参加するようになり、一流講師陣のライヴサージャリーを見る機会が増えた。その際Cadaverを使用して手術手技を直接指導してもらう機会に恵まれ、新たな技術を修得することになった。その頃よりオープン法も積極的に取り入れることになり、鼻中隔延長術や鼻骨骨切り術など手術の幅も広がり、難しい症例にも挑戦するようになっていった。

　鼻形成術は、数多い美容外科手術の中でも最も難易度が高いものの1つと考えられる。術前の正確な評価、分析をベースにした手術プラン、繊細で正確な手術手技、適切な術後ケアがあってはじめて手術を成功に導けるのである。深い知識とともに豊富な経験も要求され、その極意を極めるための道程は険しい。また鼻形成術の特徴のひとつとして、通常の経過観察期間（6〜12カ月）では良好な結果を残したものの、数年後にはその形態が保たれていないということをしばしば経験する。時にさまざまな晩期合併症に悩まされることもある。筆者自身、現在では2000症例を優に超える鼻美容形成手術を行っているにもかかわらず、いまだどの術式も完成域に達したとは実感していない。自身の行った手術の中・長期の結果を客観的に評価し、フィードバックをかけて、常に術式には改良を加えている発展途上の過程であり、今後もきっとそうあり続けるものと想像される。その意味で本書は、筆者の経験に基づき、あくまで現時点において最良と思われる技術、知識を著したものであると理解していただきたい。

本書を執筆するにあたっては、一般的な美容外科手術書に掲載されていない手術計画の勘所、手術を成功に導くためのコツ、失敗につながる落とし穴など、実践的で役に立つ知恵を網羅するよう腐心した。単に手術の方法、手順を述べた手術書に留まらず、要所に非常に重要なポイントを"隠し味"として入れ込んである。実際に筆者が悩み苦しんだ症例、最近になってわかってきた問題点、誰も教えてくれなかった(?)　否、誰も説明つけられなかった疑問点に対して、(筆者自身の仮説を含めて)論理的に述べているつもりである。ひとりよがりで理論的に誤っていることもあるかもしれないが、その場合にはご容赦願いたい。鼻形成の経験の浅い先生方にはその隠し味が、本書をはじめて読んだときにはわからないかもしれない。しかし外科医として経験を積むにしたがって、多くの壁にぶち当たり、その壁を乗り越えようとするときにもう一度本書のことを思い出してほしい。その時こそ本書が本当の意味で役に立ち、"隠し味"が何であったのか、理解していただける時なのではないだろうか。その意味で、鼻美容形成術を極めようとする先生方にとって魅力的なバイブルとなることを願っている。

　和文の医学書においては、本来であればすべての用語を日本語で統一すべきであるが、実際には一部の用語は日本語に翻訳してしまうとかえってわかりにくくなる。また美容外科分野においては、いまだ形成外科用語集(社団法人　日本形成外科学会編)では翻訳されていない用語も多数あり、そのような場合には敢えて無理な日本語には翻訳せず、英語表現、カタカナ(和製英語)表現も使用した。

　なお、本書では読者諸氏の理解を助けるために多数のイラストを差し込んである。すべてのイラストは、リッツ美容外科学術部の鈴木洋一君により描かれたものであるが、イラストの美しさにより本書の魅力が高められていることは疑いない。さらに筆者の施設では、コンピュータ・シミュレーションは手術計画を検討する際に患者、外科医の相互理解のために欠かすことができない手段である。やや専門的ではあるが、序章のコンピュータ・シミュレーションの項は鈴木洋一君との共同執筆であることを付記させていただく。

　最後にこのような著書を出版させていただくという光栄な機会を与えてくださった克誠堂出版社、ならびに本書の作成にあたり多大な協力と支援をいただいた大澤王子氏に心から深謝の意を表します。

2012年9月

リッツ美容外科
広比　利次

目 次

はじめに … iv

序 章

I 解 剖 — 2
1. 鼻の体表解剖・名称 … 2
2. 解剖用語の解説 … 3

II 鼻の構造と構成要素 — 6
1. 基礎構造・支持構造 … 6
2. 被覆組織 … 10

III 術前評価と手術計画 — 12
1. 術前評価 … 12
   - 触診 … 12
   - 視診：6方向からの外鼻分析 … 13
2. 手術計画 … 20

IV 麻 酔 — 21
1. 局所麻酔による鼻形成術 … 21
2. 静脈麻酔による鼻形成術 … 22
3. 全身麻酔による鼻形成術 … 23

V 切開、アプローチ — 24
1. 鼻翼軟骨下切開 … 25
2. 鼻翼軟骨下-経鼻柱切開 … 26
   - **COLUMN** オープン法の利点・欠点 … 27
3. 鼻翼軟骨間切開 … 28
4. 鼻孔縁切開 … 29
5. 鼻骨骨切り術の際の特殊なアプローチ … 30

VI 自家組織の採取方法 — 31
1. 耳介軟骨 … 31
2. 肋軟骨 … 34
3. 鼻中隔軟骨 … 35
4. 側頭筋膜 … 36

VII 閉創と術後管理 — 37
1. 閉創（縫合）… 37
2. 術後管理 … 38
3. 術後観察期間 … 40

- **COLUMN** テクニカルヒント：正確な側面写真撮影法 … 41
- **COLUMN** テクニカルヒント：コンピュータ・シミュレーション … 42

■ Suggested Readings … 45

第1章　隆鼻術　　　*Dorsal Augmentation*

Introduction … 48

I シリコン・インプラント ─── 51
1. シリコン・インプラントの種類と選択 … 51
2. 手術計画 … 51
3. 手術手技 … 52
4. 症例 … 58
5. 注意を要するインプラント症例 … 61
6. 合併症とその予防 … 66

Coffee break　動揺インプラント入れ替えの際の落とし穴 … 67

II ゴアテックス® ─── 71
1. 特長 … 71
2. 適応 … 71
3. 手術手技 … 72

Coffee break　眉間部ゴアテックス®とI型シリコン・インプラントのコンビネーション … 74

4. 症例 … 75

III 側頭筋膜被覆細片軟骨移植術(temporal fascia-wrapped diced cortilage graft) ─── 77
1. 適応と利点・欠点 … 77
2. 手術手技 … 78
3. 症例 … 82

Coffee break　外鼻形態の人種的特徴 … 83

■ Suggested Readings … 84

第2章　鼻尖形成術　　　*Nasal Tip Surgery*

Introduction … 88

Coffee break　鼻尖縮小術における軸位での変化はなぜはっきりわかるのか … 92

I 鼻尖縮小術 ─── 93
1. 西洋人と東洋人における鼻尖の解剖学的構造の違い … 93

Coffee break　夏みかんの皮(東洋人)とみかんの皮(西洋人) … 96

2. 筆者の行う鼻尖縮小術 … 99
3. 手術手技 … 100
4. 症例 … 104

II 鼻尖増高術(augmentation) ─── 108
1. 鼻尖を増高(augumentation)させる方法 … 108
2. 症例 … 110

- Ⅲ 鼻尖挙上術 ──────────────── 112
  - 1 適応と方法 … 112
  - 2 症例 … 113
- Ⅳ 鼻尖下降術 ──────────────── 115
- Ⅴ 鼻尖二次修正手術 ──────────── 116
  - 1 適応と方法 … 116
  - 2 症例 … 118
- Ⅵ 鼻尖形成術における合併症とその予防 ──── 119
  - *Coffee break* 鼻尖縮小術後のaesthetic complication … 122
  - Suggested Readings … 123

第3章 鼻翼形成術 — *Alar Base Surgery*

Introduction … 128

  Coffee break 理想的な鼻翼形態とは？ … 129

- Ⅰ 適応と手術計画 ─────────────── 130
  - 1 術前評価 … 130
  - 2 手術計画 … 133
  - 3 手術適応の検討 … 134
  - 4 併用手術の検討：aesthetic complicationの予防 … 135
- Ⅱ 一般的に行われている鼻翼縮小術 ──────── 137
  - 術式の問題点 … 138
- Ⅲ 筆者の行っている鼻翼形成術 ──────── 140
  - 1 鼻翼幅縮小術：alar base flap（ABF）法 … 140
  - 2 鼻翼サイズ縮小術：alar wedge excision … 145
  - 3 鼻翼幅縮小術＋鼻翼サイズ縮小術 … 146
  - 4 鼻翼挙上術 … 150
- Ⅳ 鼻翼形成術における合併症とその予防 ──── 153
  - *Coffee break* 鼻翼形態の差による適応手術の選択 … 155
  - Suggested Readings … 156

第4章 鼻骨骨切り術 — *Nasal Osteotomies*

Introduction … 158

- Ⅰ 鼻骨骨切り術 ──────────────── 159
  - 1 外側骨切り術（lateral osteotomy）… 159
    - 梨状孔縁切開アプローチ法 … 159
    - 経皮アプローチ法 … 161
      - *Coffee break* 経皮アプローチ法の利点 … 162
    - 筆者の行うコンビネーション・アプローチ法 … 163

2 内側骨切り術 (medial osteotomy) … 164
　　3 横断骨切り術 (transverse osteotomy) … 165
　　4 後療法 … 165
　Ⅱ ハンプ (hump、鉤鼻) ──────── 166
　　1 鼻背の解剖 … 166
　　2 ハンプの分類と治療法 … 167
　　3 ハンプ切除法 (humpectomy) … 168
　　4 一般的なハンプ治療と問題点 … 170
　　5 筆者のハンプに対する治療戦略 … 170
　　6 手術手技：component reduction … 172
　　Coffee break ハンプはいわゆる"鼻骨削り"で改善するか … 176
　　7 症例 … 177
　　8 合併症とその予防 … 181
　Ⅲ 広　鼻 ──────── 183
　　1 治療法 … 183
　　2 手術手技：鼻骨骨切り術 (low to low) … 184
　　3 症例 … 185
　Ⅳ 斜鼻 (deviated nose)・彎曲鼻 (crooked nose) ──────── 188
　　1 斜鼻・彎曲鼻の構造的要因 … 188
　　2 斜鼻の分類と治療法 … 188
　　3 Spreader graftについて … 189
　　4 症例 … 190
　　■ Suggested Readings … 193

第5章　鼻柱形成術　*Columellar Surgery*

Introduction … 196

　Ⅰ 鼻柱後退 (retracted columella) ──────── 198
　　1 鼻柱部軟骨移植 (floating columella strut) … 198
　　2 鼻唇角部耳介軟骨移植 … 200
　　3 症例 … 203
　　4 鼻下長短縮術 (lip lift) … 206
　Ⅱ 鼻柱垂下 (hanging columella) ──────── 207
　　1 鼻柱挙上術 … 207
　　2 症例 … 209
　Ⅲ 鼻柱偏位 ──────── 210
　　1 鼻中隔尾側 (caudal septum) の偏位 … 210
　　2 症例 … 211
　　■ Suggested Readings … 212

第6章　鼻孔縁形成術　*Nostril Rim Lowering*

1. 適応と手術計画 … 214
2. 鼻孔縁鼻翼軟骨移植術 … 214
3. 鼻孔縁複合組織移植術 … 215
4. 症例 … 217
5. 特徴的な鼻孔縁後退症例 … 220
6. 合併症とその予防 … 226
- Suggested Readings … 228

第7章　鼻中隔延長術　*Septal Extension Grafts*

1. 適応とドナーの選択 … 230
2. アプローチについて：オープン法 vs クローズド法 … 232
3. 手術手技 … 234
4. 症例 … 238
5. 合併症とその予防 … 241
- Suggested Readings … 246

第8章　Filler注入　*Filler Injection*

Introduction … 248

I　ヒアルロン酸 ── 250

1. 適応 … 250
2. 隆鼻 … 251
3. 斜鼻矯正 … 252
4. 鼻孔縁形成 … 252
5. 鼻柱下降 … 252
6. 症例 … 253
7. 合併症とその予防 … 254
- Suggested Readings … 255

おわりに … 256
索引 … 257

I 序章
Introduction

- **I** 解　剖
- **II** 鼻の構造と構成要素
- **III** 術前評価と手術計画
- **IV** 麻　酔
- **V** 切開、アプローチ
- **VI** 自家組織の採取方法
- **VII** 閉創と術後管理

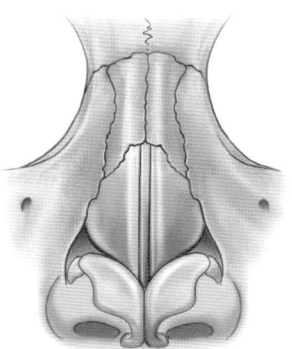

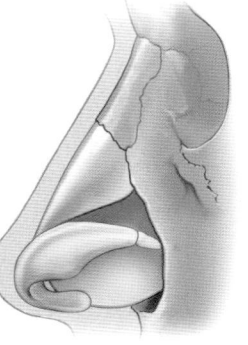

Section I 解　剖

　一般的な解剖学書では鼻の体表解剖は詳しく述べられていない。本章では鼻形成術を行うに当たり、覚えておくべき用語、名称を解説する。和訳されていない用語、和訳すると馴染まない用語はそのまま英語名、カタカナ名で表記する。

1. 鼻の体表解剖・名称

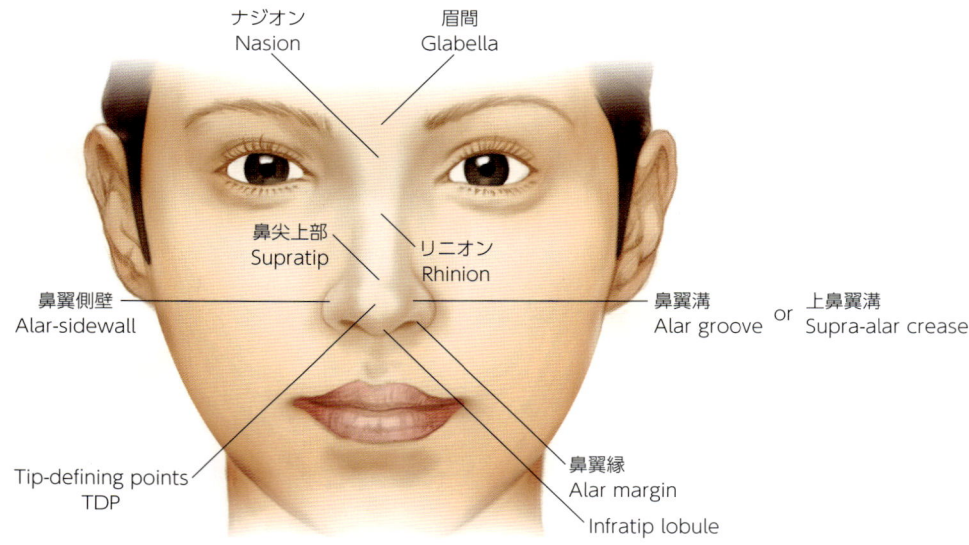

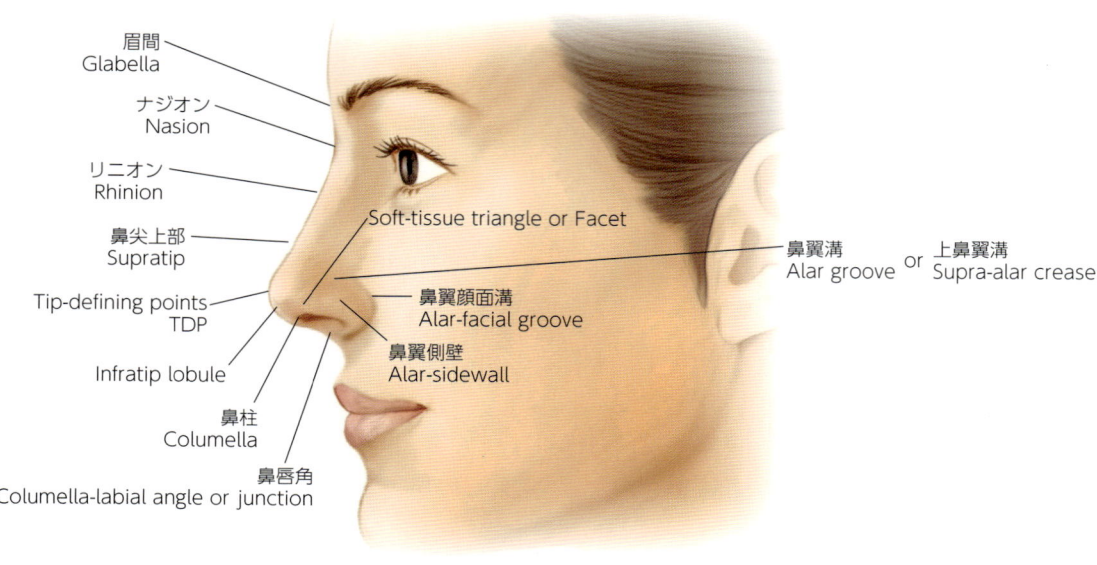

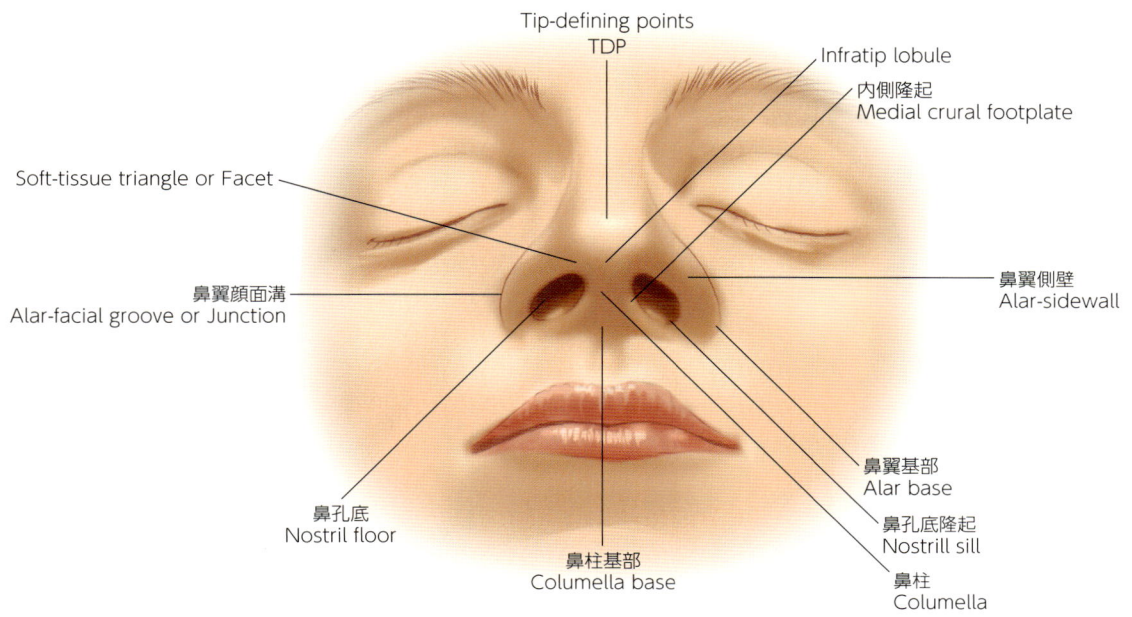

2. 解剖用語の解説

　鼻の構造は人種差が大きく、東洋人と西洋人では鼻形成術の概念が多々異なる。そのためAsian rhinoplasty（アジア人向けの鼻形成術）において重要な用語が英語では存在しないことがあり、その結果として日本語での解剖用語も存在しないことになる。

　読者の混乱を避けるために、本書においてのみ便宜的に使用する解剖用語をはじめに解説し、併せて混乱しやすい用語、注意点を羅列する。

1) Nasion（ナジオン）

　解剖書（成書）では、"ナジオン"と片仮名表記されている。ナジオンは前頭骨と鼻骨の間の縫合の正中点である。すなわち頭蓋骨におけるランドマークであり、体表におけるランドマークではない。

　ところで、本書ではナジオンを体表におけるランドマークで"鼻根部の最低点"として取り扱うことにする。実際にはこの2点は位置的には必ずしも一致するわけではなく、解剖学用語の理解としては誤りであることをご了承願いたい。

　鼻形成術において、鼻根の最低点は、外鼻の頭側の始点として重要な意味をもつ（なぜ適切な用語がないのか…たいへん不思議である）。

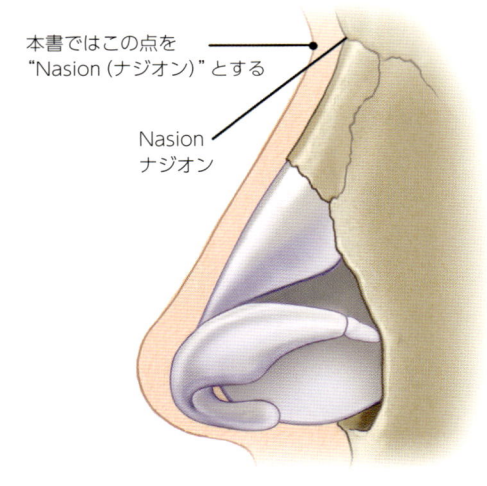

> 鼻形成術において、鼻根の最低点は、外鼻の頭側の始点として重要な意味をもつ（なぜ適切な用語がないのか…たいへん不思議である）。

2）Lobule（小葉）

　Infratip lobule, alar lobuleなどと西洋の解剖書には記されているが、lobuleは小葉と和訳される。しかし実際にinfratip lobuleを鼻尖下小葉、alar lobuleを鼻翼小葉といわれてもピンとはこない。これらの用語は実際に臨床の現場では使われていないため聞き慣れないこともある。そこで本書ではlobuleはあえて和訳せずそのまま英語表記とした。

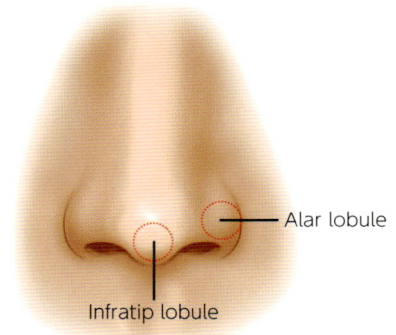

3）Alar-facial grooveとalar groove

　Alar-facial groove（鼻翼顔面溝）は鼻翼と頬の境界部のことであるが、同義語として
　　alar-facial junction, alar-cheek junction,
　　nasal-cheek junction
などさまざまな表現がある。
　混乱しやすい解剖用語としてalar groove（鼻翼溝）があるが、こちらは鼻尖と鼻翼の境界の溝であり、supra-alar crease（上鼻翼溝）とも表現されている。

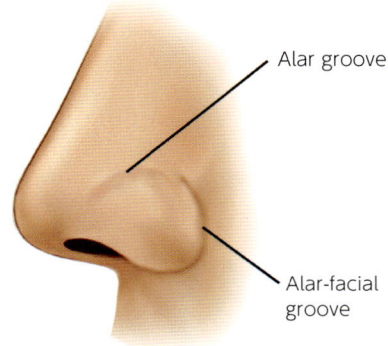

4）Tip-defining points（TDP）

　Sheenが理想的な鼻尖の形態を提唱したものである。左右鼻翼軟骨（中間脚）の突出点と鼻尖・鼻背移行点でできる三角が正三角形になり、尾側は鼻柱・lobule移行点で同様に正三角形ができる。この4点でできる菱形が鼻尖の理想的形態であると表現されている。西洋人における特徴的な鼻尖形態である。
　一方、日本人では一般的に鼻翼軟骨・中間脚の突出点は判別不能であり、このTDPに相当する鼻尖はほとんど存在しない。

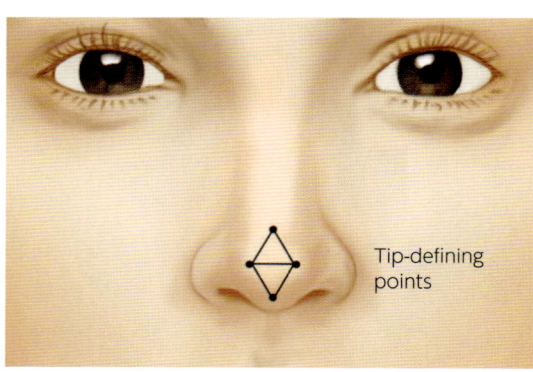

Tip-defining points

5）Tip-projecting point（TPP）＝鼻尖突出点

　鼻形成術において明確にしたい用語の一つとして、側面での鼻尖の（最）突出点がある。
　正面から写真撮影した場合、鼻尖にストロボのハイライトが当たる点である。本書ではtip-projecting point（TPP）を鼻尖突出点と表現するが、これは筆者による造語である。
　（Sheenのいうtip-defining pointsとは4点から構

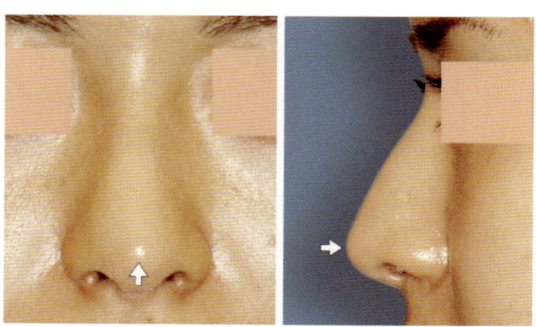

Tip-projecting point（TPP）

成されるため複数形が使われているが、一般的な日本人の鼻尖では1点で区別されるためpointと単数形を使った）。

6) Supratip break

西洋人によく見られる鼻尖上部のくぼみであり、鼻背のラインがやや上向きとなってTDPに連続していく。西洋人にとっては理想的な鼻背–鼻尖のラインと考えられている。

一方、日本人ではsupratip breakは明瞭でない場合が多い。さらに側面では直線的な鼻背ライン（dorsal line）が理想的とされるため、supratip breakは好まれない。

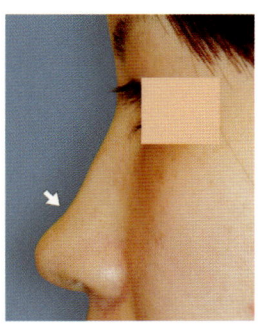

Supratip break

7) Columellar-labial angle（鼻柱口唇角）と columellar-lobular angle

Columellar-labial angleはnasolabial angle（鼻唇角）とも呼ばれ、側面における鼻尖の垂直方向での位置を示す大切な指標である。

Columellar-lobular angleと英語名が似ているため注意を要する。

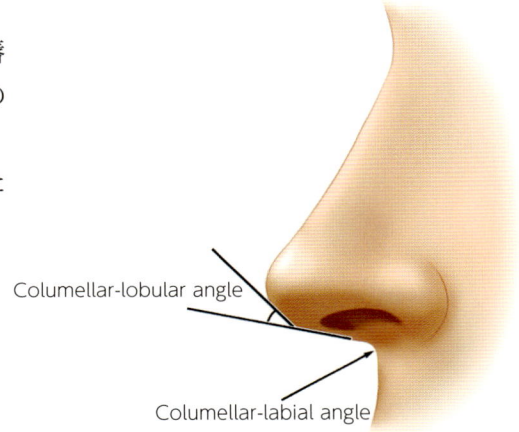

8) Soft triangleとweak triangle

この2つの用語も紛らわしいが異なった部位である。Soft triangleとは、鼻孔縁と内側脚と外側脚との境界での曲線的な尾側縁との間の薄い皮膚の折れ目を指す。

一方Converseによると、weak triangleとは、鼻翼軟骨の頭側縁が分かれて上外側に向かう部位で、一対のドームの上方の領域である。

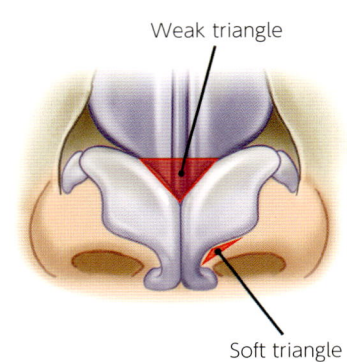

Section II 鼻の構造と構成要素

鼻は立体的構造をもつ器官であり、その形態的な特徴はnasal vaultと称される。Vaultはアーチ形の天井を意味するが、鼻の構造が鼻背側を頂点とする円蓋になっていることに由来する。

鼻の構成要素として、骨・軟骨が基礎構造として土台をなしており、支持組織（靱帯、結合組織）が骨－軟骨、軟骨－軟骨を連結している。

この土台が皮膚、軟部組織で被覆されており、外鼻という三次元構造を形成している。

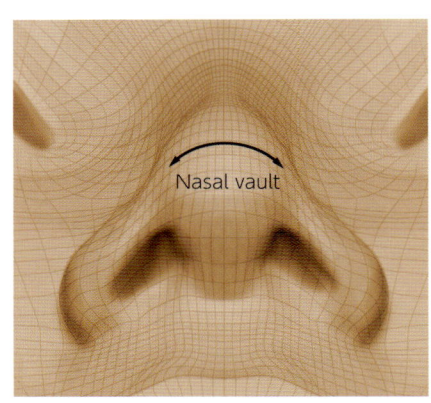

Nasal vault

- 基礎構造（framework）：骨、軟骨
- 支持構造（support）：結合組織、靱帯
- 被覆組織（external cover）：皮膚、軟部組織

1. 基礎構造・支持構造

外鼻の基礎構造は、3つのnasal vault（円蓋）に分類されており、頭側1/3はbony vault（骨円蓋）、中央1/3と尾側1/3はcartilaginous vault（軟骨円蓋）で構成される。

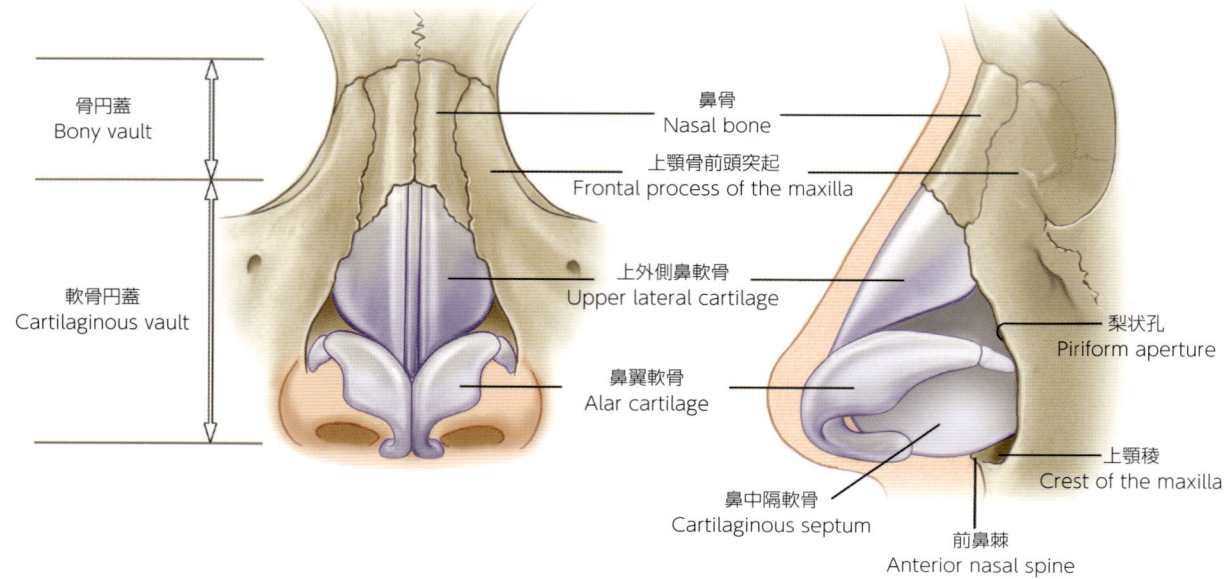

1 Bony vault（骨円蓋）

　鼻骨（左右一対の骨）と上顎骨前頭突起が頭側 1/3 の円蓋を形成している。鼻骨は裏側中央部で骨性鼻中隔（篩骨垂直板）に支持されている。

　鼻骨は骨の厚み、硬さは均一ではなく、眼角より頭側のレベルでは非常に狭く厚みが増し、形態的にも円蓋は狭くなる。

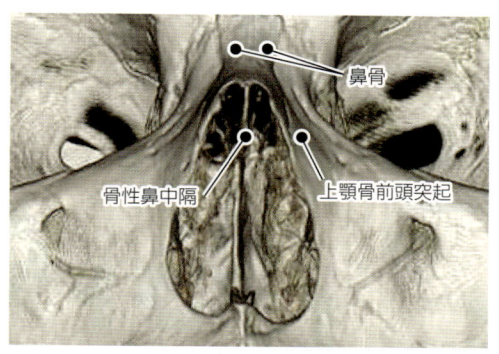

Bony vault（骨円蓋）

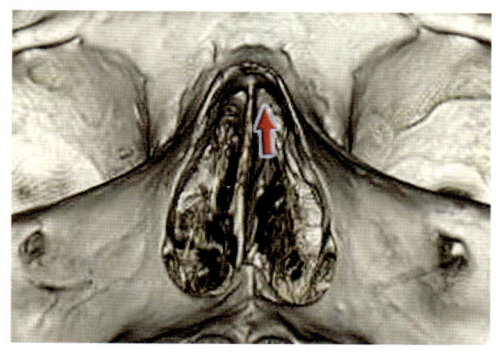

頭側に向かって鼻骨は厚みを増すため円蓋は狭くなるのがわかる。

2 Cartilaginous vault（軟骨円蓋）

　鼻中隔軟骨、上外側鼻軟骨（中央 1/3）、鼻翼軟骨（尾側 1/3）が円蓋を形成している。

1）鼻中隔軟骨

　鼻中隔は外鼻の重要な基礎構造であり、鼻中隔軟骨と篩骨垂直板、鋤骨などから構成されており、鼻腔を左右に二分割している。鼻背の中央には鼻中隔軟骨が存在しており、上外側鼻軟骨と鼻翼軟骨を支持している。

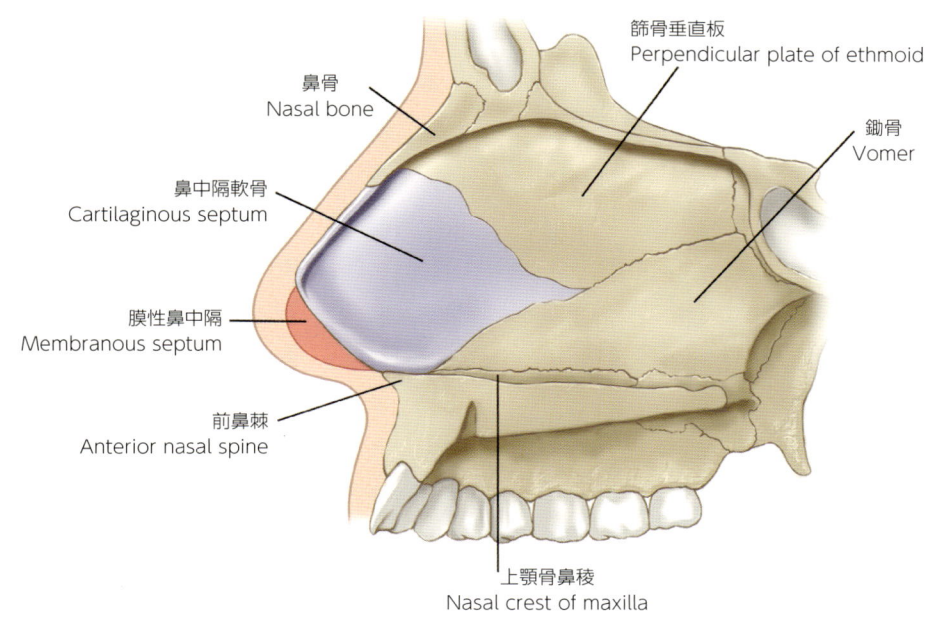

2）上外側鼻軟骨

　上外側鼻軟骨は、鼻中隔軟骨とともに中央1/3の円蓋を形成している。上外側鼻軟骨は、左右一対の構成で、頭側は鼻骨の裏側に入り込んでおり4〜6mm重複している。鼻骨とは線維性結合で連結されている。また、中央部では鼻中隔軟骨のroofの部分と連続している。

　なお、"keystone area"は上外側鼻軟骨と鼻骨と鼻中隔との結合部を称する。

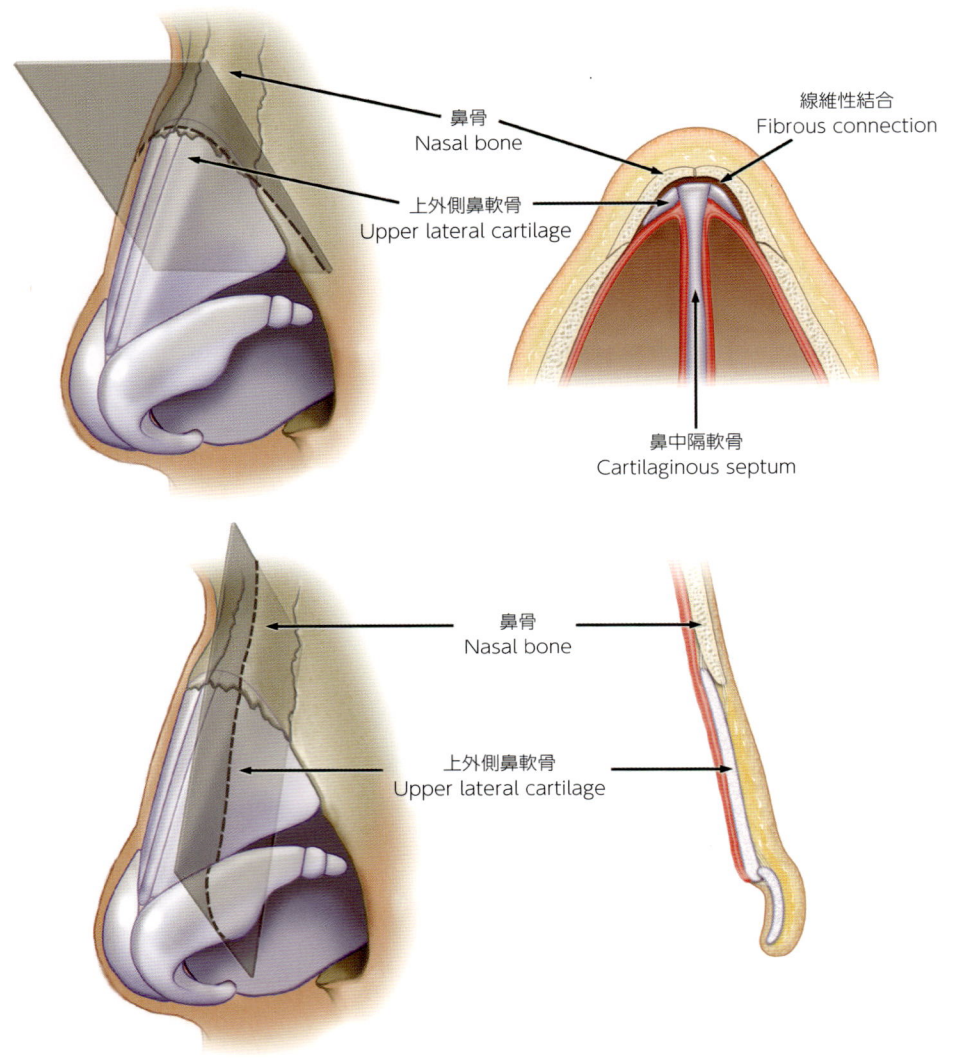

3）鼻翼軟骨

　鼻翼軟骨は尾側1/3の円蓋を形成している。鼻翼軟骨は左右一対の軟骨であり、ドーム間靱帯（interdomal ligament）で疎に結合している。鼻翼軟骨は内側脚、中間脚、外側脚から構成されており、外側脚は頭側で上外側鼻軟骨の裏側で重複しており、軟骨間靱帯（intercartilaginous ligament）で結合している。

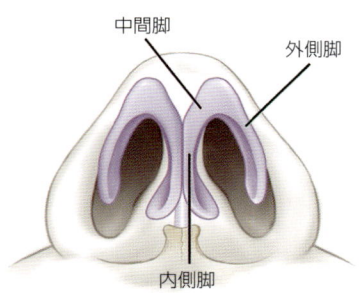

鼻尖の突出は次の5つによって規定される。
1. 鼻翼軟骨の大きさ、強さ
2. ドーム間靱帯（interdomal ligament）
3. 軟骨間靱帯（intercartilaginous ligament）
4. 内側脚靱帯（medial crural ligament）
5. 前鼻中隔角（anterior septal angle）

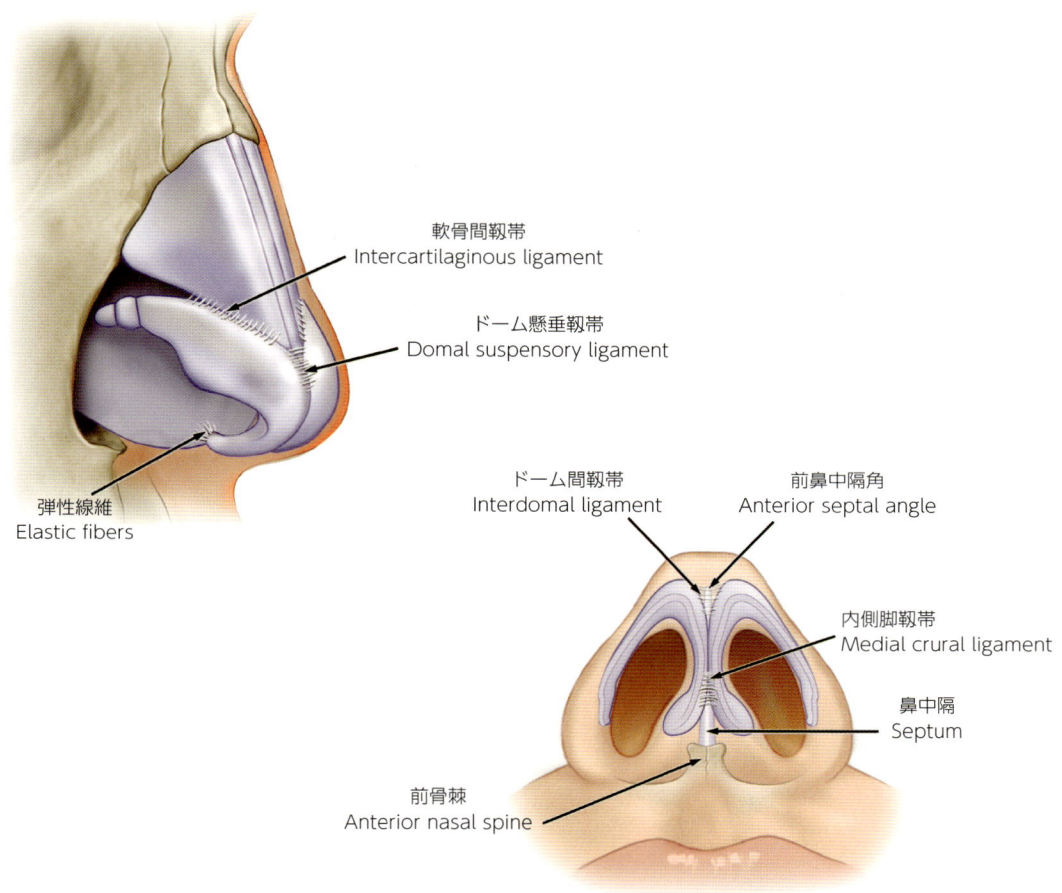

　鼻尖の高さは、皮膚、靱帯、軟骨の組み合わせによって維持されており、これらの組織のどれかが破壊されると高さが維持されなくなる。鼻尖形成術では支持組織である靱帯を破壊することになり、その結果として鼻尖の突出を減少させる可能性がある。これを頭に入れ、鼻尖の支持を高める手技を何かしら追加することを検討する必要がある。

2. 被覆組織

1 皮　膚

　鼻の皮膚は、部位により厚さが異なり頭側1/3は中間の厚さで、中央1/3では薄く、ともに可動性に富む。一方、尾側1/3では皮膚は厚く、汗腺・皮脂腺に富み、可動性はほとんどない。血管、神経は筋肉上の皮下組織の中を通っている。皮膚の性状、皮脂の状態は外鼻形成術後の結果を左右する重要な要因となる。

2 筋　肉

　鼻にはいくつかの筋肉が存在するが、頬部における表情筋と同様にSMAS（superficial musculo-aponeurotic system）という膜様構造で連続したものと考えられている。

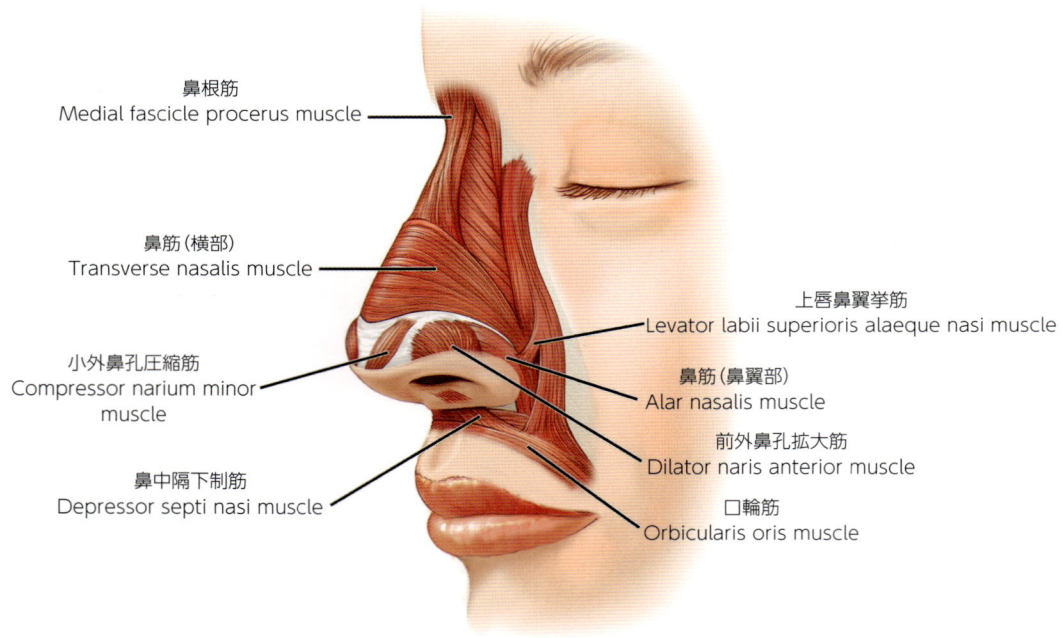

臨床的に重要なのは上唇鼻翼挙筋と鼻中隔下制筋の2つの筋肉である。

上唇鼻翼挙筋は上顎骨前頭突起より起こり、鼻翼基部を引き上げてexternal nasal valveの開閉を補助する働きをする。鼻中隔下制筋は上顎歯槽骨より起こり、膜性鼻中隔に停止する。笑ったときに上口唇を短く、鼻尖を後方に引いて突出を減らす働きがある。

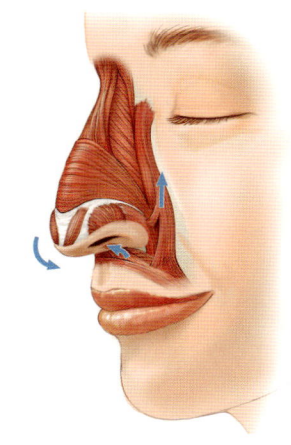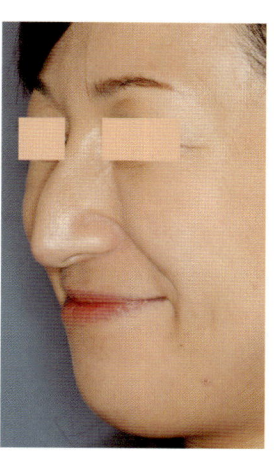

3 血　管

鼻尖の血流は、主に顔面動脈の枝である眼角動脈と上唇動脈に支配されている。外側鼻動脈は鼻翼の上（alar grooveより2mm上方）から入ってきて鼻尖でアーケードをつくっており、一方、鼻柱枝は上唇動脈の枝である。

鼻形成術に際してオープン法（経鼻柱切開）では、鼻尖への血流が少なからず阻害されることになるが、外側鼻動脈が温存されていれば血行面では問題はない。ただし、鼻翼基部（特にalar grooveより2mm上方）の切開が過去に行われていたり、両側の外側鼻動脈が障害されている場合には、虚血の危険性がある。

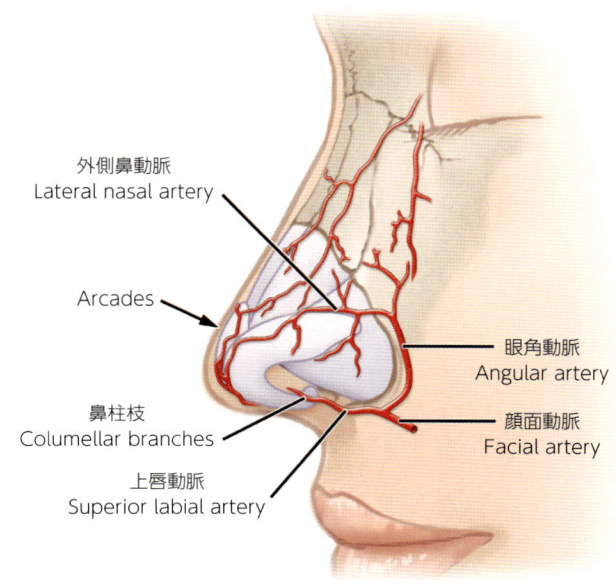

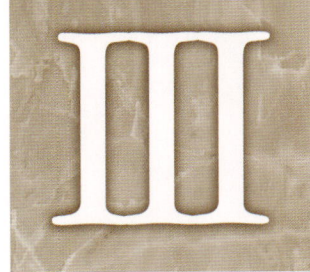

術前評価と手術計画

初 診 時：患者が自分の鼻をどのようにとらえて描写（表現）するか、どのように変わりたいか、など患者自身の言葉、表現をカルテに記載しておく。例えば「鼻先が丸い」「目と目の間（鼻根部）で鼻が低い」「小鼻が張り出している」「鼻が曲がっている」「段が気になる」、等々の具体的表現は治療方針の決定、術後検診の際に手術結果の評価にも役に立つ。

治療計画：患者の言葉は抽象的で曖昧なことも多いが、次の段階ではそれらを具体的な表現に変換して、患者に確認しながら治療計画を立てていく。例えば「鼻が大きい」と表現した場合に、どの部位が大きく感じて、どのような形を希望しているのかを詳細に詰めていく。その際、筆者は患者の写真を撮り、その写真上にイメージを書き込んでいき、最終的にはコンピュータシミュレーション（☞ 序章 テクニカルヒント p.42）で、患者の希望をモニター上で最終確認することにしている。

1. 術前評価

術前には、患者の鼻を詳細に観察する。

はじめに各方向、全体像の評価、皮膚の性状に分けて観察する。黄金3分割、5分割、非対称など顔面全体像の中での鼻の評価、顔面皮膚の厚さ、性質、皮下組織を評価したうえで、手術に際して何が可能で何が不可能か、また何が安全で何が危険かを検討する。

触 診

鼻を診察・評価する場合には視診と同様に触診も重要である。触診は疎かにされがちであるが、実際にはさまざまな情報が得られて、手術計画を立てるうえで役に立つ。

- 一般的な評価として皮膚の厚み・硬さは結果を左右する重要な要因となる。鼻尖形成術では鼻翼軟骨の強度を触診にて把握し、鼻中隔延長術では鼻腔内から尾側端（caudal septum）を触れることによって鼻中隔の長さ、偏位を確認できる。
- 初回手術の患者だけではなく、時に過去に複数回手術を行った患者に対する修正術も多く行われる。過去の手術においていかなる手術を行ったかは患者自身が把握していないことも多い。外観からは過去の手術内容が判断できず、修正手術中に予期せぬ状態に出くわすこともしばしばある。過去に行われた手術内容の中でも、とりわけ骨切りや自家組織移植などは視診ではわかりにくく、触診によってのみ判断できることもあるため、触診は必須である。
- 耳介軟骨を採取する場合には耳介の硬さを触診で確かめておくことも役立つ。

視診：6方向からの外鼻分析

- 患者を坐位にして、正面（前後）、軸位（底面）、側面（左・右）、斜位（左・右）の6方向から観察する。
- チェックシートなどを用意しておき、その内容に沿って詳細な解剖学的分析を行っていくと便利である。
- 術前写真では最低でも6方向は撮影するが、軸位から半軸位は微妙に角度に差をつけてさらに何枚か追加して撮っておくのがよい。軸位・半軸位では、鼻孔・鼻翼を確認したいのか、鼻骨鼻梁を確認したいのかによって異なる角度の写真を必要とするからである。

なお、筆者は手術室内の壁にこれら6枚の写真を貼り付けて、常に写真を確認しながら手術を進めている。

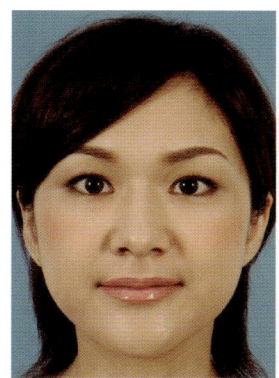
AP：anteroposterior
（正面、前後）

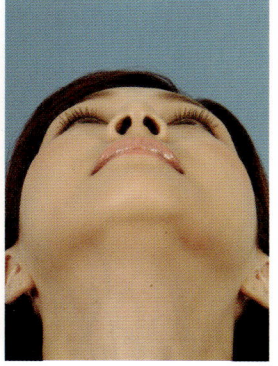
B：basilar
（軸位、底面）

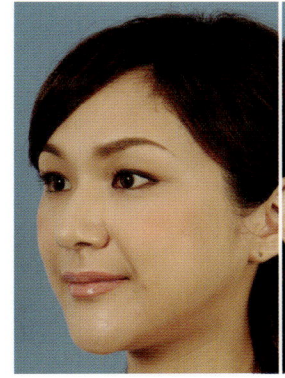
LO：left oblique
（左斜位）

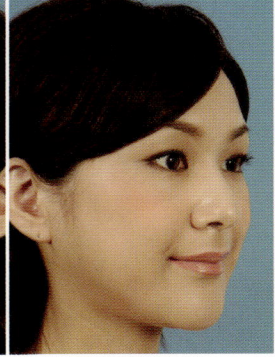
RO：right oblique
（右斜位）

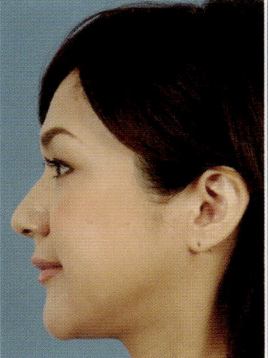
LL：left lateral
（左側面）

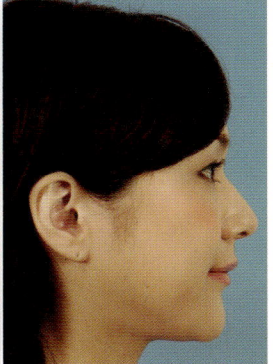
RL：right lateral
（右側面）

6方向からの外鼻分析

写真の撮り方
• デジタルカメラ（一眼レフ）を用いる
• 50mm接写レンズにリングストロボを装着、シャッター速度125、絞り11に設定、マニュアルモード
• 撮影背景にはブルーの布のロールスクリーンを各診察室、回復室に設備している。被写体である患者をブルー布を背景にして回転丸イスに座らせ、撮影者もイスに座って撮影する。患者のイスを45°回転させながら撮影する
• 顎の引き方、撮影角度に注意する：＜側面＞反対側の睫毛の先端がほんの少し入る位置とする
＜軸位＞鼻骨、鼻筋、鼻尖、鼻孔、鼻翼などの手術部位、目的に応じて、顎を上げる角度を変えながら数枚撮影しておく
• 後日の各種データの絶対値の必要性も考慮して、正面で両内眼角距離（または両側鼻翼間距離）をノギスで測定してカルテに記載しておく

1 正面（frontal view）でのチェック事項

　患者は自分の顔を見る際、鏡などで正面顔を見る機会が圧倒的に多い。そのため鼻を評価する際には6方向の中でもとりわけ正面顔が重要である。

正面での チェック事項	（1）ナジオンの位置：眉毛、睫毛、瞳孔をそれぞれ結ぶラインなど （2）鼻幅：狭い、広い、標準　鼻根 – 鼻背 – 鼻尖にかけて"狭 – 広 – 広"など （3）鼻梁（鼻すじ）：曲がっているor真っすぐ、正中or偏位 （4）鼻長：長い、短い、標準 （5）鼻尖：鼻尖幅、偏位、非対称、明確でない、その他の特徴 （6）鼻孔：異常（過度に見えている – 全長、内側、中央、外側）、標準 （7）鼻翼幅：広い、狭い、標準 （8）鼻翼 – 鼻柱関係（ACR）：鼻柱後退、鼻柱垂下など

（1）ナジオンの位置
　鼻根部の最低点は外鼻の始点であるが、前述のように本書ではナジオンを鼻根の最低点（皮膚上、外表上）と定義する。
　鼻根部が低い場合、このポイントが正面からでははっきりしないこともあるが、その場合にも側面からは確認できる。

（2）鼻幅
　鼻幅は鼻根、鼻背、鼻尖の3つに分類して評価する。鼻根から鼻背にかけては鼻骨の横幅によって決定される。また骨性鼻背が低いと相対的に上1/3が太い鼻となり、目頭間が広く感じられ、偽性内眼角解離症の様相を呈する。これは鼻根 – 鼻背の高さを増すことにより改善できる。一方、ハンプの存在は実際より細い印象を与えることが多い。

（3）鼻梁（鼻すじ）
　正面顔で鼻梁はハイライトによってとらえられる。両内眼角を結んだラインの中央と、鼻尖の突出点を結ぶ線が鼻梁として認められるのが理想的である。さらに鼻柱、上口唇のcupid bowの中央がその延

長線上になると好ましい。

　斜鼻は、鼻梁がどちらか斜めに曲がって見える場合と、鼻梁は真っすぐであるが左右どちらかに偏位している場合がある。

(4) 鼻長

　ナジオンと鼻柱の最下点(鼻下点)によって鼻長は決定される。顔面中央1/3を占めるが、額、上下顎とのバランスで、相対的な関係が重要となる。

　西洋人では理想的な鼻長は男性で60mm、女性で55mmといわれている。一方、日本人女性におけるナジオン－鼻尖の長さは45mm程度が理想的であると、筆者は考えている。

(5) 鼻尖

　鼻尖の太さ、対称性・明確さを正面で観察する。

　鼻尖幅は鼻尖と鼻翼の境界(溝)＝alar grooveの左右幅径で計測する。しかし、実際にはその境界は不明瞭な場合も多く、その意味で鼻尖の幅、すなわち太さの標準値を評価するのは難しい。そのため実際には患者の主観、術者の客観的評価で手術適応を判断することになる。筆者の経験では日本人にとって理想の鼻尖の太さは鼻翼幅の1/2程度である。

　また、患者はinfratip lobule(鼻尖から鼻柱にかけて)の太さを気にすることもある。単に「鼻尖が太い」という場合には、患者がどの部位の改善を希望しているか詳細に把握する必要がある。なお筆者は、infratip lobuleの幅は鼻翼幅の1/3程度が理想的であると考える。

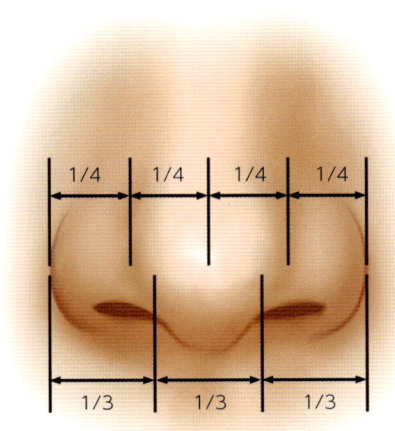

(6) 鼻孔

　鼻尖が上向き(頭側偏位)の場合は、鼻孔が正面から見えることになる。逆に下向き(尾側偏位)の場合は鼻孔が見えないことがある。正面では両側鼻翼基部との位置関係、側面では鼻柱との関係で評価する。なお、正面から鼻孔が過度に見える鼻孔縁後退(retracted nostril rim)は外科手術の適応になるが、難易度の高い手術となる。

(7) 鼻翼幅

　鼻翼幅は内眼角距離で近似され、筆者の経験上日本人(女性)では35mmが平均値となる。また、鼻尖の太さとも深くかかわり相対的評価も重要である。鼻尖、鼻翼ともにその太さ、幅が気になる症例に、鼻尖あるいは鼻翼のどちらか一方の単独縮小手術を行うとかえってバランスを崩して他方がより目立つことになる。

　また、鼻翼の左右非対称は、鼻翼形態、鼻翼基部の位置(垂直方向)、鼻翼側壁の大きさの非対称としてしばしば見られる。

(8) 鼻翼－鼻柱関係

　鼻柱が正面で見えなければ、これは鼻柱後退(retracted columella)、ないしはdrooping noseの可能性がある。

　Alar-columellar triangleは鼻下1/3の形態バランスを決定する重要な要素である。

　Triangleが上向きの場合には、鼻尖は太く明瞭さが欠け、鼻翼は外側下方に広がった印象が強い。

　鼻翼とinfratip lobuleの"gull-in-flight"関係にも着目する。

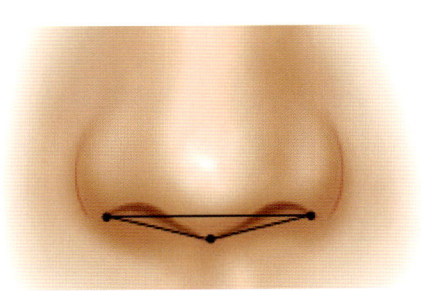

Alar-columellar triangle

2 側面（lateral view）でのチェック事項

側面での チェック事項	（1）鼻−前頭角、鼻−顔面角 （2）ナジオンの位置：眉毛、睫毛、瞳孔など （3）鼻根：高い、低い、標準 （4）鼻背：直線、凹、凸、不正（ハンプ：骨性、骨・軟骨性、軟骨性） （5）鼻長：標準、短い、長い （6）鼻尖突出：標準、低い、高い （7）鼻翼−鼻柱関係：標準、異常 （8）鼻唇角：鈍角、鋭角

（1）鼻−前頭角、鼻−顔面角

鼻根部における鼻背ラインの立ち上がり角度として、鼻−前頭角、鼻−顔面角などが基準となる。

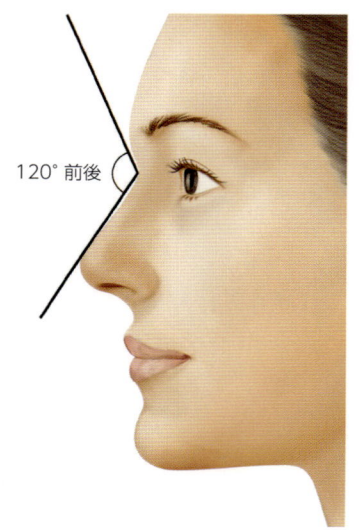

鼻−前頭角（nasofrontal angle）
Toriumiらによると西洋人では115〜130°が標準であるが、東洋人では120°前後が理想である。性別では、女性ではもう少し鈍、男性では鋭角が好ましい。

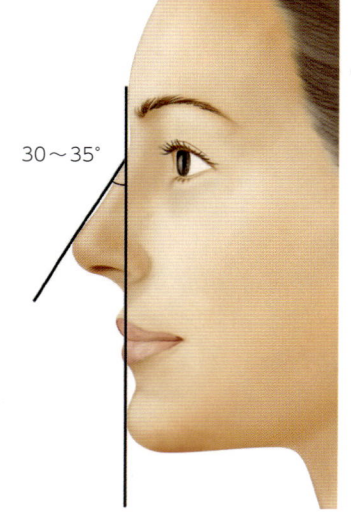

鼻−顔面角（nasofacial angle）
Glabella-pogonion lineとnasion-tip lineの交差角のことで、Toriumiらによると標準値は30〜40°である。性別では女性で30°、男性で30〜35°である。

（2）ナジオンの位置（外鼻の最低点）

鼻の頭側の始まりの点（立ち上がり）。日本人では瞳孔の高さに一致することが多いが、開瞼時の上眼瞼縁に一致するのが理想的である。

（3）鼻根

鼻根の突出は鼻骨と眼窩との接合から計測され、理想的には鼻長の1/3である。またByrdによれば、鼻根の突出は角膜表面から計測すると、鼻長の0.28倍であり、実測値としては9〜14mmとなる。

(4) 鼻背

　鼻背の輪郭は凹、凸、不正で分類される。女性では鼻根、鼻尖を結ぶ鼻背ラインが、リニオンでわずかに凹むのが理想的であり、男性では直線的ないしはやや凸であるのが理想的である。

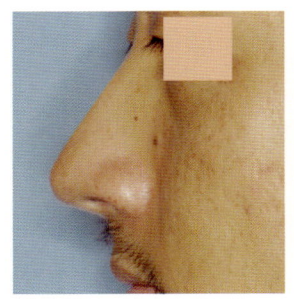 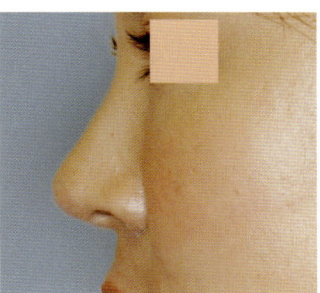

　　　　　男性　　　　　　　　女性

理想的な鼻背ライン

(5) 鼻長

　鼻の長さは側面から次の3つが提唱されている。

1. ナジオンから鼻尖までの長さ
2. ナジオンから鼻柱下端までの長さ
3. ナジオンから鼻翼縁までの長さ

1.と2.の差は、鼻唇角の鈍角、鋭角を反映する。

また、3.が短いあるいは長いということは、それぞれ retracted ala, haging (hooded) ala を意味する。

(6) 鼻尖の突出

　鼻尖の突出 (nasal projection) は、Goodeの方法により評価する。TPPから alar-facial grooveの接線までの長さが、鼻長 (ナジオン〜TPP) の0.55〜0.60が理想的である。

　しかし、鼻尖の突出を評価する際には絶対値だけではなく、口元、おとがいの突出度合い、額の輪郭とのバランスなど相対的評価も重要である。

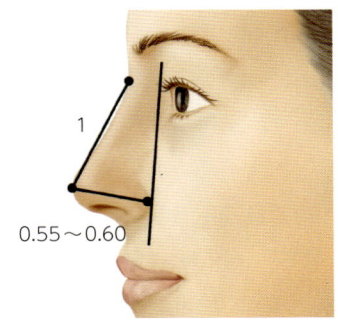

鼻頤線（鼻尖-おとがい）：Rikettsのaesthetic lineは、一般人にもE-lineとしてよく知られている。西洋人の基準では上唇は4mm後方、下唇は2mm後方である。日本人は鼻尖が低く、おとがいも後退しているため、口唇とaesthetic lineが接するくらいが一つの基準となっている。

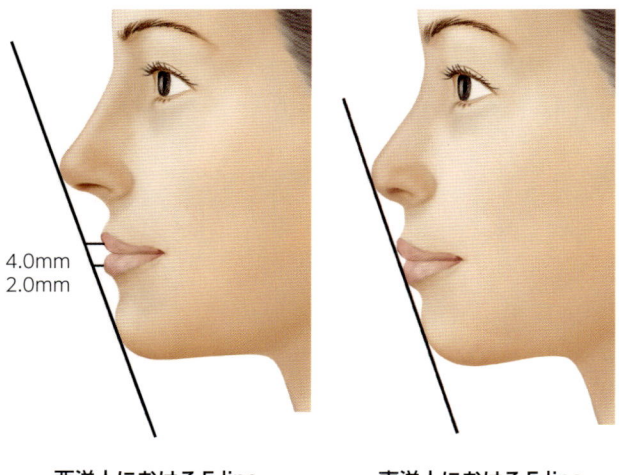

西洋人におけるE-line　　東洋人におけるE-line

（7）鼻翼-鼻柱関係

鼻翼の付着は水平面で鼻柱より2mm程度頭側にあることが理想である。鼻孔縁の輪郭は理想的には緩やかなS字を描く。

側面での標準的なcolumella showは西洋人では2〜4mmであり、日本人では逆にマイナスのことが多い。

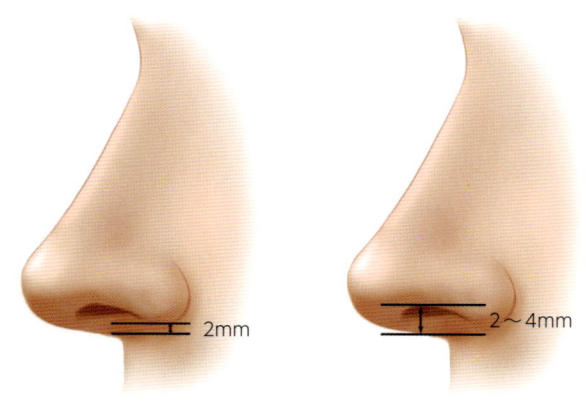

理想的な鼻翼-鼻柱関係（ACR）　　西洋人におけるcolumella show

（8）鼻唇角

鼻唇角（nasolabial angle）：西洋人での標準値は90〜120°であるが、東洋人では90〜95°が理想的であると考えている。

鼻柱-口唇、鼻柱-lobule角もまた評価する。鼻柱-口唇角のweb, tentingも評価する。

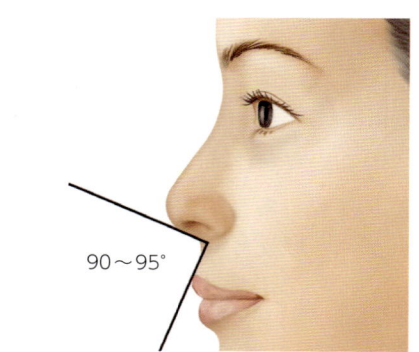

3 軸位(base view)でのチェック事項

軸位(底面)は術後評価では軽視されがちであるが、術前の評価ではさまざまな情報が得られるため軽視してはならない。術後結果を大きく左右する要素がこのviewからだけ観察されることも少なくない。

軸位での チェック事項	(1) Vaultの形態：良好(正三角、二等辺三角形)、台形 (2) 鼻尖：偏位、広い、太い、分割、非対称 (3) 鼻翼幅：広い、狭い、標準 (4) 鼻翼基部：入射(insertion)は直角、彎曲 (5) 鼻中隔：尾側(caudal septum)の偏位 (6) 鼻孔：正円、楕円(軸)、左右の対称性 (7) 鼻柱：鼻柱−lobule比(標準は2：1)内側脚のfootplateの状態

(1) Vaultの形態
　二等辺三角形でまろやかな曲線を描き、鼻翼の側壁がわずかに外側に張り出している。広いドーム角で貧弱な三角、台形などの形態は鼻翼軟骨の形態とかかわってくる。

(2) 鼻尖
　鼻尖の非対称はこのviewで最も観察しやすい。鼻尖縮小術の際にはあらかじめ鼻翼軟骨の形態が把握できるため、底面での観察を怠ってはならない。
　もし鼻尖形成術後に鼻尖に陥凹がある場合には、その部位に一致する鼻翼軟骨・外側脚の鼻腔内への張り出しを鼻前庭で確認する。これは鼻翼軟骨のcollapseを意味しており、鼻閉の原因となるため修正手術の際には注意を要する。

(3) 鼻翼幅
　一般的に鼻翼幅は両内眼角間距離(筆者の経験上日本人女性の平均は35mm)と同等である。鼻翼幅や鼻翼側壁の広がりにはバリエーションがある。鼻翼の側壁では、厚み、広がり、彎曲を注意深く観察する。

(4) 鼻翼基部
　鼻翼基部の頬部への付着はその角度によって表現され、直線的に入射したり(nostril sillがない)、過度に彎曲して連続的に鼻柱に至ることもある。

(5) 鼻中隔
　鼻中隔尾側の鼻孔内への突出を観察する。鼻孔の非対称、内側脚のfootplateの突出は鼻中隔の偏位、非対称を示唆する。

(6) 鼻孔
　鼻孔の軸は通常30〜45°で中央に向かい、楕円で梨状である。
　鼻孔の非対称は鼻翼軟骨のドーム部分の異常の可能性がある。

(7) 鼻柱
　Gunterによると鼻柱：lobule比はおよそ2：1が理想的である。
　内側脚の長短は鼻尖の高さと深く関係し、鼻柱幅、内側脚のfootplateの広がりも観察する。

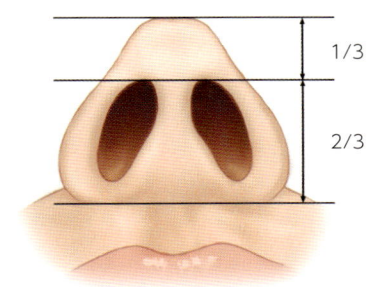

4 斜位（oblique view）でのチェック事項

　客観的な数値データは存在しないが、さまざまな鼻の輪郭が強調され非常に重要なviewである。
　とりわけ斜鼻がある場合やハンプがある場合には、斜位で最も強調されることが多く、左右の斜位像の差異を評価することも重要である。

2. 手術計画

　手術を計画する際には、鼻の細部を観察するだけでは不十分であり、外鼻全体の中で鼻尖、鼻翼など各部位のバランスを考慮することが重要である。
　さらにいうと、顔面全体における外鼻形態のバランスにも配慮する。
　美容外科手術においては患者の希望が最優先されるが、時にバランスを考えないで希望を言われることも少なくない。その場合には専門家の立場から患者により良いアドバイスを与え、術後の不調和を回避すべきであると考える。

Section IV 麻酔

　鼻形成術にはさまざまなバリエーションがあるが、手術の難易度、組み合わせなどによっては数十分程度で終了するものから、4〜5時間に及ぶものまである。筆者の施設では、患者の希望、手術時間の長さを考慮したうえで、麻酔法としては経口挿管による全身麻酔、静脈麻酔（プロポフォール、ケタミンの併用）、局所麻酔から選択している。鼻骨骨切り術は全身麻酔下で、鼻中隔延長術は全身麻酔ないし静脈麻酔下で行っているが、その他の手術は基本的には局所麻酔だけでも十分対応可能である。

　なお、局所麻酔とはいえ、薬剤を体内に注入するということは何らかのリスクを伴うものである。危険を察知するため、早期にバイタルサインのチェックとして、血圧・心電図・血中酸素飽和度をモニタリングする必要があることはいうまでもない。

1. 局所麻酔による鼻形成術

　鼻は疼痛に対してたいへん敏感な部位である。手術開始に際していきなり鼻孔縁に注射針を刺すことは控える。疼痛により、ひとたび恐怖感を与えてしまうと、以降の手術がたいへんやりにくいものとなる。鼻の手術に限ったことではないが、患者には可能な限り痛みを感じさせない工夫をすべきである。その点で鼻形成術において眼窩下神経ブロックは有用な手技であり、ぜひ修得すべきである。

眼窩下神経ブロック

- 三叉神経第2枝である三叉神経のブロックは鼻形成術に有効である。筆者はほぼルーチンに行っている。
- 患者を仰臥位にして、皮膚表面から眼窩下神経孔を触診で確認する。通常は正中から25〜30mm外側（鼻翼外側縁から約5〜10mm外側）、眼窩下縁から5〜8mm尾側に位置する。
- 1mlシリンジに30G針をつけて、指で眼窩下神経孔を確認しながら、孔よりやや内側で骨に針先を当てて、片側1mlずつアドレナリン添加1%リドカインを骨膜下に注入し浸潤させる。この部位は患者にとってはあまり痛みを感じない。5分間ほど経過するとおよそ鼻下半分〜上口唇の知覚は麻痺する。
- 27Gなどの太い針で、神経孔の出口で直接神経

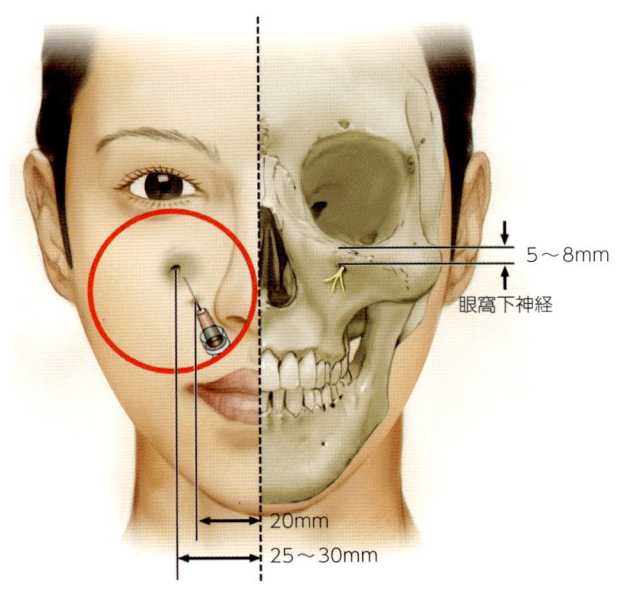

眼窩下神経ブロック

本幹を刺した場合には、長期にしびれ、痛みが残存することがある。
- 局所麻酔薬を注入してから5分後に、pin prick testなどにより鼻翼から上口唇にかけてanalgesiaを確認する。左右差がある場合にはもう数分待っていると効いてくることが多い。十分に効いていることを確認した後に目的に応じた量のアドレナリン添加1%リドカインを鼻に注入していく。
- 最小限の出血と腫張で非侵襲的な手術を行うために、適度な局所麻酔薬を注入する。アドレナリン添加1%リドカインで3～5mℓあれば通常の鼻形成術には十分である。むやみに多量に局所麻酔薬を注入することは、術中に鼻の形態を評価するのにマイナスとなる。あくまで必要最低限の注入とし、注入後にマッサージをして広げるというイメージが重要である。
- 注入後、アドレナリンによる血管収縮効果が最大になるには少なくとも15分を要する。

> 鼻中隔にアプローチする際には両側の鼻中隔軟骨膜下に局所麻酔薬を注入するが、注入圧が強いためロックシリンジの使用が便利である。現在はガラスシリンジ以外にディスポシリンジも販売されている。軟骨膜下の剥離では軟骨膜を破らず剥離するのにコツが必要で、局所麻酔薬によるhydrodissectionがこれを容易にする。

2. 静脈麻酔による鼻形成術

静脈麻酔とは、ガス麻酔薬(吸入麻酔薬)を使用せず、麻薬・非麻薬性鎮痛薬・*ケタミン塩酸塩(以下、ケタミンとする)などの静脈内投与薬のみを使用した麻酔法である(詳細は成書に譲る)。下記の理由により麻酔法として選択されるケースが多くなってきた。
- 麻酔の導入・覚醒が速やかである。
- バランス麻酔が得られる。
- 術後の鎮痛が得られる。
- 吸入麻酔薬を使用しないので、気化器が不要である。
- 麻酔ガスによる環境汚染がない。

隆鼻術、鼻尖形成術、鼻翼形成術などは通常、局所麻酔下で手術が行われることが多い。ただし、極度に痛みに弱い患者、恐怖感が強く無意識下での手術を希望する患者などに対しては、静脈麻酔を併用することにより無駄な苦痛を患者に与えないで済むため、静脈麻酔の併用が好ましい。

---
*ケタミン塩酸塩：平成19年1月1日から麻薬扱いになった。保管場所の設備、麻薬施用者の届け、使用に際しての詳細な記載が必要である。使用に関して煩雑になったものの、患者に疼痛を感じさせないために筆者は依然本剤を使用している。

静脈麻酔の実際

- 口腔内分泌物、気道内分泌物を抑制するために前投薬として硫酸アトロピン0.5mgを術前に投与する。なお、硫酸アトロピン投与前には緑内障の既往は確認しておく。
- 術中に血圧(BP)、心拍数(PR)、心電図(ECG)、血中酸素飽和度(SaO_2)をモニターしておくことにより安全に手術を行う。口腔内、鼻腔内吸引はいつでも行えるように準備しておくのは当然である。それでも術中にたびたびSaO_2が低下する場合にはエアウェイを挿入しておくほうが煩わしくない。術中はnasal tubeで、口腔内からO_2を2ℓで流しておく。
- 手術時間が2時間を超えるようであれば、術前に前もってバルーンを挿入する可能性を伝えておいたほうがよい。患者は無意識下であれ、尿意を催すと体動が激しくなり手術の進行の妨げとなる。下腹部で膀胱の張り具合から判断は容易である。
- 静脈麻酔薬の使用法

    詳細は成書に委ねるが、当施設での使用法を簡潔に記しておく。

    ①導入としてケタミンを20mg程度(0.3〜0.5mg/kg)静注し、2〜3分経過後にプロポフォールを60mg程度(1.0〜1.2mg/kg)静注する。このタイムラグは、余計な苦痛を与えないという患者への配慮からである(通常プロポフォールは静注時に血管痛を伴う。ケタミンで先に入眠を促すようにする。通常はこの量で入眠する)。

    ②患者への呼びかけや睫毛反射により入眠したことを確認したら、次に眼窩下神経ブロックを行う。

    ③初期段階では特にモニター(呼吸、循環)には注意を払いながらゆっくりと確実にすべての動作を行っていく。

    ④舌根沈下の状態を確認し、適宜下顎を挙上してSaO_2が安定するのを待ってから、術野に局所麻酔を注入する。アドレナリンによる血管収縮効果が発現するのに5〜10分ほど待つ。

    ⑤手術開始。

　手術中はインフュージョンポンプを用いて、プロポフォール4〜10mg/kg/時(患者によって個人差が大きい)で維持していく。時に15mg/kg/時ほど必要になる患者もいるが、手術が進むにしたがって徐々に減量できる場合が多い。また、局所麻酔薬の追加注入など痛みや刺激を与える場合には、注入の1〜2分前にケタミン10mg(0.2mg/kg)を投与する。鎮痛効果が得られれば体動もなく、安定した状態を維持できる。

3. 全身麻酔による鼻形成術

　挿管チューブは下口唇正中固定とする。どちらかの口角に固定するとその方向に鼻が引っ張られて歪んだ状態で手術することになるため、外鼻形態の適切な評価が不可能となる。手術結果を左右する要因となり得るため、チューブの固定位置や方向には十分に注意する。挿管チューブの固定は麻酔科医師の了解を得たうえで執刀医が自ら行うべきである。

Section V 切開、アプローチ

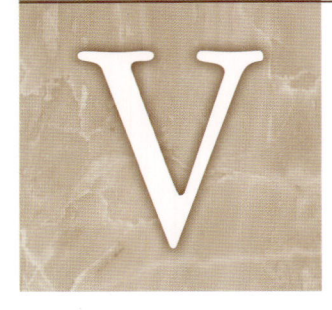

手術内容によって切開部位、アプローチ法はさまざまに使い分けることになる。

3. 鼻翼軟骨間切開 (intercartilaginous incision：IC incision)
Ⅰ型シリコン・インプラントを挿入する際に選択する。切開は片側だけでも十分であるが、インプラントを挿入するポケットは左右均等に剥離しなければならず、慣れないうちは両側切開を選択するのが無難である。

2. 経鼻柱切開 (transcolumellar incision)
鼻中隔延長、ハンプ切除の際には、筆者はIF incisionに経鼻柱切開を追加して左右の鼻腔内切開を連続させて、オープン法を選択することが多い。

1. 鼻翼軟骨下切開 (infracartilaginous incision：IF incision)
鼻形成術において最も代表的なアプローチ法である。わが国における鼻尖形成術ではこのアプローチが選択されることが圧倒的に多い。

4. 鼻孔縁切開 (rim incision)
あまり使われることはないが、鼻孔縁後退 (retracted nostril rim) に対する鼻孔縁下降術の際に選択する。

1. 鼻翼軟骨下切開
(infracartilaginous incision：IF incision)

　鼻翼軟骨下切開は、鼻形成術における最も代表的なアプローチ法である。術野の展開は狭く限られるが、露出部には瘢痕を残さないため、患者も安心して受け入れやすい。

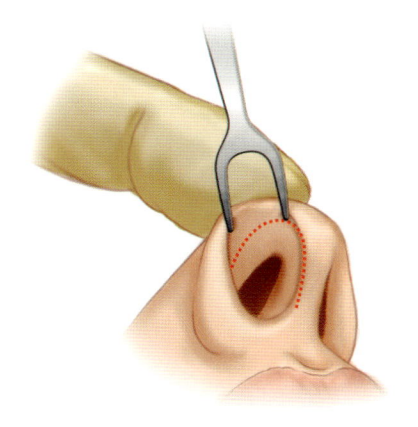

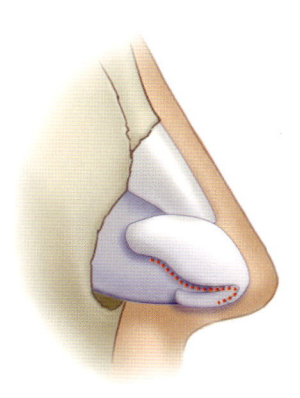

方　法

①デザイン

　鼻腔内にて鼻翼軟骨の下端に沿って切開線をデザインする。

　鼻柱部ではかなり辺縁に近くなるため、もともと鼻柱が下がっている患者においては術後に側面から切開線が見えることもある。その場合には辺縁から少し離して、やや鼻腔内奥寄りを切開するが、メスは浅く入れて、内側脚を損傷しないように軟骨に沿ってていねいな剥離を心がける。

　また、鼻尖部に軟骨などのonlay graftなど併用する場合には、支持組織として内側脚の強度が重要であるため、その連続性は温存すべきである。なお、鼻孔縁切開との相違は鼻翼部では切開線が奥に切れ上がっていくだけであるが、それにより術野の展開は格段に良くなる。

②切開

　通常、アドレナリン加1％リドカイン（1％キシロカインE）を注射後に5分以上経過してから、15番メスにて切開を加える。Soft triangle（中間脚）の部分を切開する際は注意を要するが、ダブルスキンフックを用いると直視下に切開できる。鼻柱部は直下に内側脚があるのでメスを浅く入れる。

③剥離

　術式によって剥離層は異なる。本切開がよく用いられる鼻尖縮小術では、鼻翼軟骨上の軟部組織を切除することが多く、それらをベース側に残して、脂肪中間層での剥離を行う。皮下浅層の剥離は血行面の問題（皮膚壊死）と、術後の皮膚表面の凹凸変形の原因となるので避ける。

　一方、鼻尖部の剥離では、皮弁側に脂肪組織を多く残して剥離するほど合併症が少ないため、軟部組織を切除する必要がない場合には鼻翼軟骨直上で剥離する。

　左右の鼻腔内切開からの剥離を中央でつなげる際には、右利きの術者は左手の示指、中指の腹で剥離剪刀の深さを感じながら左右の剥離を中央でつなげる。

④止血

　強い出血点はバイポーラで止血するが、皮弁裏側を直接凝固すると皮膚側に熱傷が波及することがあるため、あくまで血管のみをピンポイントで焼灼する。

2. 鼻翼軟骨下 – 経鼻柱切開
(infracartilaginous incision — transcolumellar incision)

いわゆるオープン(オープン・アプローチ)法である。
Soft triangle部位での皮膚切開や皮下剝離を直視下に確認できるために確実である。

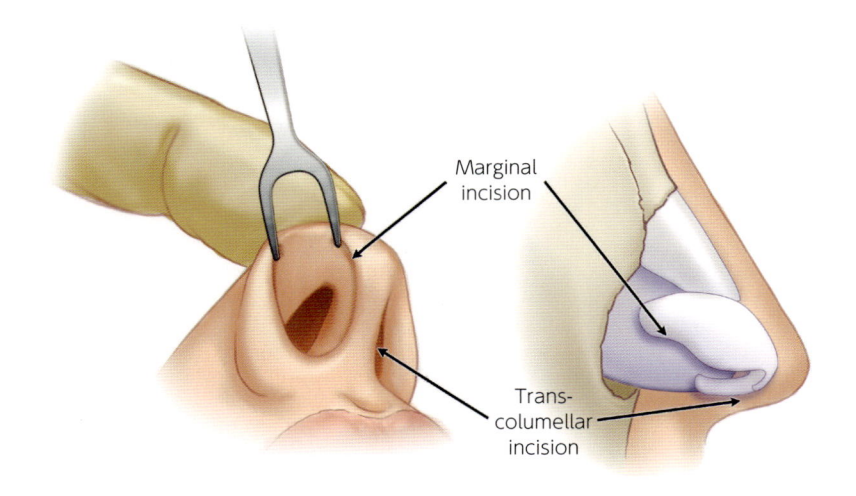

適応

- ハンプ切除
- 鼻尖形成術では、側面において鼻尖部最突出点であるtip-projecting point(TPP)の存在と、その位置決めは重要な課題である。側面でTPPを垂直方向、すなわち上下方向で理想的な位置に移動させる必要がある場合はオープン法を選択すべきであり、クローズド法の狭い術野からこの正確な操作を行うことは極めて難しい。
- 日本人は短鼻が多く、鼻尖を尾側に延長させたい場合には鼻中隔延長術を適応する。TPPの位置決めは移植軟骨のトリミング、鼻翼軟骨の縫合ポイントなどさまざまな過程があり、直視下に軟骨操作を行うことにより安定的に良好な結果を残すことができる。

方法

①切開

はじめに鼻柱部から切開を始める。筆者は鼻柱のほぼ中央部で横切開を行い、中央に3〜4mmの小三角弁を入れている。この横切開は、階段状切開でもストレートでも大きな差はないので、術者の好みで使い分けるとよい。

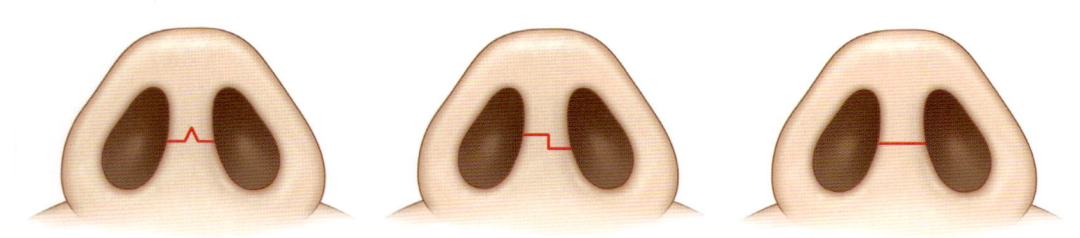

> 切開は鼻柱基部ではなく鼻柱中央がよい。その理由は、正面から見た際に目立ちにくいことや、初回手術では問題ないが修正手術などでは鼻柱部皮膚の血行の問題が危惧されるためである。内側脚を傷つけないように15番メスで浅く皮切を行い、外側に向かって鼻翼軟骨下切開に連続させる。

②剥離

鼻柱中央部の横切開から剥離を開始し、鼻柱の皮弁を挙上していくが、内側脚を損傷しないように温存する。ずいぶん皮弁が薄くて心配になるが、血行は問題ない。その後は皮弁をスキンフックで上方に保持しながら剥離を進める。

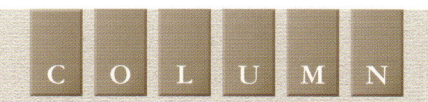

COLUMN
オープン法の利点・欠点

症例や術式に応じてオープン法とクローズド法とを使い分けますが、その際おのおのの長所・短所を総合的に判断して選択します。

体表上での両者の違いは鼻柱を横切る数mmの切開線だけの差ですが、このわずかな瘢痕と引き換えにオープン法には実にさまざまな利点があると筆者は考えています。術野の展開の良さがオープン法の最大の利点と理解されていますが、それは一面を捉えているに過ぎません。

オープン法の最大の利点：あるがままの状態で組織を見ることができる点

筆者の考えるオープン法の最大の利点は、軟骨、軟部組織をあるがままの状態（これが非常に重要！）で、左右同時に全体像として観察でき、かつ操作できることにあります。

クローズド法では、あるがままの状態ではなく、スキンフックで鼻翼軟骨を引き出した状態、すなわち軟骨が歪んだ状態でしか観察できません。そのため、左右対称性の確認や、適切な部位での軟骨間縫合、その際の内側脚のよじれの有無などの判断が難しくなり、術後結果の正確性に大きな差が出るのは明らかです。

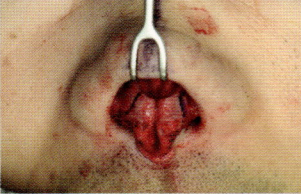

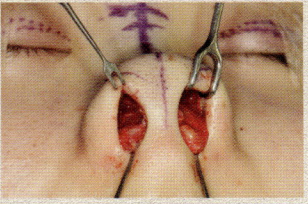

オープン法の欠点
- 瘢痕が目立つ可能性がある
- 血流障害から皮膚壊死を起こす可能性がある
- 鼻尖、鼻柱などの腫脹が遷延する可能性がある
- 侵襲が大きいため、鼻翼軟骨周囲の靱帯組織を破壊して支持組織を失うことになり、結果として鼻尖の高さが犠牲になる可能性がある

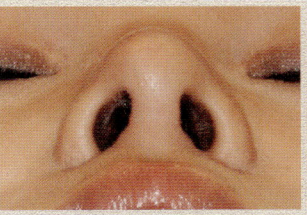

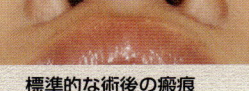

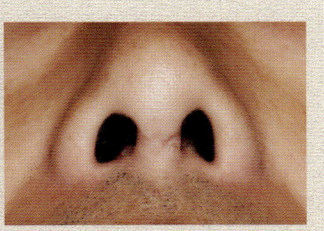

オープン法での展開 / クローズド法での展開

標準的な術後の瘢痕 / かなり目立つ瘢痕

3. 鼻翼軟骨間切開
(intercartilaginous incision：IC incision)

　鼻翼軟骨と上外側鼻軟骨の間で切開して、鼻尖部を通過せずに鼻背、鼻根に至る際に便利なアプローチである。

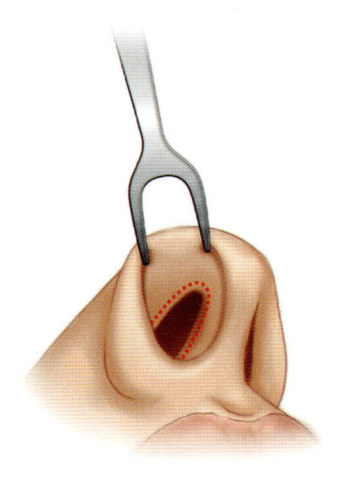

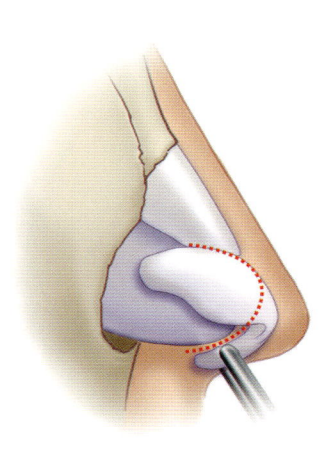

適　応

　筆者はⅠ型インプラントの挿入の際に好んでこの切開を用いる。鼻根からsupratipよりやや尾側までⅠ型インプラントを入れることが多いが、このアプローチ法では鼻尖を剥離しないため、インプラント下端の位置は安定しやすい。

　ハンプを切除する際にも、この切開を用いることがある。通常ハンプの成因は骨・軟骨性である。鼻中隔上溝・上外側鼻軟骨の突出は15番メスにて切除し、鼻骨はオステオトームで切除することになる。

方　法

①切開

　ダブルスキンフックで鼻孔縁を翻転して、折れかえりの突出する部位が外側鼻軟骨の尾側端であり、1mmほど離して切開する。

②剥離

　切開後の剥離は外側鼻軟骨上になる。さらに頭側に剥離をすすめ、鼻骨下端に達したら骨膜剥離子に持ち替えて、骨膜下の剥離に移行する。

③閉創

　注意点として、創面が内反した状態、オーバーラップした状態で縫合しないことである。基本的なことであるが、術野が狭いため確実な操作が要求される。

> 縫合不全により数カ月後にプロテーゼが突然鼻の穴の中から落ちてきた、などという笑えない話もある。

4. 鼻孔縁切開
(rim incision)

鼻翼軟骨下切開に代用できるが、鼻翼軟骨の展開では劣るためその適応は限られる。

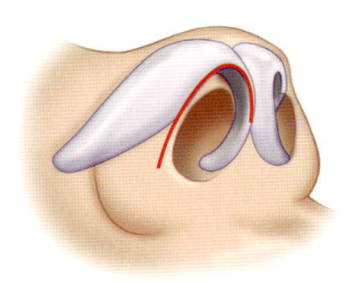

適　応

　筆者は、正面から鼻の穴が目立つ鼻柱後退（retracted nostril rim）症例で、鼻孔縁を尾側に下げたい場合にこのアプローチを用いて軟骨移植などを行っている。そのほかの術式では本アプローチを用いることはほとんどない。

方　法

　鼻毛の生え際を切開していく。辺縁に近いため縫合の際に段差をつくると、下から鼻腔内を覗いた際にその段差が目立つことがあるので注意する。

　この段差は必ずしも縫合テクニックだけの問題ではなく、鼻尖手術の際の軟骨強度、靱帯などの支持組織の強度低下によるcollapseであったり、切開部より奥（頭側）の血腫→瘢痕形成による突出などが考えられる。術直後より適正なサイズのリテイナーを装着するのは予防策として一定の効果はある。

5. 鼻骨骨切り術の際の特殊なアプローチ

　鼻骨骨切りの際の外側骨切りであるが、実際の骨切り線は鼻骨ではなく、主に上顎骨前頭突起にて骨切りを行うことになる。アプローチは鼻腔内梨状孔縁切開からガード付きオステオトームで行う方法と、経皮的に2mmのstabから極小ノミで行う方法がある。筆者は骨切り線の調節のしやすさを重視して好んで後者を利用している。

1 梨状孔縁切開アプローチ法

　この切開が利用されるのは、ほぼ鼻骨外側骨切り術に限られる。

方　法

　鼻鏡を用いて鼻腔内外側で梨状孔を鑷子の先端などで確認して5〜10mmほどの切開を行う。すぐに直下にある上顎骨に到達する。

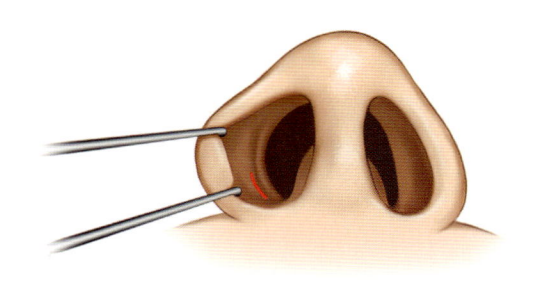

2 経皮アプローチ法（percutaneous approach）

方　法

　両側鼻頬境界部で眼窩下縁の高さでstabを置く。11番メスを使って最小限にカットし、骨切り後に8-0黒ナイロンにて1針だけ縫合しておく。この切開創は術後早期よりほとんど目立つことはない。

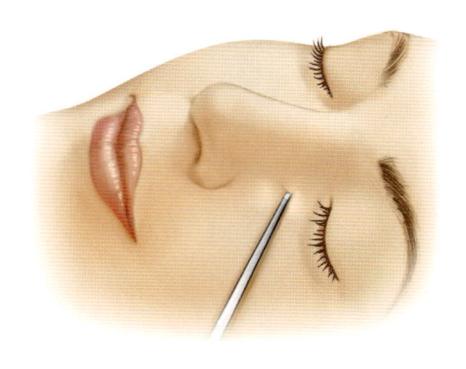

VI 自家組織の採取方法

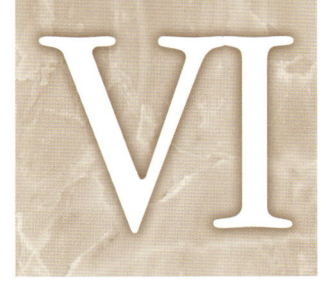

1. 耳介軟骨

　鼻形成術の際には自家組織移植がしばしば行われる。その際にドナーとして最も頻繁に利用されるのは耳介軟骨であり、採取手技はしっかり修得しておくべきである。耳介のどの部位から採取するかは、必要な大きさ、患者の耳介形態にもよるが、通常は耳甲介（auricular concha）、耳珠（tragus）のどちらかを選択する。耳甲介からは最大3×1.5cm、耳珠からは1.5×1cm程度の軟骨採取が可能である。

1 耳甲介

　最も代表的なドナーである。採取後の耳介変形は目立たず、耳介の中ではある程度の強度があるため第1選択となる。解剖的には耳甲介は、さらに耳甲介舟（conchal cymba）と耳甲介腔（conchal cavity）とに分かれるが、耳甲介腔から採取することが多い。アプローチは前面（anterior approach）と後面（posterior approach）の2通りある。慣れないうちは適切な部位を採取しやすく、耳介変形が目立たないように前面からアプローチするのも悪くないが、大きく採取するには後面が優れている。ただし、耳輪脚（herical crus）の形態を維持するためには多少コツがいる。

方　法

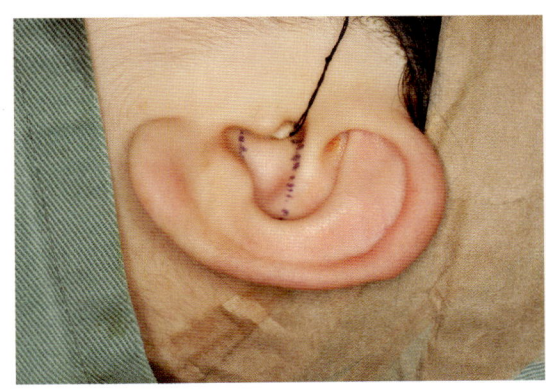

はじめに耳甲介腔前面で、採取すべき軟骨の範囲をマーキングする。

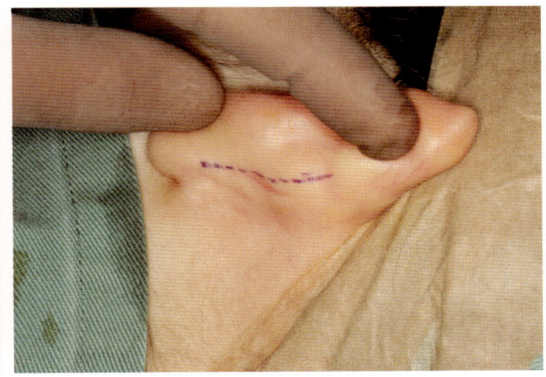

次に耳介後面で、前面にマークした楕円形の長軸の両端に相当する部分を結ぶ線を切開線の目安とする。麻酔はアドレナリン加0.5％リドカインで、後面には3mL、前面には1〜2mLをhydrodissectionを兼ねて注射する。

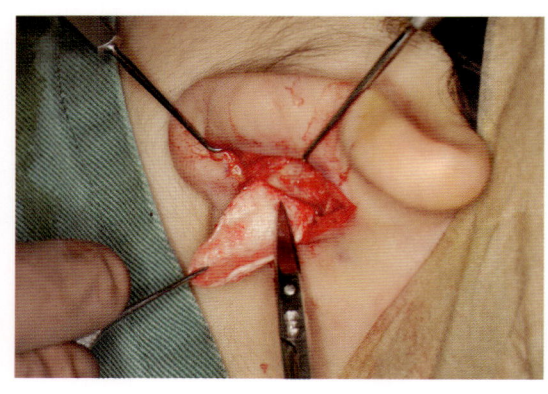

①数分経過後、後面のデザインに沿って15番メスで切開し、止血を行いながら採取範囲を剪刀で剥離していく。後面は皮下にloose areolar tissueが厚く存在するため、剥離は容易である。
②後面を剥離したら採取すべき軟骨にメスを入れるが、正確な範囲を確認するため数カ所に前面から27G針を刺して、採取範囲を慎重に確認しながら切開していく。耳輪脚を含めて採取してしまうと、術後に耳介前面から見てわかる変形が残るので、耳輪脚は温存する。
③続いて軟骨を起こしながら前面皮膚から剥離していくが、この操作が難しい。前面にはloose areolar tissueがほとんど存在せず、皮下に軟骨が強固に結合しており、hydrodissectionの効果が薄い。細部剪刃を用いて皮膚を穿孔しないように、また軟骨内に切り込んでいかないよう軟骨膜下に剥離していく。

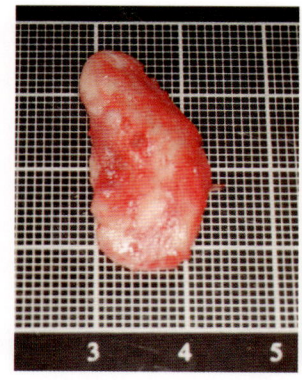

採取される軟骨は30×15mm大である。

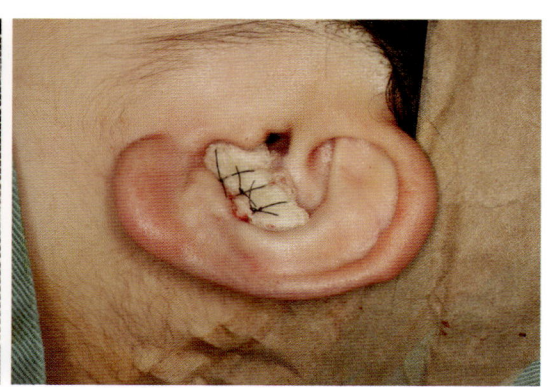

ボルスター固定

閉創：軟骨採取後は血腫予防のためていねいに止血し、5-0PDS、6-0黒ナイロンにて2層に閉創する。さらに前面にソフラチュールを丸めてボルスター固定を行う。抜糸は5〜7日で行っている。

> 耳介前面の剥離の際に皮弁はかなり薄くなるが、血行は全く問題ない。むしろ剥離層を誤って軟骨内で剥離してしまった場合には、採取軟骨は全く強度がなくなり、支持組織として使用することができなくなることもある。局所麻酔薬は軟骨内に誤注されやすいので油断できない。

2 耳　珠

　耳珠の軟骨は耳甲介と比較して薄くて軟らかく、採取できる量も限られている。そのため、支持組織としての移植材料としては不適であり、鼻尖部へのonlay graft、鼻柱部へのcolumella strut、鼻孔縁へのalar contouring graftなどに適している。

　この部位は術後に傷が目立つことは皆無である。

方　法

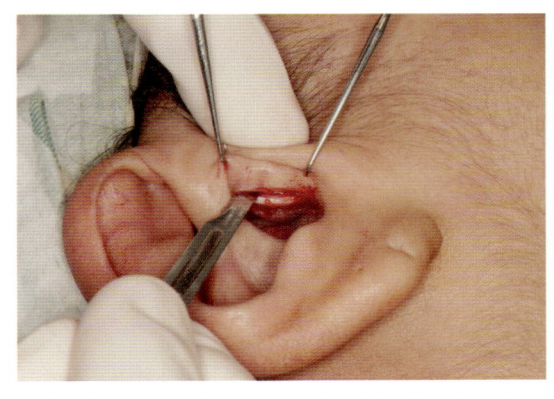

麻酔は軟骨面の上下にアドレナリン加0.5%リドカインを2mℓ注入する。切開は耳珠の裏面に10〜15mmの切開を行う。

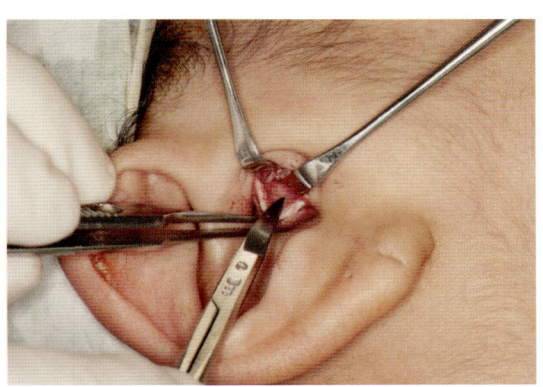

はじめに採取すべき軟骨の上端にメスで割を入れて、外耳道に沿って細部剪刃を軟骨面に接触させながら表裏面を剥離していく。

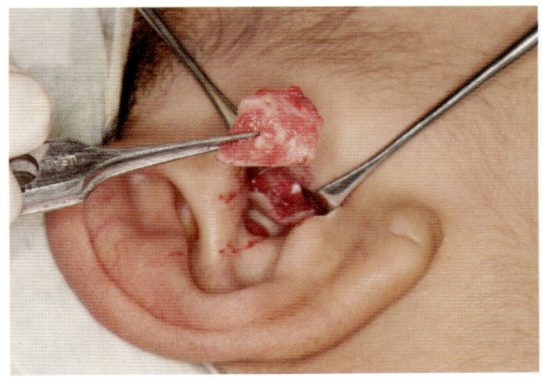

耳珠の軟骨は薄いために強度が弱い。周囲組織からていねいに切離してから採取する。

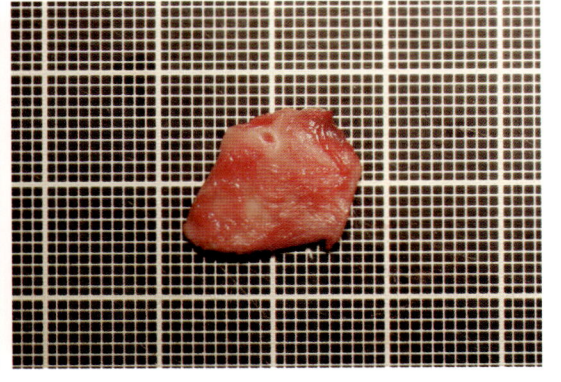

採取される軟骨は15×10mm程度の大きさである。

閉創：閉創は6-0黒ナイロンで行い、抜糸は5〜7日で行う。

> 慣れないうちの注意点：耳珠の軟骨はすべて採取するわけではなく、採取後の耳珠形態を維持するために先端では最低でも5mmは軟骨を残しておく。もし耳珠の軟骨をすべて採取した場合には、術後に耳珠の形態を喪失し、不自然な耳介変形が残る。

2. 肋軟骨

　過去の手術ですでに耳介軟骨が採取されている症例で、かつ大きい移植軟骨を必要とする場合に肋軟骨を採取する。柔軟性がないため、鼻尖へのonlay graftなどには向かない。肋軟骨は40mmの長さで採取可能であり、硬いため支持性も強い。

注意点
- 加齢とともに肋軟骨は骨化するため、中高年の患者では術前に胸部X線で確認しておく。
- まれではあるが若い患者においても骨化が見られることがある。この場合は細工に難渋し、使用できる大きさが限られる。

最大の欠点：肋軟骨は薄く細工すると反ってしまう（warping変形）。そのため薄い軟骨を2枚、凹面同士を重ね合わせて縫合して真っすぐに矯正するなどの工夫が必要である。

方 法

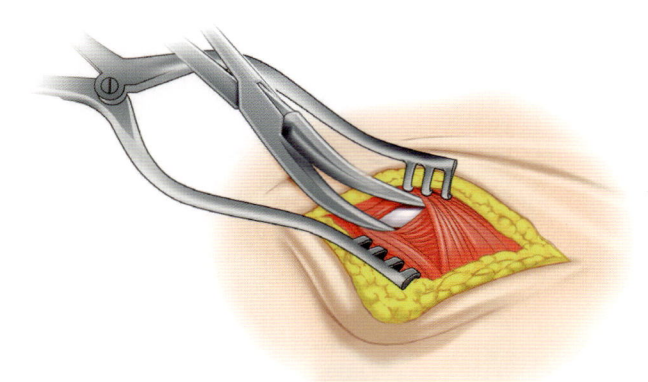

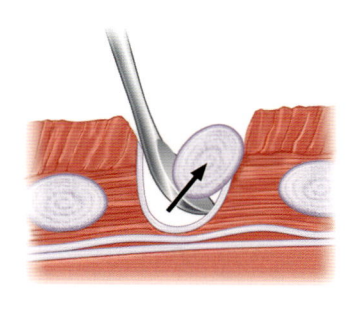

採取は全身麻酔下で第6肋軟骨を採取することが多い。女性であれば乳房下溝に沿って30〜40mm切開する。15番メスで皮切を行い、電気メスで深く剥離を進め肋軟骨に達する。採取すべき軟骨の外側端は肋骨接合部で、内側端は必要に応じた長さとなる。採取範囲で軟骨膜を長軸方向に切開して両端はそれに直交するように切開して、軟骨膜を観音開きにして軟骨下で剥離する。

彎曲のある剥離子を使いながら、軟骨膜を全周に剥離する。裏面は特に胸膜に接しているため、損傷して気胸を起こさぬよう慎重に軟骨面に沿った剥離を行う。

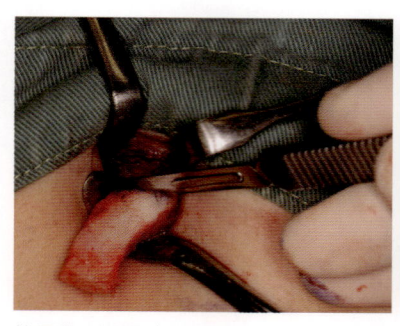

軟骨膜の剥離が終了したら、外側、内側で軟骨を全層に切開するが、この際にも裏面を脳ベラなどで保護して15番メスで切開する。

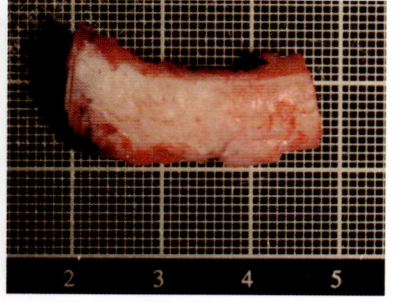

採取された肋軟骨（約30×12mm）

　軟骨を取り出した後は生理食塩水を創内に満たして加圧テストを行い、リークがないことを確認する。止血を確認し、脂肪層、真皮縫合、皮膚縫合と3層に閉創して最後にペンローズドレーンを挿入する。日帰り手術で行う場合には、ドレーンは術後5時間で抜き、抜糸は5日後に行う。

3. 鼻中隔軟骨

　鼻形成術を行う場合には同一術野であるためドナーとしては便利ではある。しかし、鼻中隔軟骨は鼻自体の小さい日本人では最大で20×15mm程度しか採取できないことが多いため、その適応は限定される。鼻尖部へのcap graftであれば、耳珠からの軟骨のほうが厚み・柔軟性などを考慮すると優れている。
　通常は鼻尖延長、鼻中隔延長などのドナーとして選択されることが多い。

方　法

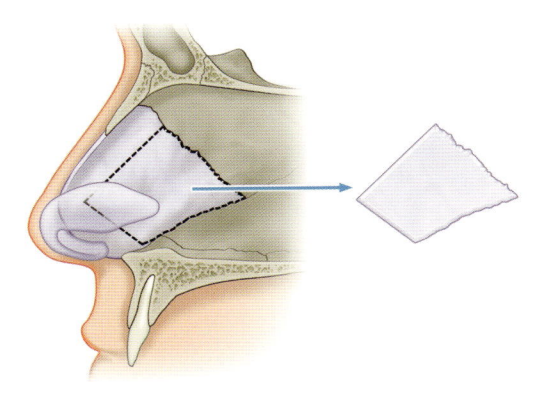

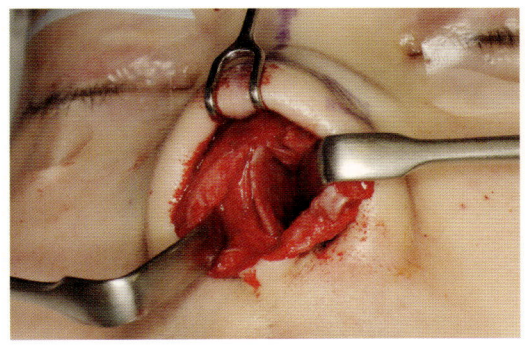

オープン法で鼻中隔尾側端（caudal septum）に達する。鼻中隔軟骨の両側の粘膜下にそれぞれ1mlのアドレナリン加0.5%リドカインを注入してhydrodissectionを行う。軟骨下端で粘膜を切開して軟骨を露出する。5mmほどメスないしは微細剪刃で粘膜を穿孔しないように粘膜下剥離を行い、その後は剥離子を軟骨面に沿わせて奥に向かってゆっくりと剥離を行う。

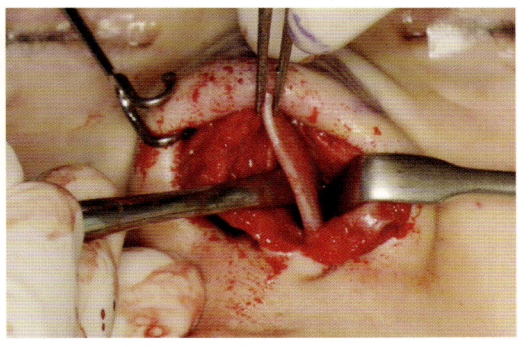

ここで軟骨を切開するが、残す鼻中隔は支持構造として重要であるため、鼻背側で6mm、鼻柱側で6mm幅でL型に残すようにして、それより奥の軟骨を採取することになる。15番メスで手前側に割を入れた後は、剪刃を使うのが安全である。

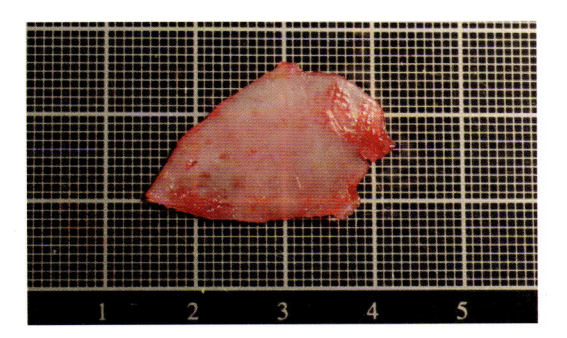

> 粘膜を穿孔すると後に治癒過程において拘縮を起こし、鼻孔の変形など合併症も引き起こす可能性もあるため、剥離は慎重に行う。この操作は慣れても案外難しいものである。なお奥の剥離は篩骨垂直板、鋤骨まで至る。

採取した軟骨は25×15mm程度の大きさである。

　血腫を防止するため、採取した粘膜面は吸収糸（メディフィット®など）で縫合して死腔を潰しておく。

4. 側頭筋膜

　側頭筋膜は、軟骨と異なり移植後に吸収される比率が高く、移植時点での形態、ボリュームが保たれるわけではない。しかし、軟骨とは異なり、その軟らかさゆえ移植後に辺縁（edge）が明瞭になるようなことはないのが長所である。筆者はこの特長を生かして、鼻尖部へのonlay graft、あるいは過去の手術における術後合併症として鼻先、鼻背などの陥凹変形の修正手術の際に用いることがある。また、近年鼻根〜鼻尖までの自家組織によるaugmentationとして、細片耳介軟骨を筋膜で被覆して移植材料としているが、その際に側頭筋膜を利用している。

方　法

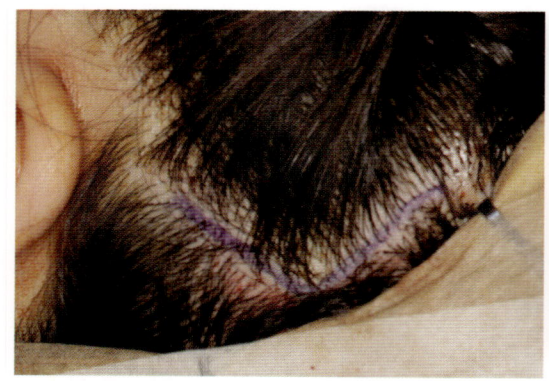

約4cmにわたる側頭毛髪内のV字型の切開デザイン。

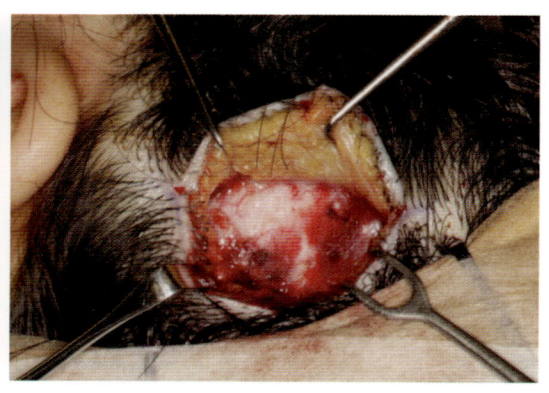

浅側頭筋膜上で頭皮弁を剥離・挙上する。毛根の損傷に注意する。

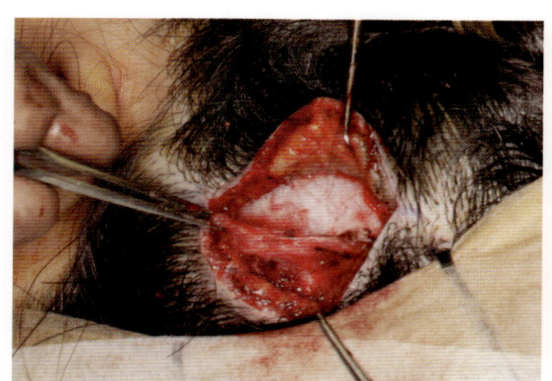

深側頭筋膜上で浅側頭筋膜を挙上する。

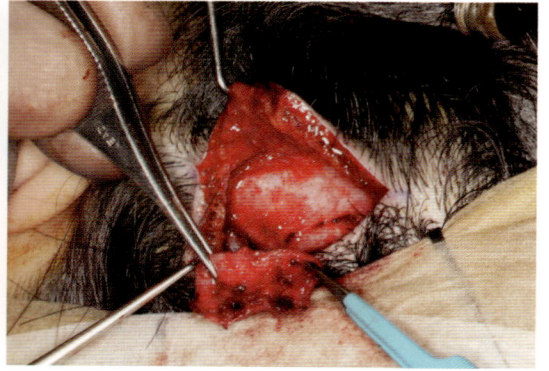

止血を丹念に行いながら浅側頭筋膜を採取する。

> 側頭筋膜は、浅側頭筋膜と深側頭筋膜で構成される。深側頭筋膜は強度はあるが厚みは1mm以下と薄いため、ボリュームが必要な場合には適さない。通常は、鼻尖に筋膜を丸めてonlay graftする場合には、浅側頭筋膜を選択する。細片軟骨移植（diced cartilage graft）を被覆する筋膜としては、ある程度の強度があったほうが凹凸が出にくいため、浅側頭筋膜と深側頭筋膜を一塊で採取することもある。

　太い浅側頭動静脈が走行するなど血管が豊富に存在する部位であり、丹念な止血で術後の血腫を予防する。

Section VII 閉創と術後管理

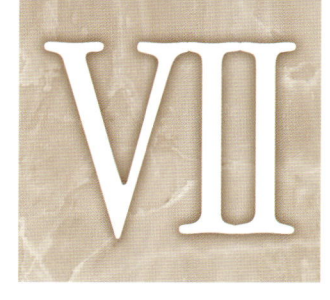

1. 閉創（縫合）

1 鼻腔内

　IF incisionあるいはrim incisionでは、術後に鼻腔内の縫合部が段差として目立つことがある。

　鼻尖形成術の際、鼻翼軟骨の操作によりフレームの強度が低下するために、切開部より頭側の鼻翼軟骨がcollapseを起こして鼻腔内に落ち込むことが原因の一つと考えられる。また、縫合部での血腫、瘢痕なども要因となる。

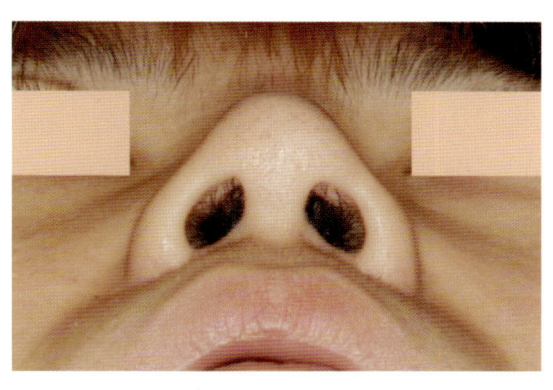

鼻腔内縫合部が術後に段差として目立っている。

　いずれにせよ縫合の際に少しでも段差が目立たなくするよう努める。

　縫合のコツは、切開線の手前は深く糸をかけ、奥は浅く糸をかけることである。これによって、鼻腔内を覗いた際に段差は目立たなくなる。

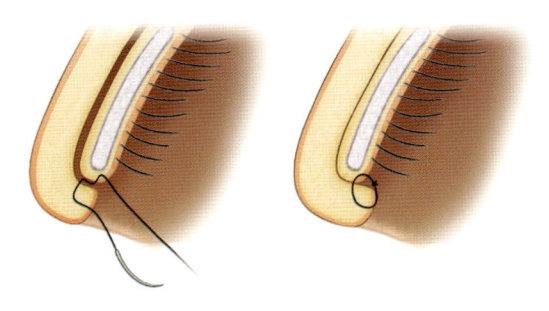

鼻孔縁部での縫合のコツ

　また、術後の鼻翼軟骨のcollapseを防止する目的で鼻孔レティナ®（高研社製）を装着することも多少は有効である。

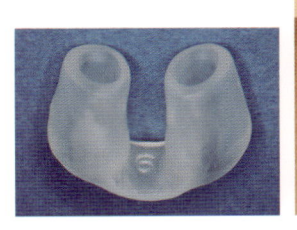

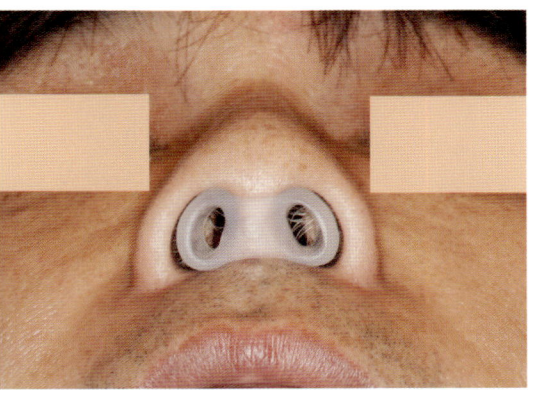

序章　37

2 経鼻柱切開

オープン法に際しては、鼻柱に目立つ瘢痕をできるだけ残さないように細心の注意を払う。

閉創の際には、5-0PDSで中央の小三角弁と、両端の3カ所でごくわずかに外反するように真皮縫合を行う。皮膚は7-0黒ナイロンで垂直マットレス縫合を交えながら閉創を行う。拡大鏡などを使って、接合面に注意する。わずかな段差も気になるものである。特に鼻中隔延長術後には鼻柱が下降し、側面から鼻腔内が見えやすくなるため経鼻柱切開の両端は特にていねいな縫合が要求される。

2. 術後管理

鼻形成術の多くは、軟骨性、骨性のframework（基礎構造）から被覆軟部組織を持ち上げて、さまざまな操作を加えた後に適切な位置で再度癒合させるという概念である。テーピング、スプリントの主目的はこれらを補助することにある。軟部組織に圧力を加えることにより死腔を潰して、術後出血、腫脹を減らすのにも有効である。

1 テーピング

マイクロポア™スキントーンサージカルテープ（スリーエムヘルスケア社製）を使用する。鼻根、鼻背、鼻尖における手術では、ほぼ全例にテープ固定を行っている。

時にテープ単独では目的を達しないこともある。テープ固定はほぼ均等に圧力がかかるため、例えばシリコン・インプラント挿入後、鼻骨骨切り後の鼻根～鼻背部にかけて、鼻尖縮小の際の鼻尖上部の盛り上がり（pollybeak変形）を防止するには、濡れ綿を挟んでテープ固定するのが有効である。

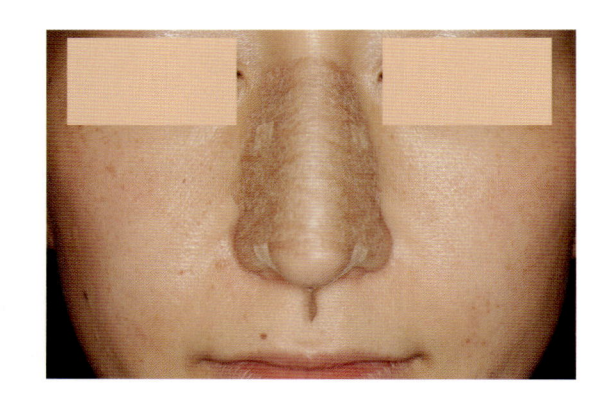

2 Nasal sprint（アルフェンス・NS　アルケア社製）

　筆者は鼻形成術（鼻尖、鼻骨など）後には積極的にスプリント固定を行っている。

1）鼻尖縮小術後のスプリント固定

　5〜7日間装着する。手術の際、鼻尖の脂肪組織を切除するが、そこに生まれる死腔を圧迫により潰す必要がある。なぜなら、死腔に溜まった血液（血腫）は線維化して瘢痕として残存することがあるためである。これでは鼻尖を細くする効果が得られなくなる可能性がある。したがって、鼻尖手術後はテーピング固定とスプリント固定は必須である。

> 圧迫が強すぎるとまれではあるがpressure soreとなって、目立つ瘢痕を残すこともあり、適度な圧力による圧迫を心がける。

2）鼻骨骨切り後のスプリント固定

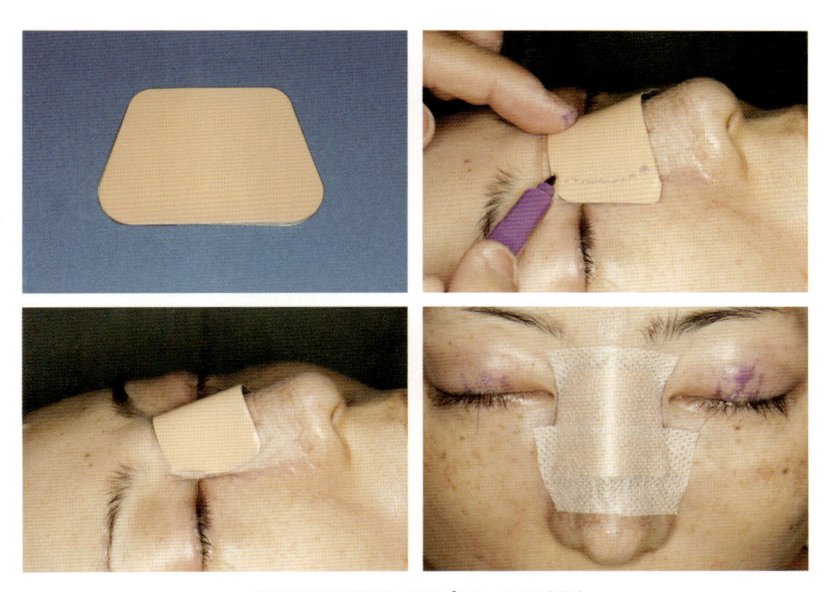

鼻骨骨切り術後のスプリント固定例

　術後に通常2週間（広鼻症例では3週間）はスプリント固定を行っている。筆者は鼻骨骨切り後は内固定（internal fixation）を一切行わないため、手術後の適切な位置での骨癒合はこのスプリント固定の善しあしによるので細心の注意を払う。外側骨切りは、広鼻の改善、ハンプ切除後のオープンルーフの閉鎖と、ともに鼻骨の幅寄せを目的とする。

> 時に指圧痕が残るぐらい強力にスプリント固定をしている状況もみられるが、皮膚へのダメージを考えても好ましくない。筆者は指で鼻骨を適切な位置に押し込み、両側に濡れ綿を薄く挟んでサージカルテープで固定した後、スプリントで均一に鼻骨が中央に寄るように、皮膚にダメージを与えない程度の圧力で固定している。

　術直後の腫脹が減じてくる4日目、7日目に来院してもらい、鼻骨が適正な位置で固定されているかを確認する。緩んでくるスプリントを細くしぼりながら2〜3週間固定を続けていく。

患者にとってはストレスではあるが、経皮的鼻骨骨切り術ではおよそ1週間で大まかな腫張が引くため、この時点でのスプリント交換時に鼻の形状を鏡で見せると、およそ満足度が高く、残る期間も我慢しようと勇気づけられるようである。

3. 術後観察期間

　鼻形成術後に状態が安定するのは一般的には3〜6カ月と考えられている。確かに腫脹の軽減、瘢痕の成熟などを考えると、6カ月では完成した時期といえる。
　しかし、鼻尖の形態など手術から数年後に確認してみると、6カ月目では良好な形態が得られていたのに、その後に変化して手術前の状態に後戻りしていたり、時に形態が悪化していることもある。また、鼻尖形成術の際に移植した軟骨が後ろに曲がって見えたり、浮き出たりすることもある。
　隆鼻術に関しては、I型インプラントでは位置が頭側に移動してその下端で段差が目立ったり、はじめは鼻梁が自然であったものが経年変化でインプラントの輪郭がはっきりしすぎることがある。鼻骨骨切り後では、徐々に太く変化していくことがある。
　技術の正当性を検討し、以後の患者にフィードバック（positiveもnegativeも）をかけることにより外科医として進歩、成長していくものである。

COLUMN
テクニカルヒント：正確な側面写真撮影法

　完全な側面の写真を撮ることは難しいものですが、手術計画において側面写真は、重要な役割を果たします。鼻形成術において、1mmの差が術後の結果を大きく左右する手術としては、以下の手術が挙げられます。

- ハンプ切除：最大切除量は精密さが要求され、術後のdorsal lineはこの切除量により決定されるが、1mmの差は大きな差として表れる
- 隆 鼻 術：挿入するインプラントの厚みによって結果が大きく左右される

　以上の2種の手術に際して、筆者は患者の側面写真を撮影する際にセファロ撮影装置の頭部固定装置を利用しています。この方法で写真撮影を行うと、セファロ同様に再現性があり、完全な側面像で写真撮影ができます。

　写真データをパソコンに取り込んで、まずスケールを頼りに患者の側貌を実物大とします。術後の理想的な鼻背ラインを描いてみて、その差を写っているスケールから読み取り、ハンプの切除量、インプラントの厚みなど精密な手術計画を立てることができるのです。

- 撮 影 体 位：患者を坐位として頭部固定装置のイヤロッドを外耳孔に挿入しfrankfort平面は水平とする
- 中　心　線：両側イヤロッドの中心を通り、カセッテに対して垂直に患者側面を撮影する

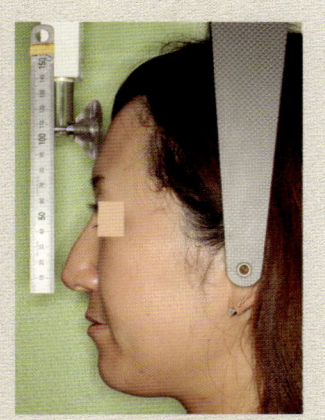

スケールを入れて側面写真を撮影することが重要である。

　撮影の際には、患者の鼻の正中線に合わせてスケールを入れることが重要です。こうすることで、正確な手術プランを立てることができます。スケールは、前額固定装置に貼り付けるか、または患者に持ってもらうのもよいでしょう。

COLUMN

テクニカルヒント：コンピュータ・シミュレーション

　筆者の施設ではほとんどの鼻形成術において、術前にコンピュータ・シミュレーションを行っています。術者と患者の相互理解を深めるのにも画面上でのやりとりはたいへん役立っています。たとえば、外科医側は患者の希望を理解するのに役立ち、患者側には手術の限界を理解してもらうのに役立ちます。

　横顔において鼻の高低・長短の変化を表現することは、鼻の輪郭を変化させるだけでよいため比較的容易に行うことができます。しかし、正面顔においては、シリコン・インプラントによる隆鼻術、鼻尖縮小術などの変化を光と影によって的確に表現しなければならず、難易度は高くなります。また患者の要望によっては繊細な調整を従来のシミュレーションソフトで対応するのは困難です。

　これには、写真の加工・合成・修整分野で有用な画像編集ソフト「Adobe® Photoshop」を使用することで解決できます。

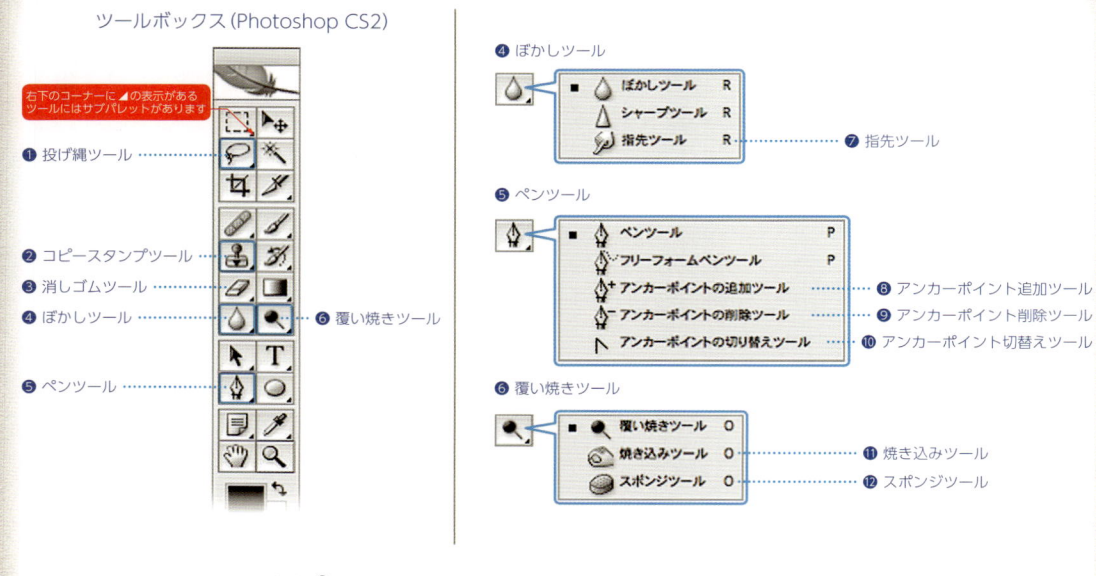

Adobe® Photoshop（CS2）でシミュレーションに使用する主なツール

❶ 投げ縄ツール：一部画像を切り抜く際の領域を指定する
❷ コピースタンプツール：肌の色や質を周囲に合わせたり傷や黒子、赤みなどを消す
❸ 消しゴムツール：不要な部分を消す
❹ ぼかしツール：シャープ過ぎる部分をぼかして周囲と馴染ませる
❺ ペンツール：鼻（側面側）の形状を変化させる際のアウトライン作成
❻ 覆い焼きツール：影を明るく、またはハイライトを調整する
❼ 指先ツール：画像の一部を伸ばしたり、周囲に馴染ませたりする
❽ アンカーポイント追加ツール：ペンツールで作成したアウトラインにポイントを追加する
❾ アンカーポイント削除ツール：アウトラインのポイントを削除する
❿ アンカーポイント切替えツール：アウトラインのポイントを操作する
⓫ 焼き込みツール：「覆い焼きツール」の反対に影をつけたり、影を暗く調整する
⓬ スポンジツール：「焼き込みツール」を使用すると色が鮮やかになり過ぎることがあるため、彩度を調節する

参考までに側面画像を用いて「鼻インプラント挿入術＋鼻中隔延長術」の予想術後結果の作製例を解説します。

側面画像におけるシミュレーションの流れ

①アウトラインを引く

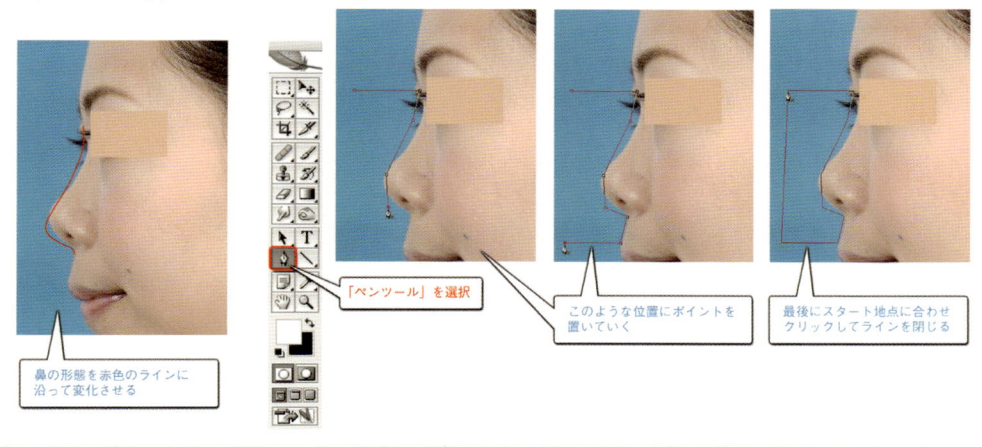

「ペンツール」を選択

鼻の形態を赤色のラインに沿って変化させる

このような位置にポイントを置いていく

最後にスタート地点に合わせクリックしてラインを閉じる

②ポイントを操作して理想的で自然なカーブをつくる

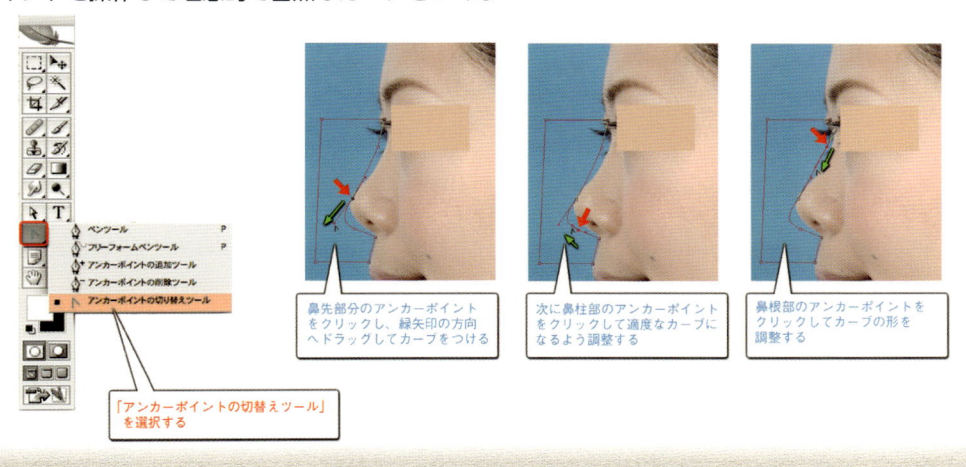

「アンカーポイントの切替えツール」を選択する

鼻先部分のアンカーポイントをクリックし、緑矢印の方向へドラッグしてカーブをつける

次に鼻柱部のアンカーポイントをクリックして適度なカーブになるよう調整する

鼻根部のアンカーポイントをクリックしてカーブの形を調整する

③作成したラインを選択範囲に変換して写真を加工する

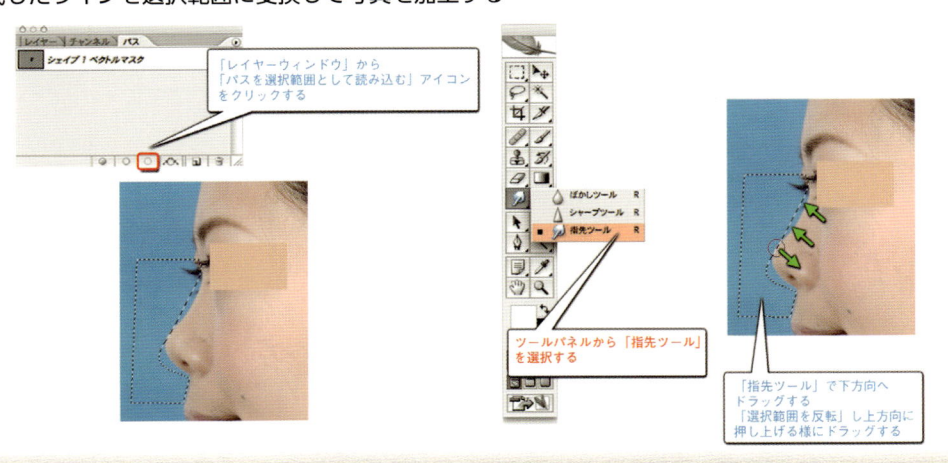

「レイヤーウィンドウ」から「パスを選択範囲として読み込む」アイコンをクリックする

ツールパネルから「指先ツール」を選択する

「指先ツール」で下方向へドラッグする
「選択範囲を反転」し上方向に押し上げる様にドラッグする

シミュレーション前後の比較（側面像）

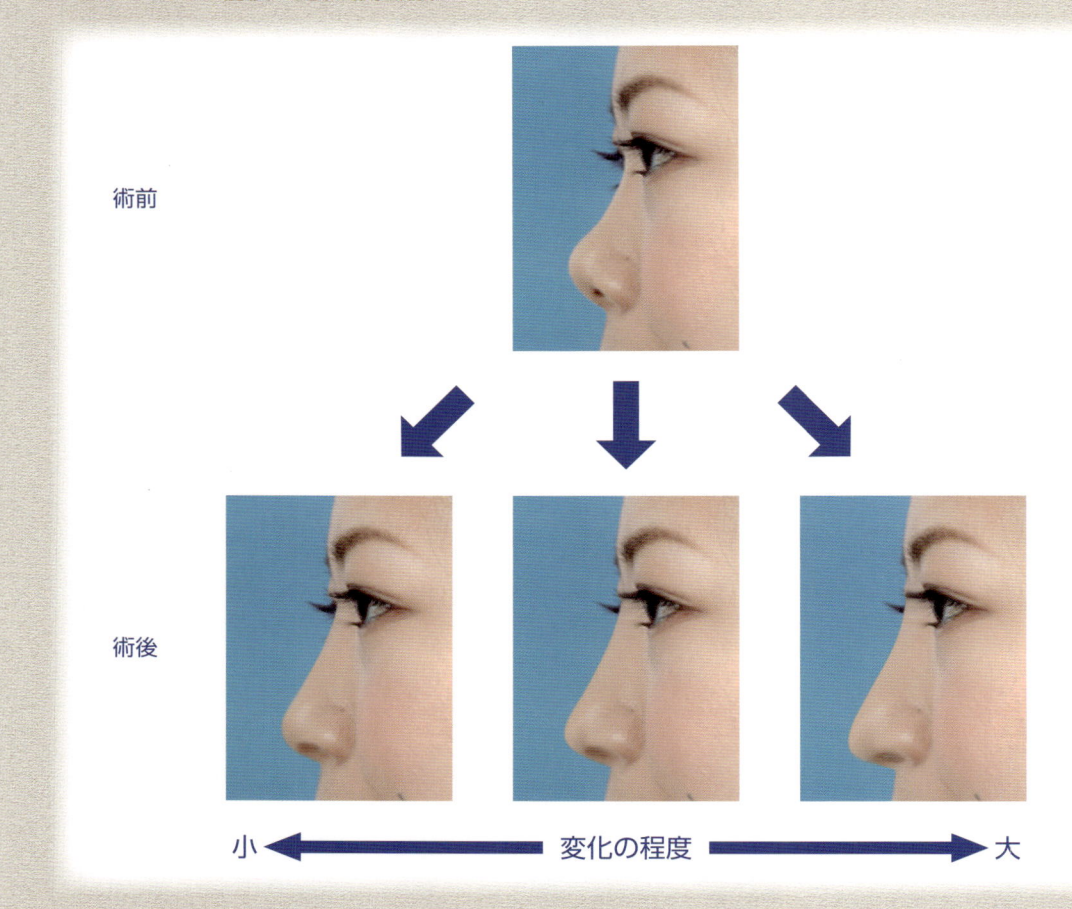

術前

術後

小 ← 変化の程度 → 大

側面の加工方法を利用して斜位における形状を整えることもできます。

斜位にて鼻骨骨切り（ハンプ切除）を想定したシミュレーション

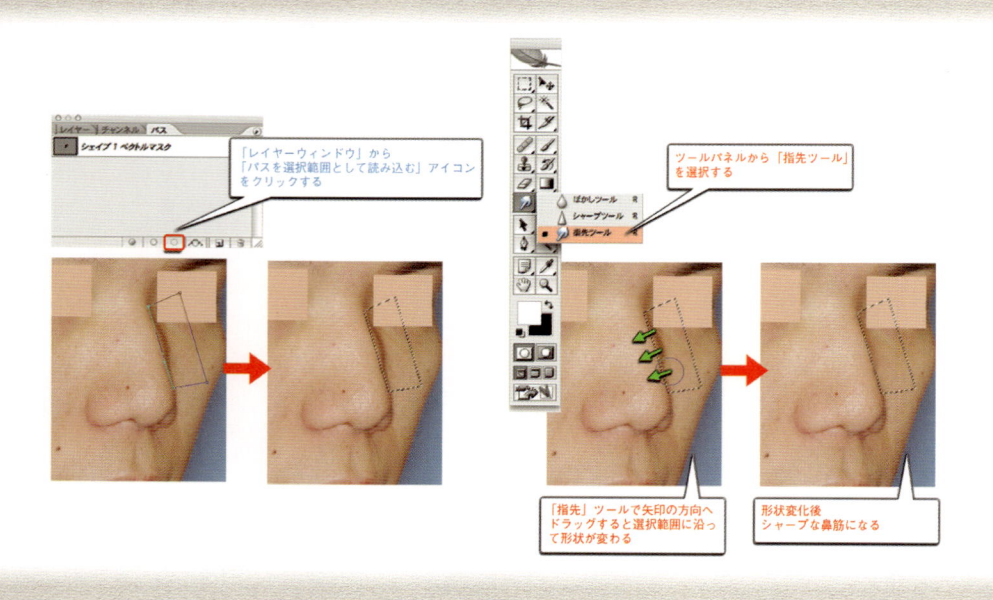

「レイヤーウィンドウ」から「パスを選択範囲として読み込む」アイコンをクリックする

ツールパネルから「指先ツール」を選択する

「指先」ツールで矢印の方向へドラッグすると選択範囲に沿って形状が変わる

形状変化後 シャープな鼻筋になる

■ Suggested Readings

1) Studies on the support of the nasal tip.
   Janeke JB, Wright WK
   Arch Otolaryngol. 1971 May;93(5):458-64

2) Facial branches of the facial artery in adults. Typology, variations and respective cutaneous areas.
   Mitz V, Ricbourg B, Lassau JP
   Ann Chir Plast. 1973;18(4):339-50

3) Divine proportion in facial esthetics.
   Ricketts RM
   Clin Plast Surg. 1982 Oct;9(4):401-22

4) Preservation of periosteal attachment in lateral osteotomy.
   Ford CN, Battaglia DG, Gentry LR
   Ann Plast Surg. 1984 Aug;13(2):107-11

5) The "crossbow" incision and nasal flap:its blood supply and clinical application.
   Hassard AD, Holness RO
   Head Neck Surg. 1984 Dec;7(2):135-8

6) Inclinations of the facial profile: art versus reality.
   Farkas LG, Sohm P, Kolar JC, Katic MJ, Munro IR
   Plast Reconstr Surg. 1985 Apr;75(4):509-19

7) The subunit principle in nasal reconstruction.
   Burget GC, Menick FJ
   Plast Reconstr Surg. 1985 Aug;76(2):239-47

8) Geography of the nose: a morphometric study.
   Farkas LG, Kolar JC, Munro IR
   Aesthetic Plast Surg. 1986;10(4):191-223

9) Anthropometrics and art in the aesthetics of women's faces.
   Farkas LG, Kolar JC
   Clin Plast Surg. 1987 Oct;14(4):599-616

10) Rhinoplasty: creating an aesthetic tip. A preliminary report.
    Daniel RK
    Plast Reconstr Surg. 1987 Dec;80(6):775-83

11) Rhinoplasty: image and reality.
    Daniel RK, Farkas LG
    Clin Plast Surg. 1988 Jan;15(1):1-10

12) Precision rhinoplasty. Part I: The role of life-size photographs and soft-tissue cephalometric analysis.
    Guyuron B
    Plast Reconstr Surg. 1988 Apr;81(4):489-99

13) The superficial musculoaponeurotic system of the nose.
    Letourneau A, Daniel RK
    Plast Reconstr Surg. 1988 Jul;82(1):48-57

14) An anatomical study of the facial artery.
    Niranjan NS
    Ann Plast Surg. 1988 Jul;21(1):14-22

15) Aesthetic Rhinoplasty, 2nd ed.
    Sheen JH, Sheen AP
    St. Louis: Quality Medical Publishing,1998(reprint of 1987 ed)

16) The superficial musculoaponeurotic system of the nose.
    Letourneau A, Daniel RK
    Plast Reconstr Surg 1988 Jul;82(1):48-57

17) The effects of lower lateral cartilage excision on nasal tip projection.
Rich JS, Friedman WH, Pearlman SJ
Arch Otolaryngol Head Neck Surg. 1991 Jan;117(1):56-9

18) Dynamics of rhinoplasty.
Guyuron B
Plast Reconstr Surg. 1991 Dec;88(6):970-8, discussion 979

19) The nasal tip: anatomy and aesthetics.
Daniel RK
Plast Reconstr Surg. 1992 Feb;89(2):216-24

20) The Oriental nose: an anatomical basis for surgery.
Wu WT
Ann Acad Med Singapore. 1992 Mar;21(2):176-89

21) Rhinoplasty: preoperative photographic analysis.
Zijlker TD, Vuyk H, Adamson PA
Clin Otolaryngol Allied Sci. 1992 Aug;17(4):361-9

22) Facial video image processing: standard facial image capturing, software modification, development of a surgical plan, and comparison of presurgical and postsurgical results.
Mattison RC
Ann Plast Surg. 1992 Nov;29(5):385-9

23) Rhinoplasty: a practical guide for surgical planning.
Byrd HS, Hobar PC
Plast Reconstr Surg. 1993 Apr;91(4):642-54, discussion 655-6

24) Predictability of the computer imaging system in primary rhinoplasty.
Bronz G
Aesthetic Plast Surg. 1994 Spring;18(2):175-81

25) Nasal tip blood supply: an anatomic study validating the safety of the transcolumellar incision in rhinoplasty.
Rohrich RJ, Gunter JP, Friedman RM
Plast Reconstr Surg. 1995 Apr;95(5):795-9, discussion 800-1

26) Dynamic interplays during rhinoplasty.
Guyuron B
Clin Plast Surg. 1996 Apr;23(2):223-31

27) Streamlining cosmetic surgery patient selection--just say no!
Rohrich RJ
Plast Reconstr Surg. 1999 Jul;104(1):220-1

28) Rhinoplasty dissection manual.
Toriumi DM, Becker DG
Lippincott Williams & Wilkins. 1999, pp1-23

29) Dallas rhinoplasty: nasal surgery by the masters.
Gunter JP, Rohrich RJ, Adams WP
Quality Medical Publishing, 2002, pp1-190

Chapter 1 隆鼻術
Dorsal Augmentation

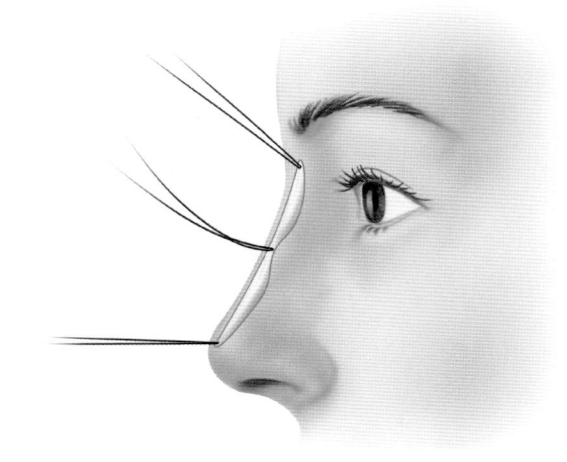

I シリコン・インプラント
II ゴアテックス®（ePTFE）
III 側頭筋膜被覆細片軟骨移植術
（temporal fascia-wrapped diced cartilage graft）

日本人の鼻の形態的特徴は西洋人と比べて低くて短いため、
隆鼻術は鼻形成手術の中でも最も要望の多い手術である。
わが国における鼻形成術というと、シリコン・インプラントによる隆鼻が代表的である。
鼻尖縮小、鼻翼縮小などを希望して美容外科を訪れたが、
医師の勧められるがままにシリコン・インプラント挿入術を受けてしまったという患者は少なくない。
この背景には、シリコン・インプラント挿入は手技的に容易であり、
無難な結果を出しやすいために、医師側の都合で隆鼻術をまず一番に勧めてきたという背景がある。

しかし、近年では鼻尖、鼻翼も含めてトータルな整鼻術を求める患者も多く、
隆鼻術にほかの手技を組み合わせて複合手術として行われることも少なくない。
その場合でも隆鼻術は中心的な役割を占めることが多く、
その意味では"高い鼻"が"美しい鼻"の必要条件であると考えられている。

Introduction

隆鼻素材

　隆鼻に利用される素材としては、人工材料（alloplastic materials）と生物材料（biologic materials）に分類される。

1）人工材料（alloplastic materials）

●シリコン樹脂

　人工材料として代表的なシリコン樹脂は、生体反応が少ない安全な人工埋入補填材料として、現在まで約半世紀にわたり利用されてきた長い歴史がある。長所としては、手術手技が容易で、採取部（ドナー）の犠牲がなく、細工しやすいため、鼻の形態を繊細に整えやすい点が挙げられる。また、手術結果が患者の希望に添わなかった場合には、抜去、入れ替えなどの修正手術が比較的容易である。患者の適応を見極めたうえで"適切な大きさ・形態のインプラントを挿入する"という条件付きであれば、現在最も理想的な隆鼻素材であると考えられる。

●ゴアテックス®（expanded polytetrafluoroethylene：ePTFE）

　隆鼻材料として多くの国で使用されている。ゴアテックス®は1960年代に医療用製品として開発され、ヘルニア修復用途のシート状のもの（隆鼻用ではない）と、鼻背用Ｉ型インプラントタイプが販売されている。ゴアテックス®の最良の適応は、眉毛の内側（眉間）から鼻背まで連続的にaugmentationを行いたい症例である。この場合には隆鼻素材として、鼻根より眉間にかけて頭側に向かって広がりをもつ形状で、かつ個々の患者の骨形態に適合する柔軟性が要求されるために、シリコン・インプラントでは対応できない。

●ヒアルロン酸

　ここ数年流行しているのがヒアルロン酸注入による隆鼻術であり、いわゆる"プチ整形"の代表である。第8章で詳述する。

2）生物材料（biologic materials）

　生物材料としては、自己由来の骨（腸骨、頭蓋骨外板）、軟骨（耳介軟骨、肋軟骨、鼻中隔軟骨）、筋膜、真皮などが挙げられる。これら自家組織は感染などの合併症は少ないが、その反面、長期的には吸収、変形などの問題が起こり得る。また、採取部（ドナー）の犠牲、細工の難しさ、二次修正を要する場合には移植組織が癒着してしまうために手技的に困難になる、等々の欠点も指摘されている。総合的な判断で自家組織は美容外科における隆鼻素材としてはほとんど使われることがなくなった。

　ところが90年代後半になり、Daniel、Erol、Guerrerosantosらがdiced cartilage graft（細片軟骨移植）という新しい手法を報告した。手技的には煩雑であるが、自家組織移植の欠点の多くを改善した方法である。美容外科手術としてすべてが満足のいくものではないが、症例を選ぶことにより人工材料の欠点をカバーできる良い方法であることは間違いない。

隆鼻効果の部位別特徴

　隆鼻術を行う際には、"どの部位をどの程度高くしたいのか"という患者の希望を把握することから始まる。術式・デザインを検討する際には鼻根部、鼻背部、鼻尖部に分類して考える。いわゆるonlay graftではその隆鼻（増高）効果は、ベース側の組織の硬さ（基礎構造）と皮膚側の伸展性によって決定される。

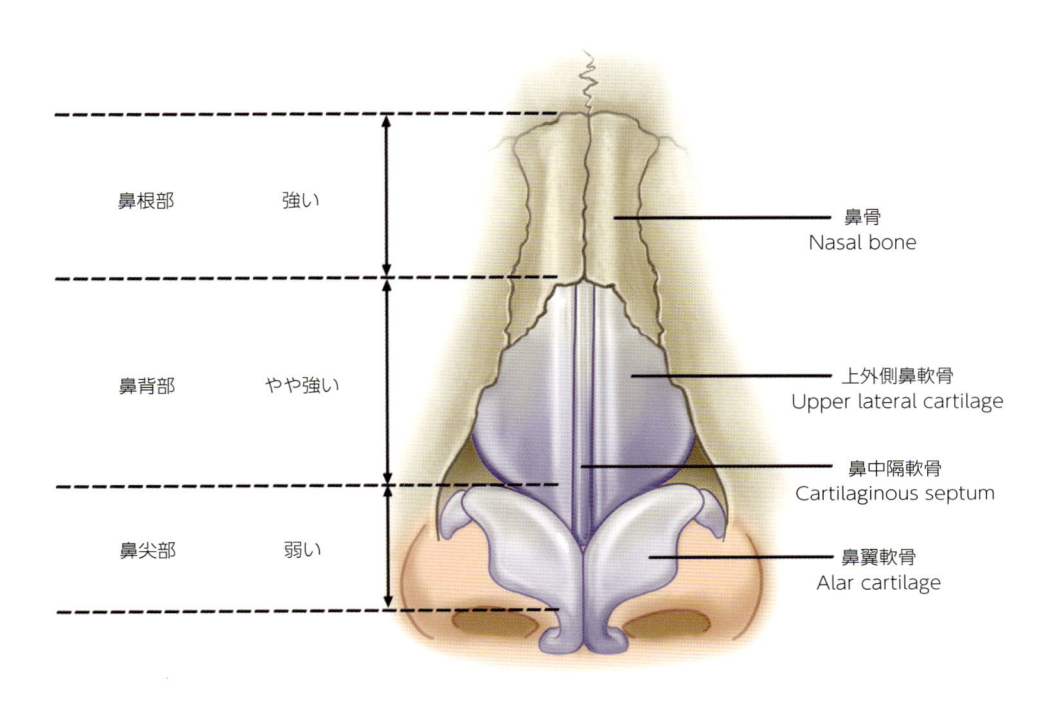

augmentationの効果

鼻根部　強い
鼻背部　やや強い
鼻尖部　弱い

鼻骨 Nasal bone
上外側鼻軟骨 Upper lateral cartilage
鼻中隔軟骨 Cartilaginous septum
鼻翼軟骨 Alar cartilage

1) 鼻根部

　ベース側には鼻骨という硬い基礎組織がある。皮膚も伸展性があり、鼻根部・鼻背部・鼻尖部の中では最も隆鼻効果が得られやすい。

2) 鼻背部

　ベース側は鼻中隔軟骨と上外側鼻軟骨で構成されており、鼻骨ほどではないが基礎構造はしっかりしている。皮膚は鼻根部よりも薄く、伸縮性があるため、鼻根部とほぼ同等の隆鼻効果が得られる。

3) 鼻尖部

　ベース側は鼻翼軟骨で、小さく柔らかいため土台としては弱い。さらに、鼻尖の皮膚は皮脂腺に富み厚くて硬い。よって軟骨、筋膜、腱などを鼻尖に移植してもaugmentation効果は出にくい。さらに、高さを出そうと移植組織を厚めにするとベース側（鼻翼軟骨）が押しつぶされることとなり、それに伴っ

て鼻孔変形を来たすことがあるので注意を要する。鼻尖部のaugmentationでは、基礎構造を補強するために、columella strut、鼻中隔延長などの手技が必要となることが多い。

　本章では筆者が普段より行っている3種類の代表的な隆鼻術に関して、その適応、手術手技、合併症回避の方法などを概説する。
　Ⅰ．シリコン・インプラント
　Ⅱ．ゴアテックス®（ePTFE）
　Ⅲ．側頭筋膜被覆細片軟骨移植術（temporal fascia-wrapped diced cartilage graft）

Chap.1 Dorsal Augmentation

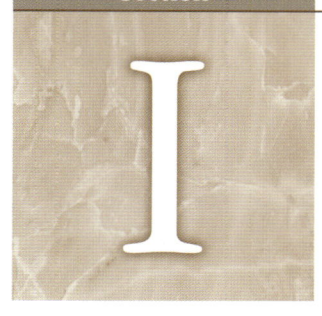

I シリコン・インプラント

1. シリコン・インプラントの種類と選択

　わが国の美容外科においては、シリコン・インプラント（以下、インプラント）による隆鼻が最も一般的に行われている。隆鼻用インプラントは、その形態よりL型とⅠ型に分類されているが、L型のストラット部分を短くカットした中間型のインプラントも存在する。

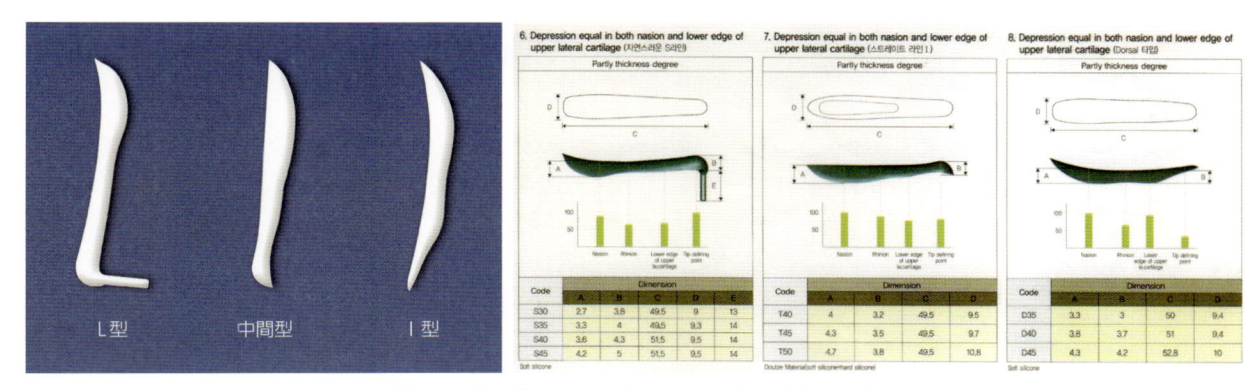

Hansbiomed™ silicon nasal implants hans biomed corp

　1980〜1990年代にかけてはL型インプラントが主流であったが、鼻尖部皮膚の菲薄化や穿孔、また長期的には頭側移動による過度の鼻尖挙上、短鼻の強調など多くの合併症が報告されるようになり、現在では鼻根〜鼻尖（上）部までのⅠ型インプラントが主流である。ちなみに、筆者はほぼ全例にⅠ型インプラントを使用している。鼻尖のprojectionが足りず、やや下を向いている症例に限定して、tip-up効果を期待してL型インプラントを使用することがある。

　インプラントは、形態・サイズ・硬度などさまざまなタイプが存在する。硬度を選択する際には、できるだけ軟らかいタイプを選択する。硬いタイプでは皮膚周辺組織を圧排することにより、長期的には皮膚が菲薄化し、インプラントの存在がはっきり浮き出ることが多い（over-prominence、visible edge）。さらに、鼻根部では鼻骨の曲面ラインに密着しにくく、ハンプがある症例では特に鼻根部が浮き上がりやすく、高さが過度に強調される傾向がある。

2. 手術計画

　はじめに患者の希望を正確に把握する。鼻のどの部位をどの程度高くしたいのかによって、選択すべき術式も異なってくるからである。
　一般的には、鼻根から鼻尖部に至るまで鼻全体を高くしたいという希望が最も多いが、その場合に筆

者はⅠ型インプラントに鼻尖増高術を組み合わせている。

　そのほかに鼻根部のみ、鼻根から鼻背部まで、鼻背部のみ、鼻尖部のみ、など多様な希望がある。ただし、短いインプラントを挿入した場合には上・下端でその輪郭が浮き出やすいので、皮膚の薄い症例は避けるなど症例を選択する必要がある。また、短いインプラントは移動しやすく、適正な位置に固定するのが難しいため再手術を要する確率が極めて高い。

　隆鼻術におけるデザインの際に注意すべき点は、鼻だけを単体で見るべきではないということである。側貌においては前額、口唇、おとがいとの関係を検討する。正貌においては内眼角間距離、鼻長、鼻尖・鼻翼幅などを計測したうえでデザインする。時に隆鼻だけでは目的を達することができない症例では複合的な手術を提案する必要があり、患者背景も考慮しながら総合的に判断して手術計画を立てることが肝要である。

3. 手術手技

　隆鼻術の中でも代表的なⅠ型インプラントを用いた鼻根部〜鼻尖上部にかけてのaugmentationについて詳述する。鼻尖増高術（augmentation）に関しては第2章を参照されたい。

1 デザイン

1）正中線の決定

　手術前に患者を坐位にして、鼻の皮膚上に理想的なインプラントの挿入位置をマーキングする。最も大切なことは正中線を見極めることである。

　左右の内眼角の中央点（A）と、上口唇のcupid bowの中央点（B）を結ぶA–Bを鼻梁（鼻すじ）の正中線とする。ただし、口唇が左右どちらかに偏位している症例では鼻柱基部（C）を基準点としてA–Cを正中線とし、マーキングを行う。

　この時点で患者には正中線として異論がないかを鏡で確認してもらう。また、術者は患者との距離を変えながら、目、口などの近隣パーツとのバランスを考慮し正中線として適切かどうかを慎重に確認する。また、この時点で写真撮影して、プリントアウトした写真上でも正中線の妥当性を検討すべきである。実物では気づかなかったことでも写真上で気づき、ヒントになることがある。

　なお、正中線が曲がって見える場合には、鼻根部A点をあえて左右どちらかにずらすこともある。

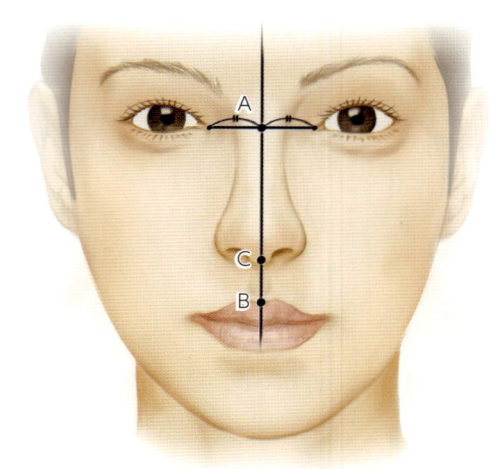

2）インプラントの上端、下端の決定

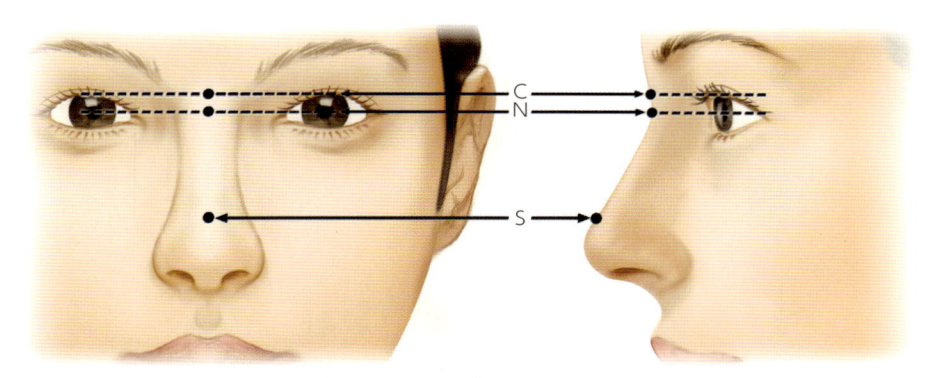

C：上眼瞼睫毛縁　N：ナジオン　S：supratip break

　インプラントは、症例に応じてその長さを調節するが、上端と下端の位置決めが重要である。

　短鼻の多い日本人では、ナジオンは左右の瞳孔を結ぶライン上に位置することが多い。

　インプラントの上端はナジオンより頭側に位置させるべきである。その理由は、ナジオンよりも尾側からスタートさせると、経年変化による皮膚の菲薄化に伴って、その上端が皮膚上からも認識（visible edge）されやすくなるためである。

　筆者は鼻根部におけるインプラント上端の理想的位置として、日本人では開瞼時の両上眼瞼縁（睫毛）を結んだラインと考えている。

　また、I型インプラントの下端はsupratip breakを越えて皮膚の厚い鼻尖部までとする。それより頭側にインプラント下端が位置する場合には、そのedgeが認識されやすい。

　鼻を長く見せたい、目と目を近づけて見せたい場合には、上限として眉毛内側下端同士を結んだラインまで挿入することも可能である。しかし、鼻骨、前頭骨の曲面にインプラントの裏面を適合させることが難しく、少し浮いた状態（ブリッジ）で固定されると実際のインプラントの厚み以上に高く、不自然になりがちである。

2 麻　酔

　はじめに眼窩下神経ブロックを行う。1mℓシリンジ、30G針にてエピネフリン加1％リドカイン溶液を眼窩下孔周辺に片側1.0mℓずつ浸潤させる。この神経ブロックにて鼻下半分の知覚は麻痺する。

　さらに止血、鼻根部の除痛を目的に鼻孔内切開部から剥離範囲に一致して、鼻背～鼻根部まで23Gカテラン針で3mℓの浸潤麻酔を追加する。

　注入層は鼻尖部から鼻背部は軟骨膜上（SMAS下）で、鼻根部は骨に接して（理想的には骨膜下に）注入する。

3 切 開（アプローチ）

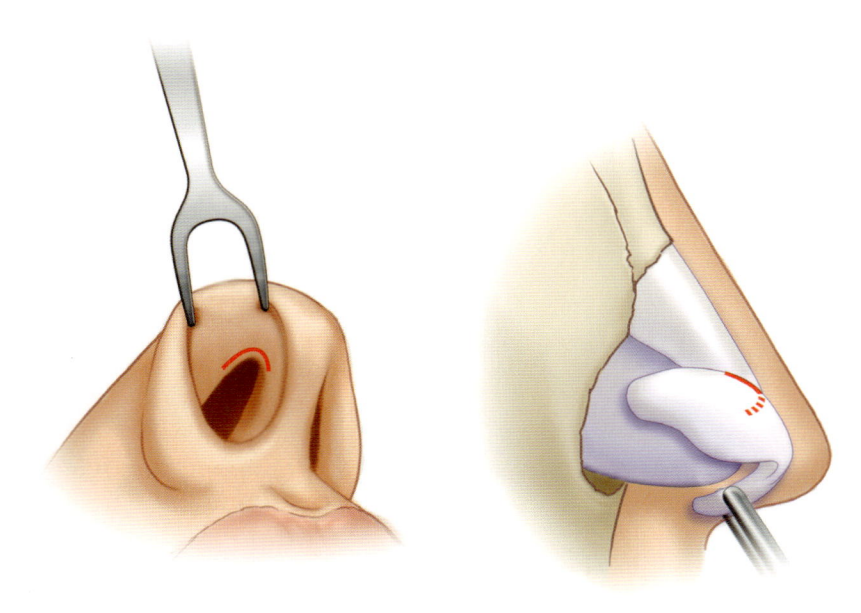

I型インプラント挿入の際の切開部位（IC incision）

　隆鼻術単独で行う場合と、鼻尖形成術などの併用手術を行う場合とで切開部位は異なる。また、I型、L型など使用インプラントによっても切開部位が異なる。

　筆者がI型インプラント単独で行う場合には、右鼻翼軟骨間切開（IC incision）を選択する。I型インプラントの下端は、通常はsupratip breakよりも尾側まで入れるが、IC incisionでは剝離範囲によって下端の位置を調節することができる。

　一方、鼻孔縁切開（rim incision）あるいは鼻翼軟骨下切開（IF incision）では、インプラント下端の位置決めが難しくなる。

　また、鼻全体の隆鼻を希望する症例では、I型インプラントと鼻尖増高術（耳介軟骨移植を含む）を併用することが多いが、その場合には両側IF incisionを選択する。

　まれではあるが、L型インプラント挿入の場合には片側ないし両側のIF incisionで行う。

4 剝 離

　11番（または15番）メスで鼻腔内切開後に、剝離剪刀を用いて鼻背を鈍的に剝離する。

　鼻翼軟骨から上外側鼻軟骨上（IC incisionでは上外側鼻軟骨上）をSMAS下にて頭側に剝離を進める。鼻骨下端に達したところで剪刀から骨膜剝離子に持ち替え、鼻骨骨膜下にて頭側の予定範囲まで剝離する。

　剝離範囲は不必要に大きくすべきではなく、インプラントよりひとまわり大きめの剝離を心がける。また、索状物が残っているとインプラント偏位の原因となるため、剝離剪刀を開閉しながら、左右のスペースの均等性、索状物の有無を確認しながら微調整を行う。

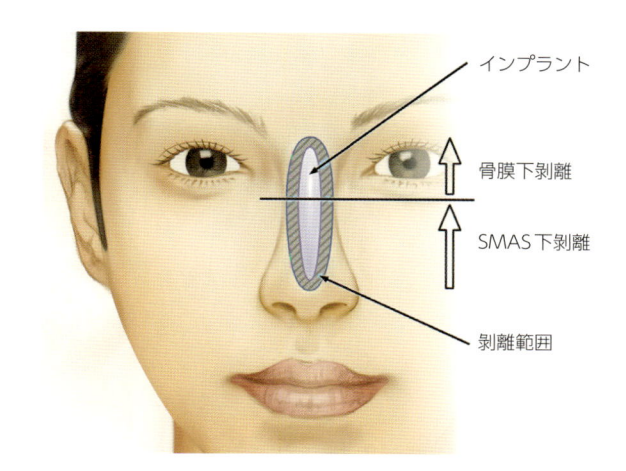

誤って鼻骨骨膜上に剥離ポケットを作成してしまった場合にはインプラントは固定されず、術後に皮膚上から左右に動くことになる。また、長期的には皮下組織が薄くなるためにインプラントの輪郭も浮き出やすくなってしまうため、確実な骨膜下の剥離が要求される。

5 インプラントの細工

筆者の施設では、長さ・厚さの異なる30種類以上のインプラントを用意している。ただし、市販のインプラントをそのままの形で挿入することはなく、必ず長さ・厚み・柔軟性の調整を行う。

1) 長さの調節

術前に患者の鼻の皮膚上にマークしたデザインに合わせてインプラントの下端をトリミングする。

2) 厚みの調節

厚みの調整が最も重要である。筆者は術前に患者の写真（正面、両側面）を撮影し、コンピュータによるシミュレーションを行っている。

側面写真が高さ調整の参考になるため、角度を微妙に変えて左右とも数枚ずつ撮っている。その際に、患者には鼻の正中線に合わせて定規を持ってもらいながら写真撮影する。

データをパソコンに取り込み、患者の希望通りの鼻の高さをシミュレーションしてみる。患者の希望した鼻の高さにするためにはどの程度の厚みのインプラントが必要か、写真上に写っている定規の目盛りから判断する。パソコン上で患者写真を実物大にして、この作業を行うことにより、誤差は減る。手間はかからずに患者の希望に近い結果を出しやすいため、ぜひ参考にされたい。手術時には術前計測値に最も近いインプラントを選択し、厚みをメス、ハサミで調整することになる。

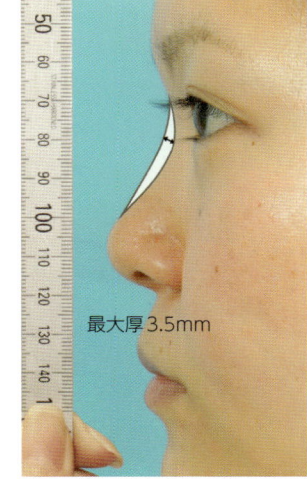

3）柔軟性の調節

　長さ、厚みを調整した後、インプラント両側に一辺が2mm程度の小さい三角形の切れ込みを数カ所ずつ入れる。これによりインプラントの柔軟性が多少増し、術後の固定性が増す（形成される被膜による）と考えられる。さらに、2mmディスポパンチで3カ所の孔を開けるが、後にこの孔に組織が入り込むことによってインプラントのズレを防止する狙いがある。

　インプラントの細工終了後に上端・下端に引き出し・固定用の7-0黒ナイロン糸を通しておき、挿入準備が完了する。

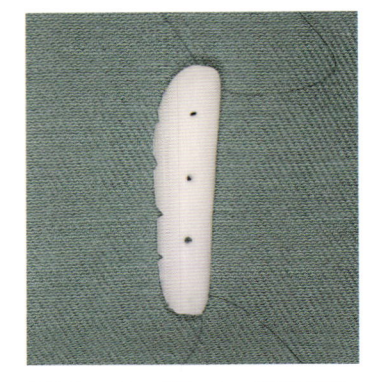

挿入前のインプラント。準備完了した状態。

6 インプラントの挿入

　剥離腔作成後にいよいよ細工したインプラントを挿入する。

　アウフリヒト・リトラクターで剥離腔を保持し、先にインプラントに通してある上端のpull-out用の糸を直針（8号）に通して皮膚側の予定挿入位置に引き出していく。鑷子でインプラントを把持しながら鼻根部まで挿入する。同様に下端も糸を引き出す。

　挿入後は、視診（正面・側面）、触診にて、インプラントの厚み・大きさが適当か、形状は合致しているか、偏位なく正中に入っているか、反転・屈曲していないか、などを慎重に確認する。インプラントを挿入した後に不適当であると判断した場合は、躊躇せずインプラントは一度抜き出して、再度細工するか、または剥離の調整を行う。

　問題がなければ上下とも皮膚側にpull-outの糸をテープで固定する。このことにより上下、左右ともに予定位置にインプラントが挿入されたことになる。

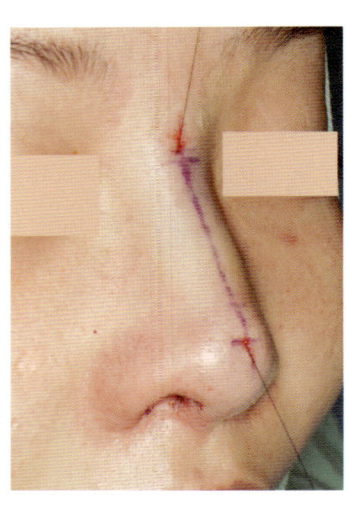

挿入予定位置の上端・下端の皮膚上のマーキングに合わせてpull-out糸を引き出しテープを固定する。

7 閉創、術後管理

　鼻腔内は6-0青ナイロンで閉創する。黒ナイロンは抜糸時に鼻毛とまぎらわしく、取り残す可能性がある。筆者は過去に抜糸の取り残しから、数カ月以降に感染（late infection）を起こしたという苦い症例を経験している。

　術後5日間は、偏位を防止するためにインプラントの両端を濡れ綿でガードして、スキントーンテープによる固定を行う。

　抜糸は術後5〜7日とする。

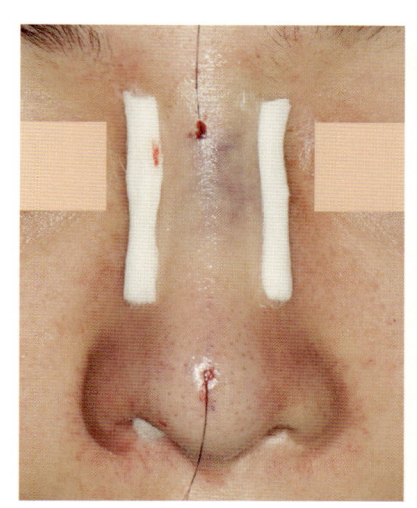

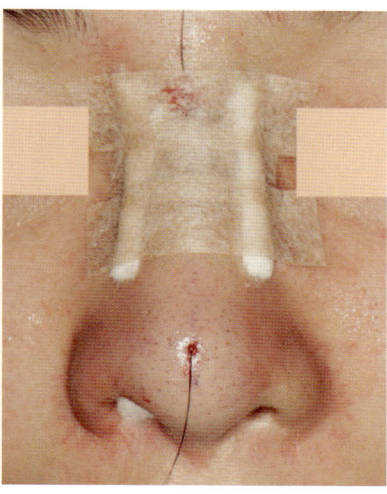

インプラントの左右は濡れ綿で固定し、術直後の偏位を防止する。

大まかな腫張は5〜10日間程度で減退する。細かな腫張まで考えると1〜3カ月を完成の目安とする。

4. 症 例

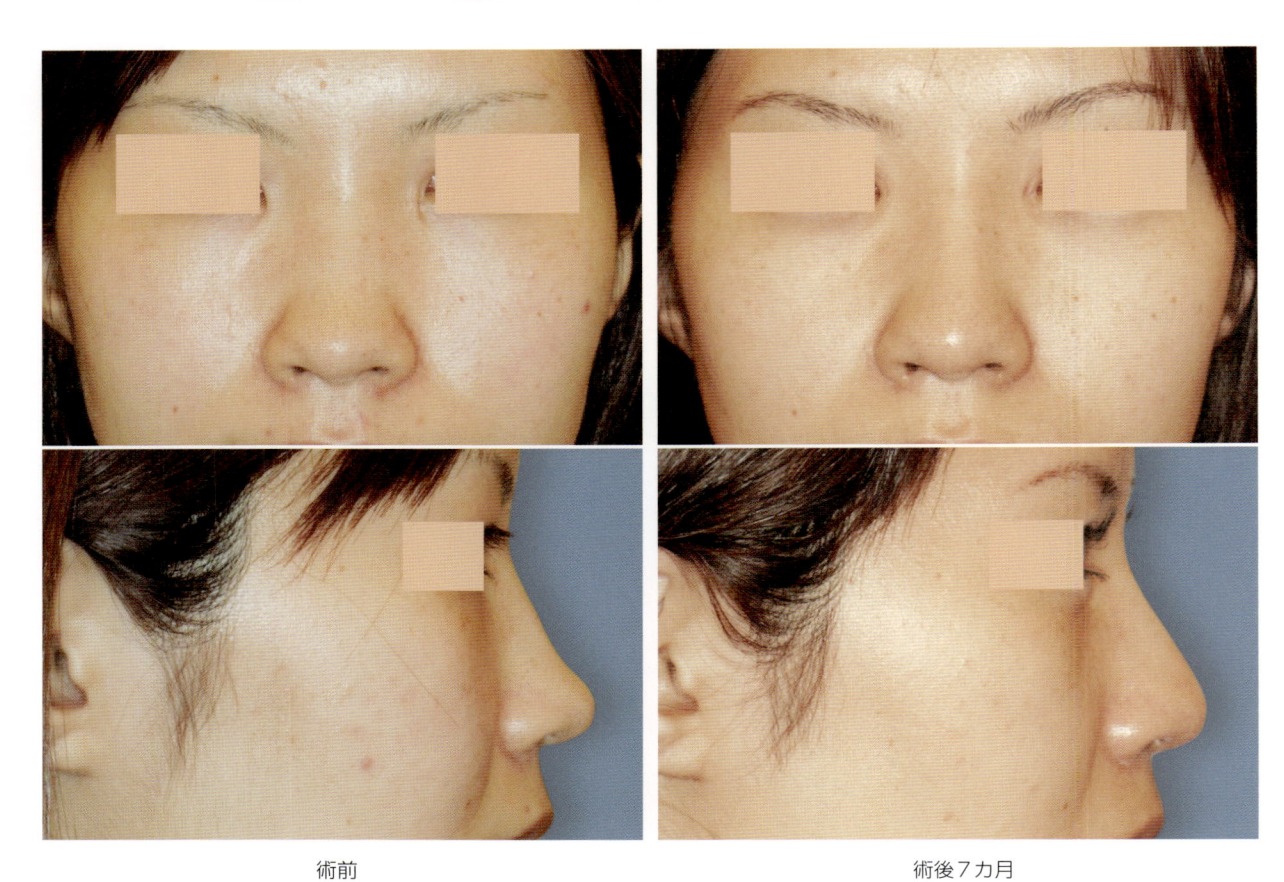

術前
正面では鼻梁がはっきりせず、側面では鼻尖部の高さと比して鼻根部から鼻背部にかけては高さがやや不足している。また、日本人には珍しいタイプであるがsupratip breakが明瞭で、その段差の改善も希望した。

術後7カ月
正面では鼻梁は細くはっきりとし、側面では鼻尖上方の段差が改善された。

23歳　女性　隆鼻術（Ⅰ型インプラント）
右軟骨間切開よりⅠ型インプラントを挿入した。

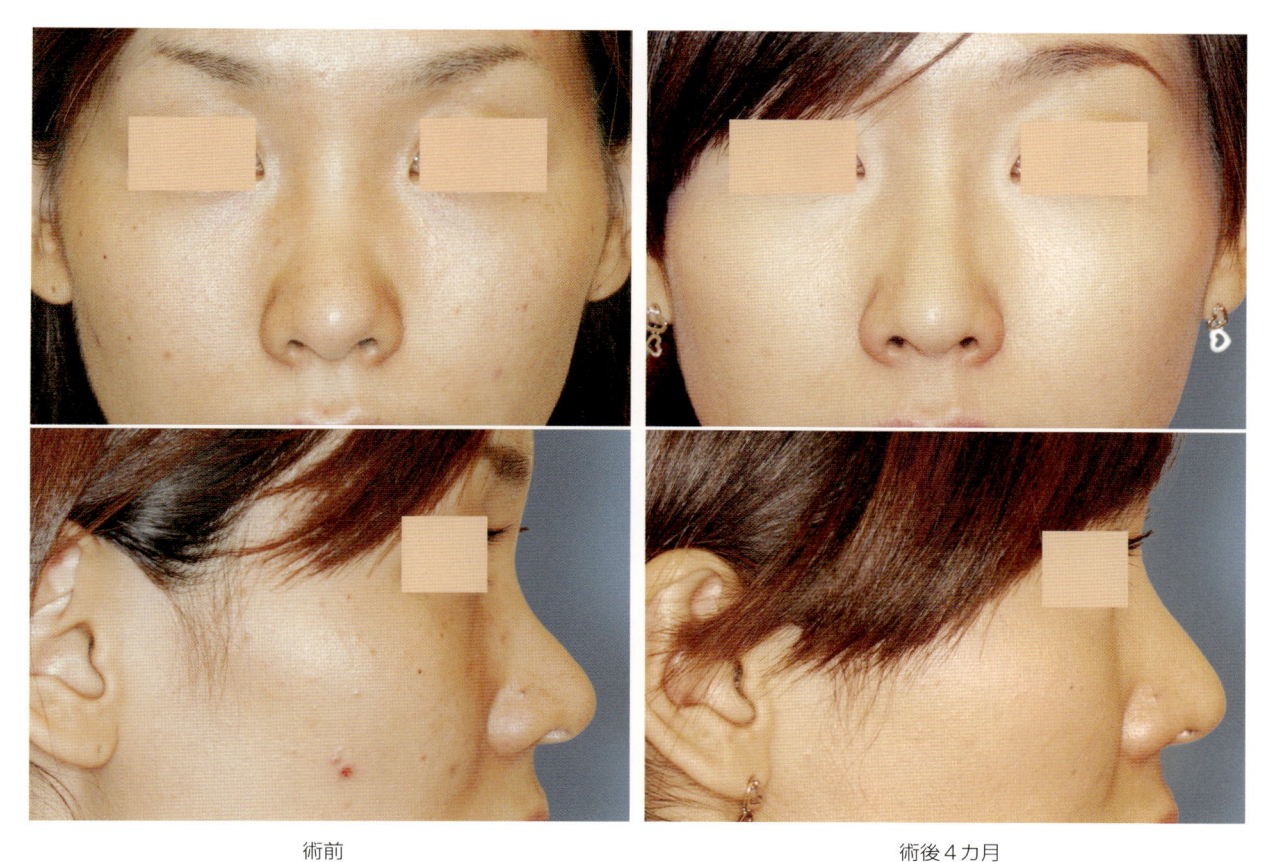

術前 術後4カ月

正面では鼻尖のシャープさに対して鼻背部で鼻梁がはっきりしていなかった。側面では、鼻根部から鼻背部にかけて高さが不足しているためにナジオンの位置は尾側寄りであり、短鼻を呈している。

正面では鼻梁は細くはっきりとした。側面では鼻根部での増高効果により術後のナジオンの位置は理想的な睫毛ラインに一致した。ナジオンの頭側移動により、短鼻の印象は改善された。

18歳　女性　隆鼻術（I型インプラント）
右軟骨間切開よりI型インプラントを挿入した。

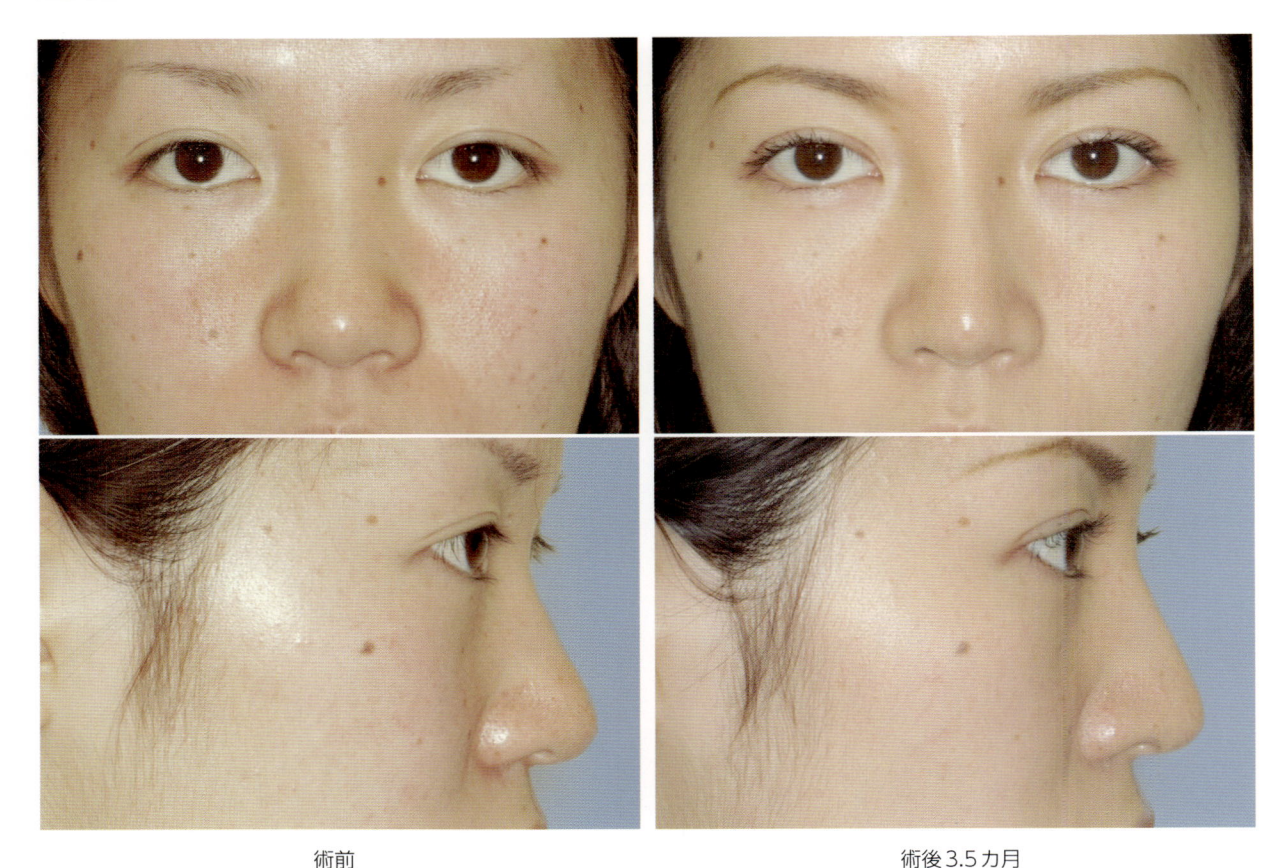

術前
鼻すじが通っていないこと、鼻尖が丸いことを主訴に手術を希望した。

術後3.5カ月
正面では自然な変化であるが鼻背部が少し細く感じられ、鼻尖も細くなった。側面では鼻根部から鼻尖部にかけてなだらかでシャープなラインが形成された。

21歳　女性　隆鼻術（Ⅰ型インプラント）、鼻尖縮小術
鼻尖縮小により団子鼻を改善し、鼻根部から鼻背部にかけてⅠ型インプラントを挿入した。

5. 注意を要するインプラント症例

日常的に出会う症例で、インプラント挿入の際に手技的に注意を要する症例を検討する。

1 斜鼻：鼻根部が偏位している症例

斜鼻にはいろいろなタイプがあり一括してで論じるのは難しいが、その鼻すじに沿ってインプラントを挿入した場合には当然ながら斜鼻は一層強調されてしまう。鼻骨骨切り、鼻中隔矯正など根本的改善を行わず、インプラント挿入によりカモフラージュする際には工夫を要する。

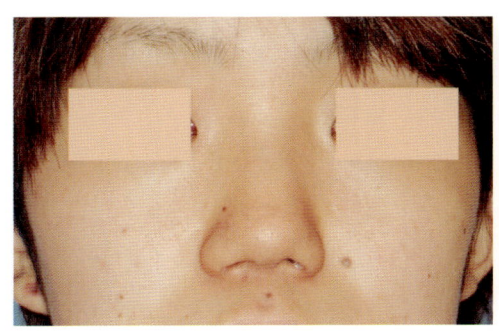

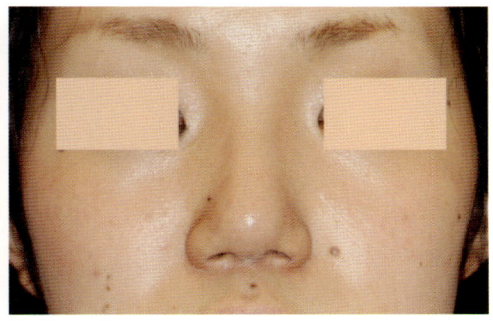

術前 　　　　　　　　　　　　　　　術後3カ月

斜鼻症例：隆鼻術（Ｉ型インプラント）、鼻尖縮小術

術前評価：本症例では鼻根部から鼻背部までのハイライトと鼻尖部のハイライトがずれているために鼻梁が曲がって見えていた。すなわち鼻尖部は正中に位置しているが、鼻根部から鼻背部が左に偏位していると評価した。

手術計画：インプラント挿入により、斜鼻のカモフラージュを計画した。鼻根部から鼻尖上部まで鼻梁の中心よりあえて右側にシフトさせてインプラントを挿入することにした。鼻尖部は左鼻翼軟骨のトリミングを中心に、軟骨形成を行うこととした。

手術手技：鼻根部の中心（A）は両内眼角の中心とし、鼻尖の突出点（B）とを結ぶ線を中心に左右の剥離を均等に行った。

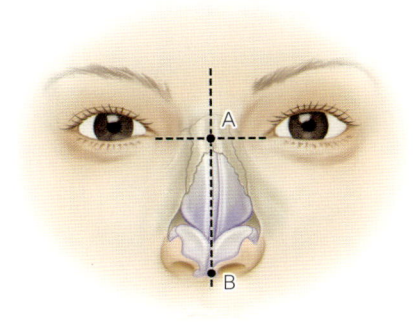

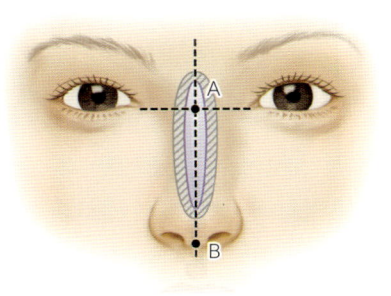

さらに、インプラント細工は、裏面であえて左右非対称に厚みを調節した。鼻骨の左右差は三次元的であるためインプラントの細工は容易ではないが、鼻骨突出側でインプラントのedgeが浮き出るような合併症は少なくなるので必ず行うべき作業である。

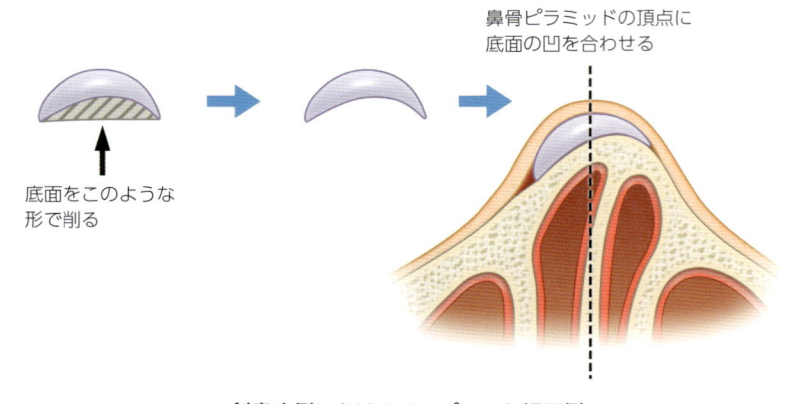

斜鼻症例におけるインプラント細工例

2 斜鼻：鼻尖部が偏位している症例

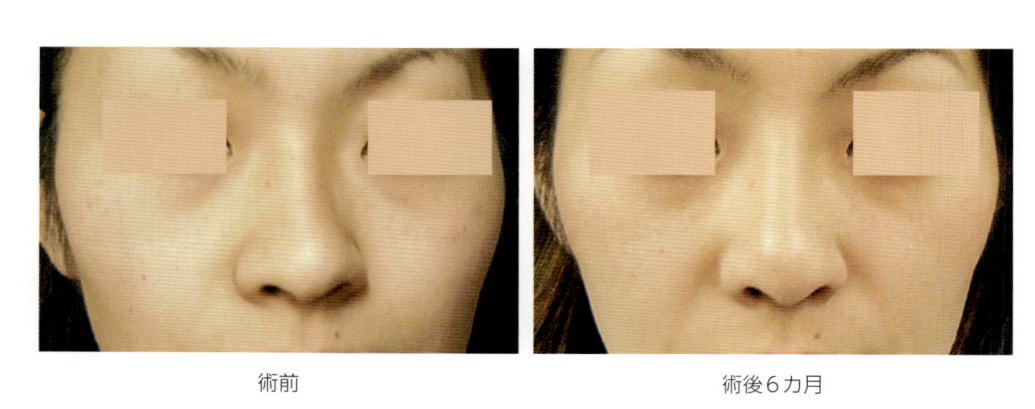

術前　　　　　　　　　　　　術後6カ月

斜鼻症例：隆鼻術（Ⅰ型インプラント）、鼻尖形成術

　本症例ではインプラントのみでは斜鼻のカモフラージュは難しい。鼻尖部で左側の鼻翼軟骨の頭側・外側切除を行い、ドーム間縫合で鼻尖の左右差を整えた後に、Ⅰ型インプラントを挿入した。

3 鉤　鼻（ハンプ、hump nose）

　ハンプ（hump）はその大小にかかわらず、インプラント挿入の際には注意を要する。小さなハンプのある症例が日本人には意外に多いが、このハンプはインプラント挿入の際には曲者である。インプラントの上端は、テコの作用で鼻骨には適合せずに少し浮いた状態となることが多い。

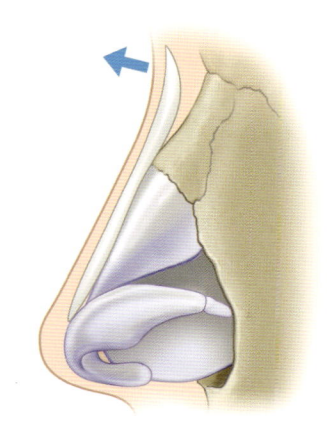

その場合には結果として術後に鼻根部の高さが強調され、皮膚上からもインプラントの存在が認識しやすくなる。この対策は、非常に軟らかいタイプのインプラントを選択し、さらにハンプの部位でインプラントの形状を適合させるようにていねいに削ることである。

ハンプ症例では、その改善のためハンプを切除（削骨）することが多いが、ここではハンプ切除は行わずに鼻全体の隆鼻によりハンプを目立たなくする方法を紹介する。適応は、患者自身があくまで隆鼻（augmentation）を希望する場合に限定される。

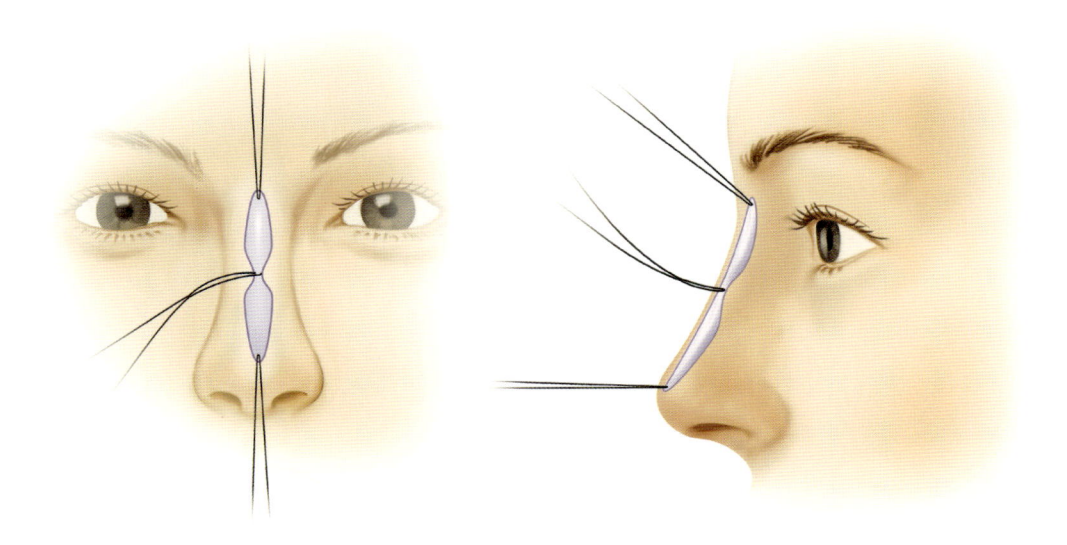

Ⅰ型インプラントは前述した術前側面写真を参考に最適な厚みのものを選択する。インプラントの細工が手術結果を左右するが、ハンプの部位で厚みを薄くするとともに、幅も細くすることが重要である。ハンプに前方だけではなく側方にも突出していることが多い。そのため、インプラントは厚みを薄くするだけでは不十分で、幅を狭く細工してハンプに適合させ、浮き上がりを抑え、高さも抑える。

インプラントの薄くかつ狭く細工した部分には7-0黒ナイロンを通しておく。インプラント挿入の際には、この細工した部分を患者のハンプ部位に確実に一致させるために、この7-0黒ナイロン糸を直針（8号）に通して鼻腔内切開創からマーキングした皮膚上に引き出す。糸は皮膚にテープで固定し、5～7日後の鼻腔内抜糸時に同時に抜糸する。

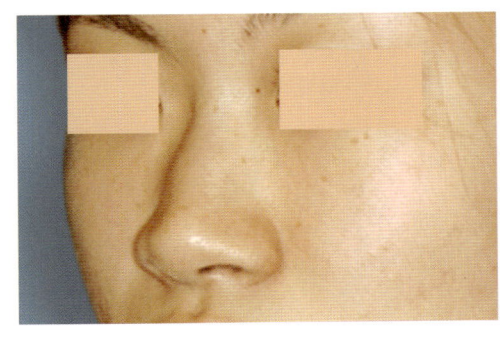

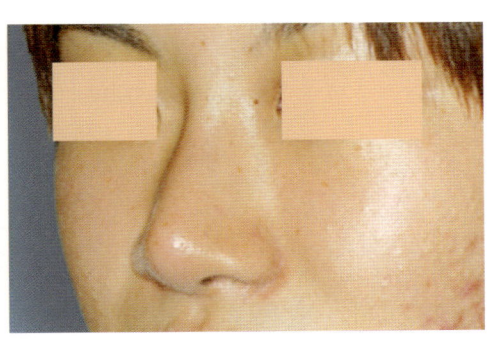

術前　　　　　　　　　　　術後3カ月

ハンプ症例：隆鼻術（Ⅰ型インプラント）、鼻尖縮小術

4 短 鼻 (short nose)

　短鼻でアップノーズの症例に対してL型インプラントを挿入した場合にアップノーズは強調される。鼻根－鼻尖距離と鼻尖－鼻柱基部距離のバランスは悪化する。

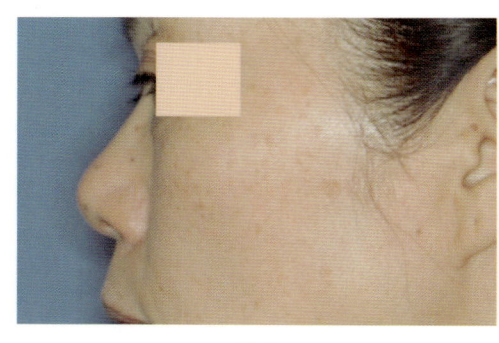

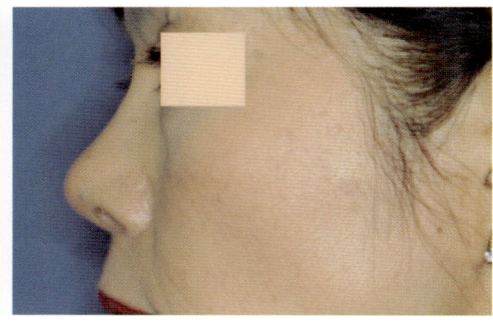

術前　　　　　　　　　　　　　術後5カ月

短鼻症例：隆鼻術（L型インプラント）

　本症例では鼻根から鼻尖まで全体的に隆鼻を希望され、L型インプラントを選択した。術後鼻尖の上向きが強調される結果となった。
　短鼻で鼻尖が上向きの症例に対して、L型インプラントで鼻尖部を前下方に突出させようとすることは禁忌である。長期的にみるとインプラントは頭側に偏位し、かえって鼻尖が高く上を向くことになり、不自然な形態となることが多い。また、鼻尖部にインプラントの穿孔、露出が起こる可能性もある。
　筆者は短鼻に対する整鼻術として、I型インプラントに鼻中隔延長術を併用している。

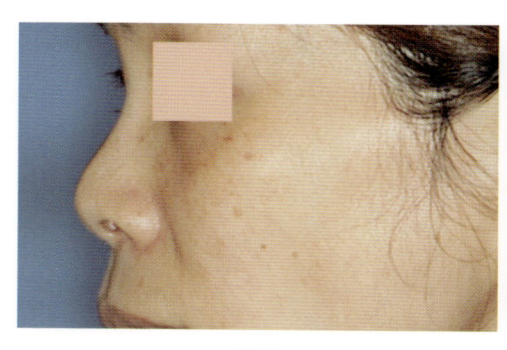

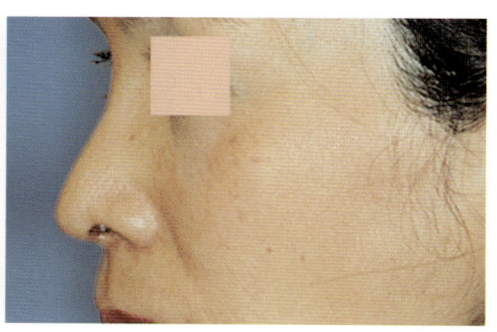

術前　　　　　　　　　　　　　術後4カ月

短鼻症例：隆鼻術（I型インプラント）、鼻中隔延長術

5 広　鼻 (wide nose)

　鼻梁の幅は太く、高さが十分な症例に対しては、鼻骨骨切り術が適応になる。インプラントを挿入すると鼻がさらに大きく感じられるが、患者の希望によりインプラント挿入でカモフラージュする場合には極力インプラントは細く、薄く細工する。さらに、鼻尖縮小術などを併用して満足する結果となることもある。

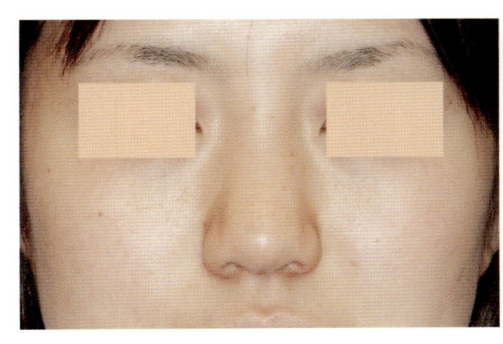

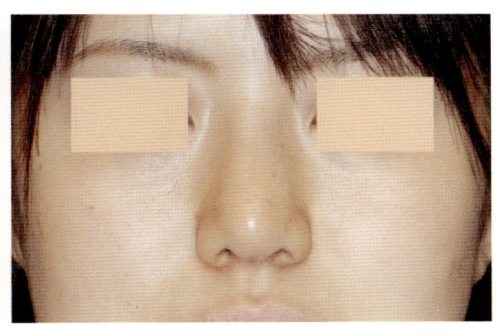

術前　　　　　　　　　　　術後8カ月

広鼻症例：隆鼻術（Ⅰ型インプラント）、鼻尖縮小術

　一方、鼻梁幅は太いが、低い症例では、インプラント挿入が良い適応になる。挿入するインプラントは標準より幅の細いものを選択する。厚みは薄すぎると鼻すじを細く見せる効果に乏しく、厚すぎると鼻梁は不自然に浮き立って見えることもある。

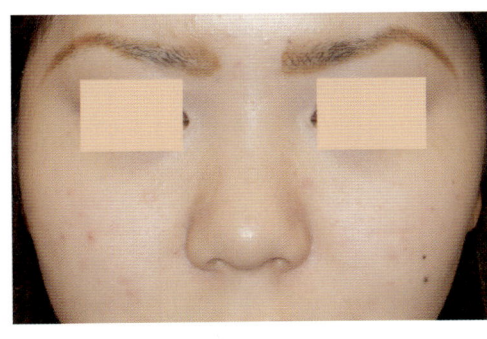

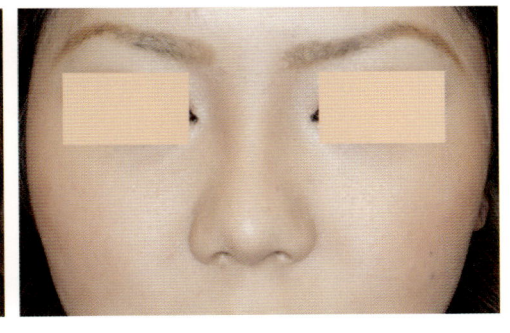

術前　　　　　　　　　　　術後3カ月

広鼻＋低鼻症例：隆鼻術（Ⅰ型インプラント）、鼻尖縮小術

6 インプラントの入れ替え

　過去にインプラント挿入手術を受けていて、何らかの理由でその入れ替えを希望する患者は少なくない。
　例えば、長期的にインプラントが挿入されていて、皮膚が菲薄化してくると、「最近になってインプラントがはっきり皮膚の上からも認識できるようになった(visible edge)」と訴えられることがある。
　このような症例ではインプラントを小さいものに入れ替える必要がある。その場合には、修正手術に際してはじめにインプラントを抜去せずに挿入された状態のままでインプラントの裏面（正確にはインプラントの被膜の裏側）で剥離を進めて新しくポケットを作製する。

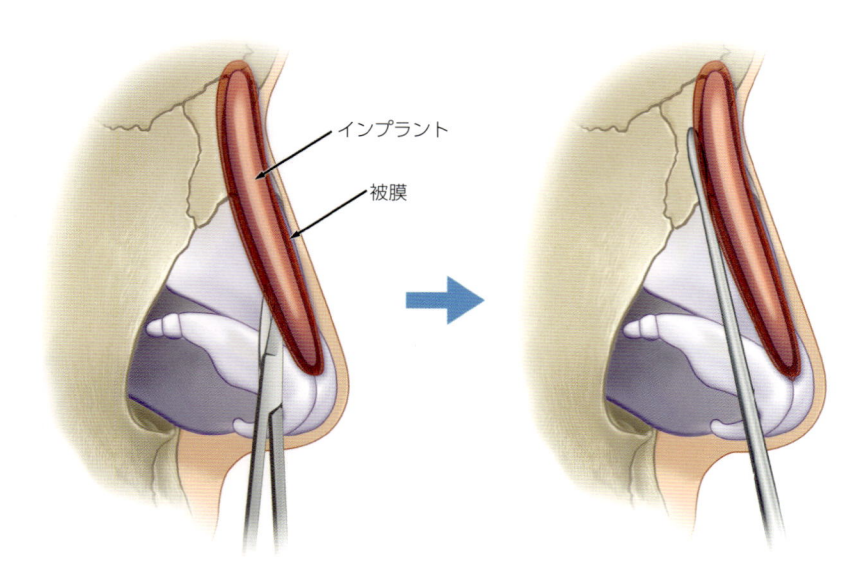

インプラントは抜去せず被膜下を剥離する。

　ポケット作製後に被膜の下端より既存のインプラントを抜去する。新しいインプラントは"薄くて、軟らかいタイプ"に交換し、被膜下に挿入されることになる。被膜は既存インプラントの表面、裏面にできているため、被覆組織としてある程度の厚みがあり、それよりも深層に挿入することによって、新たに挿入したインプラントの輪郭を目立たせないように意図するものである。

6. 合併症とその予防

　合併症は主に術者の手術手技に起因するものと、インプラント（異物）に起因するものとに分類されるが、その両者が原因となることも少なくない。

1 技術的な問題に起因するもの

1）偏　位

　インプラントを予定した中心線上に挿入することは簡単そうで実は難しい。術後に鼻が曲がって見える原因としては、不均等な剥離によるものが最も多いが、そのほかにインプラント細工の不整、術後の不適切な固定など技術的要因が多い。
　術後5～7日の抜糸の際、偏位に気づいた場合には、皮膚表面上からインプラントを指で動かして正常な位置に戻るかどうかを確認する。正中に動く場合にはインプラントの左右両側に生食を浸した綿をテープで固定することにより、正しい位置に整復される可能性がある。その場合には再度5日間の固定を行う必要があるが、知っておくと役立つ方法である。それでも偏位が目立つ場合には再剥離、

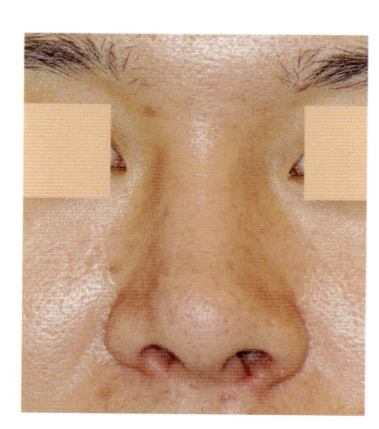

鼻根部から鼻尖部にかけてインプラントは全体的に右側に偏位している。

入れ替えなどが必要になる。

　また、患者の鼻の解剖学的構造がインプラント偏位の原因となることもある。術前から斜鼻がある場合には、鼻梁に沿ってインプラントを挿入すると斜鼻がかえって強調される。術後に斜鼻が強調される可能性に関しては、術後ではなく必ず術前に説明すべきである。また、鼻が低い場合には斜鼻を見逃してしまうこともあり、術前の触診で鼻骨、鼻中隔の状態を入念にチェックする。斜鼻の評価に関しては、時に視診よりも正面写真のほうが正確な判断ができることもあるので、写真上でのチェックも重要である。

　個々の症例に応じて鼻尖形成、鼻翼形成などの併用、あるいは鼻骨骨切り術、鼻中隔彎曲矯正術などが適応になることもある。

2) 動　揺

　鼻根部において骨膜上（皮下）にインプラントが挿入されている場合、インプラントは左右に動きやすい。本来、骨膜下に剝離腔が形成されていれば、鼻根部でインプラントはしっかり固定される。修正手術に際しては、骨膜下に入れ替えを行うことにより改善する。剝離に際して既存インプラントは抜去せずにその下の層で剝離するのがコツである。先に抜去してしまうと新たなポケット作成が難しくなる。

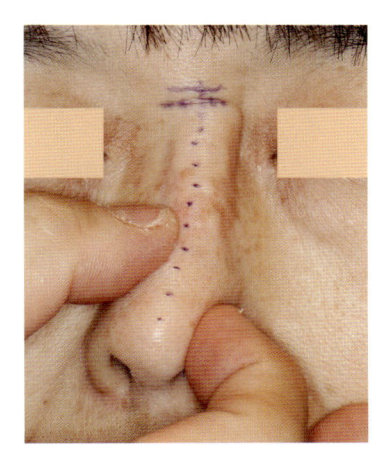

鼻根部でインプラントの動揺性が見られる。

動揺インプラント入れ替えの際の落とし穴

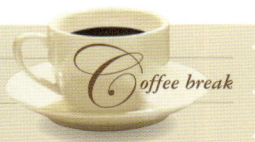

　インプラントが動揺することを主訴に入れ替え手術を行うことがあります。患者に対しては「現在は皮下に入っているインプラントを骨膜下に入れ替えることによって動かなくなります」と説明することになりますが、これは正しい理論です。

　しかし、実際には初回手術とは異なり二次修正手術においては骨膜がきれいに温存されているかどうかはわからないため、必ずしも術後にインプラントが安定するとは限りません。あくまで骨膜が温存されていることが修正成功の条件となるわけです。これは修正手術前には確認できないことであるため、患者にはその旨を説明しておくべきでしょう。

2 インプラント（異物）に起因するもの

1）穿孔（露出）

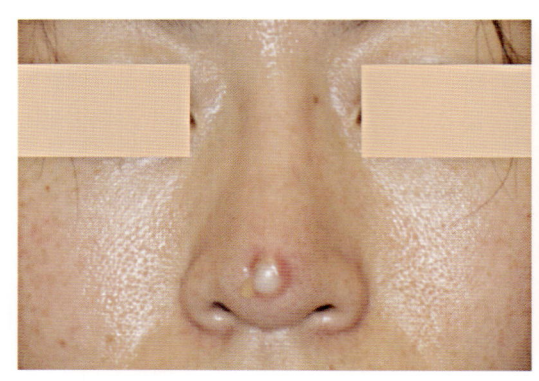

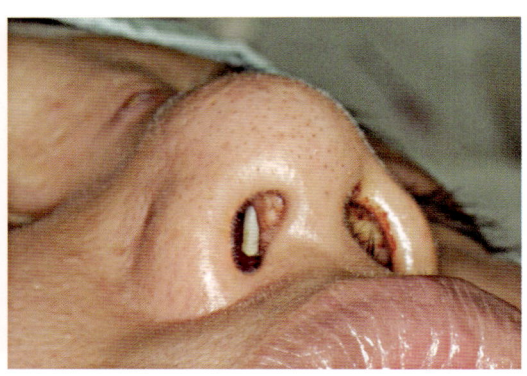

インプラント露出例

まれではあるが致命的な合併症である。L型インプラント使用例に多く見られるが、I型インプラントでも見られる。大きすぎるインプラントの使用、不適切な剥離など、術者の経験不足によることも多い。鼻尖部を高くする、鼻尖・鼻橋部を尾側に延長するなどの目的でL型インプラントを選択すると、長期的には露出の可能性が高くなる。露出部位は鼻尖部、鼻柱部、鼻腔内、時に鼻根部などである。防止策としては、適正サイズのインプラントを選択すること、剥離の際には適切な層で均一にポケットを作製することが重要である。

露出した場合は早急に抜去する。通常は露出部から無麻酔で容易に引き抜くことができる。抜去後はポケット内を丹念に洗浄し、その後は軟膏を塗布し瘢痕治癒するのを待つ。最短でも6カ月経過以降に必要に応じて修正術を行う。

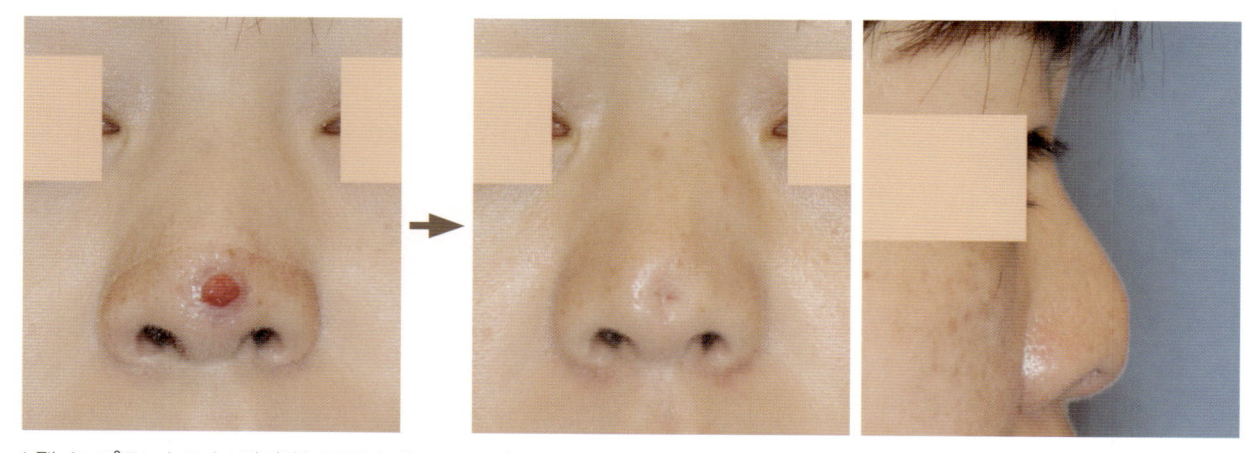

L型インプラントにより鼻尖部の穿孔を起こした患者である。抜去後、数年経過したが穿孔部には陥凹性の瘢痕が残っており、側面でも鼻尖部の突出点（TPP）が認められず、変形が残っている。皮膚側に変形を残した場合、その修正手術は困難を極めることになる。陥凹部皮下に側頭筋膜移植を行う予定である。

2）感　染

インプラントは異物であるため、感染は避けられない合併症の一つである。外鼻全体に腫脹、疼痛、発赤が出現した場合には感染を疑い、速やかに処置する。

原則は、インプラントをただちに抜去し、抗生物質投与（内服・点滴）で感染が収まるのを待ち、1〜3カ月の後に再手術を行うことである。

ただ、美容外科の患者においては、抜去、再挿入という提案を受け入れない患者も少なくない。筆者はこのような患者で感染早期であれば、局所麻酔下にインプラント抜去と排膿を行い、ポビドンヨード添加生理食塩水（500mℓ）で被膜内を丹念に洗浄し、新品インプラントに取り替えて即時挿入し閉創することもある。3日間ほど抗生剤点滴に通院してもらい、慎重に経過を観察する。感染はこの処置で軽快することもあるが、5日経過後も改善傾向がみられない場合は早急に抜去する。

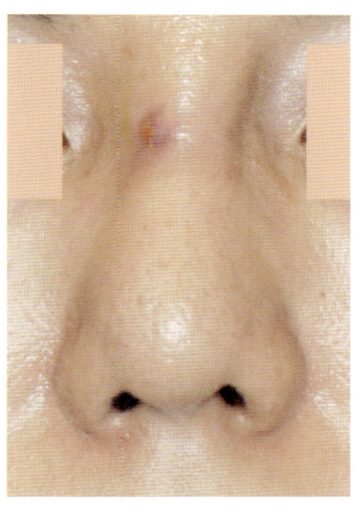

鼻根部に発赤・腫脹が認められる。

3）辺縁浮き出し（visible）、触知（palpable）

不適切なサイズ、硬度のインプラントが挿入された場合、長期にインプラントが挿入されていた場合には、その輪郭が皮膚上からも認められることがある。また、患者の皮膚が薄い場合には、たとえインプラントを薄く細工してもその輪郭がわかりやすい。

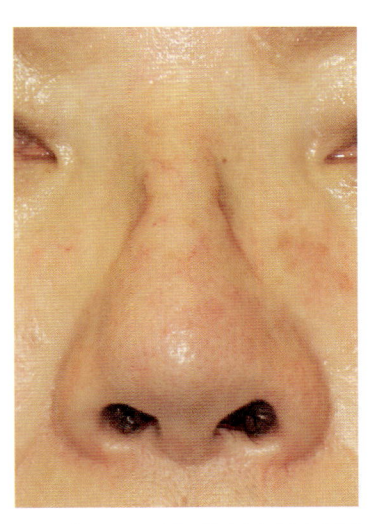

インプラントは挿入後20年以上経過しており、皮膚が薄くなり鼻根部から鼻背部にかけてインプラントの輪部がはっきりと認められる。

また、鼻背部のみ、鼻尖部のみなど短いインプラントを挿入した場合には上端・下端でその輪郭が浮き出しやすい。

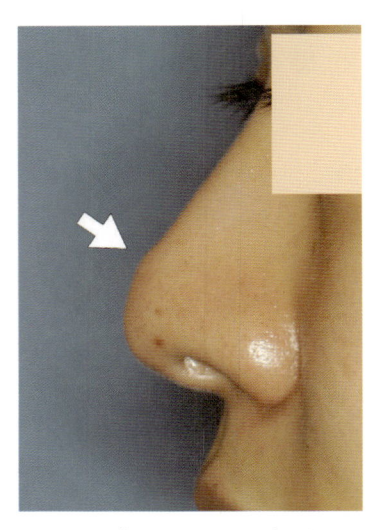

Ⅰ型インプラントの下端が鼻尖上部で突出しており、不自然な形態である。

4）インプラントの石灰化

長期（通常20年以上）にわたりインプラントが挿入されていた場合には、インプラントに石灰が沈着して、皮膚上から凹凸を認めることがある。このインプラント石灰化は避けることができない。修正手術は新しいインプラントへの入れ替えとなる。なお、古いインプラントを抜去する際に肥厚した被膜が一緒に摘出されることが多い。

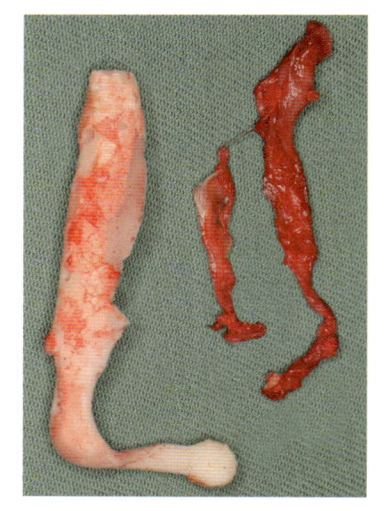

摘出したインプラントと被膜

5）その他

長期的に見ると、皮膚の変色、発赤、偏位、違和感、over-prominenceなどのさまざまな合併症が起こり得る。異物挿入手術後では特に術後何年経っても、異常を感じた場合にはすぐに来院するよう患者に説明しておくことが重要である。長期にわたり放置すると非可逆的な変化となったり、重大な合併症に進行する可能性がある。

II ゴアテックス®(ePTFE)

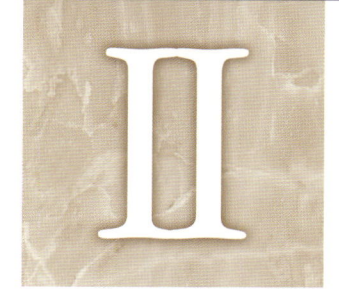

1. 特　長

1. 生体適合性に優れている
2. 長期の仕様でも劣化、分解、溶出がない
3. ほつれ、裂けの発生が少なく、自由にトリミングができ、縫合も容易である

　ゴアテックス®は、医療用として心臓、胸壁などのパッチとして利用されるシート状のインプラントと、鼻用Ⅰ型インプラントが販売されている。
　筆者はシート状のゴアテックス®(厚さは1mm、2mm)を使用している。症例ごとに適度な大きさにカットして使用するが、厚みを増す場合には重ね合わせて6-0黒ナイロンで縫合する。幅は通常10mmであるが、希望に応じて8～12mmの幅に細工する。

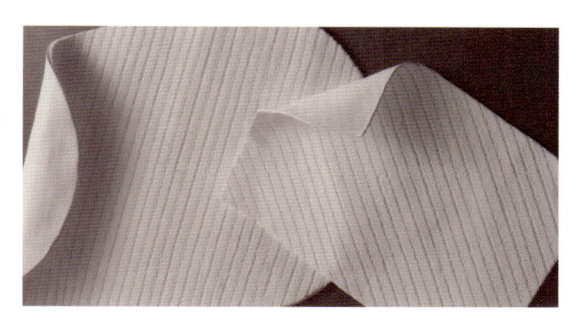

　ゴアテックス®は軟らかいため、挿入時にはベース側の骨、軟骨の彎曲に適合させやすい。ただし、生体内に挿入後は硬化して皮膚上からシリコンとほぼ同等の硬さで触れる。
　また、シリコンは周囲に被膜を形成するが、ゴアテックス®は被膜形成がほとんどないとされる。シリコンでは過度に被膜が形成されると拘縮を起こして頭側偏位(移動)する可能性があるが、ゴアテックス®では周囲組織とからみつくため偏位が起こりにくい。

2. 適　応

　筆者は、ゴアテックス®の絶対適応は、前頭部(眉間)から鼻尖までの連続したaugmentationであると考える。鼻根部が全く平坦な症例、前頭洞、眉毛上隆起の発達した症例ではシリコン・インプラントよりは良好な結果が得られることが多い。
　シリコン・インプラントでは眉間部で広がりがないため、一本の棒が入ったような状態となり、明らかに不自然な外鼻形態である。一方、ゴアテックス®では眉間部で眉毛隆起に連続する広がりを形成できるため、解剖的な骨形態に準じており、自然な外鼻形態となる。

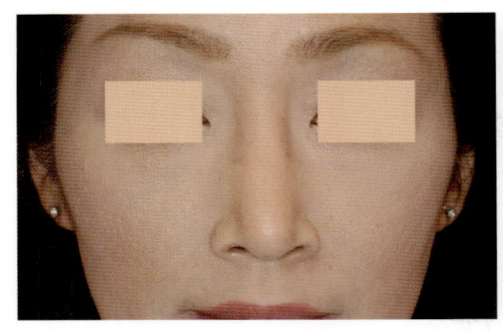

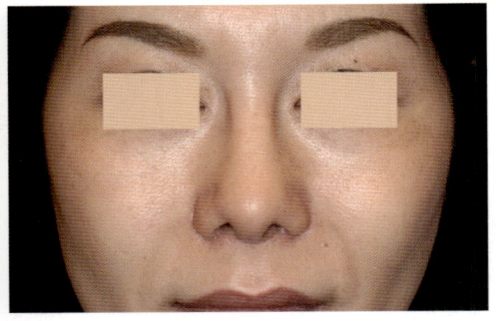

眉間につながる隆鼻術をシリコン・インプラントで行った症例

眉間につながる隆鼻術をゴアテックス®で行った症例

3. 手術手技

1 デザイン

　術前に患者は坐位でデザインを行う。両側眉毛内側から鼻根～鼻背～鼻尖（上部）まで挿入予定部位をマーキングする。眉毛内側のデザインは眉弓に自然と連続していくことが重要である。

　また、術後の理想的なナジオンの位置を必ずマーキングしておく。

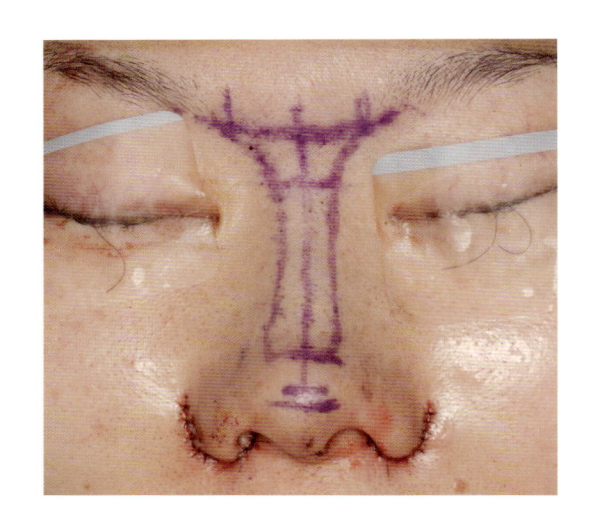

2 ゴアテックス®の加工

　局所麻酔を打つ前に、患者の眉間から鼻尖の形状に合わせてゴアテックス®を細工する。

　筆者は経験から、一般的な日本女性であれば、眉間部で頭側の広がりは幅25～30mm、台形部分の高さは15mm程度であると考えて一つの基準にしている。鼻背から鼻尖までは幅10mm程度（好みにより8～12mm）である。

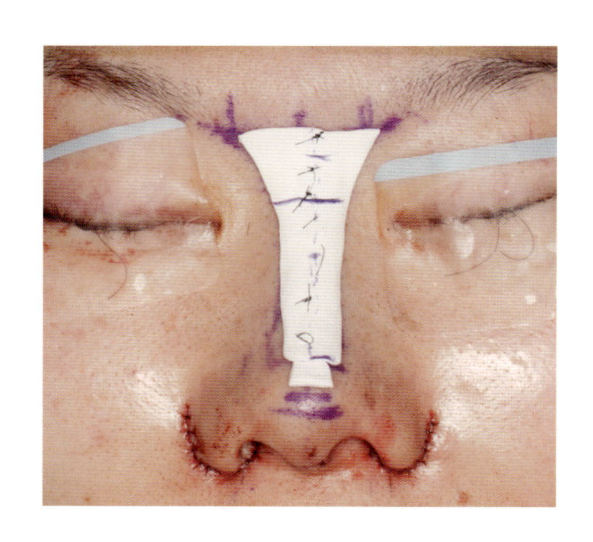

1枚の厚みは2mmであるため、症例によっては2～3枚重ねることもある。ゴアテックス®同士は6-0黒ナイロンで縫合する。

　適正な位置にゴアテックス®を挿入するためにpull-out用の7-0黒ナイロンを頭側で両側に2カ所、尾側で中央に1カ所通しておく。これで準備完了である。

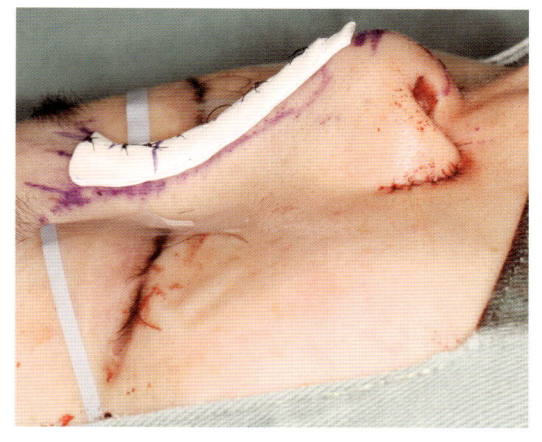

　ゴアテックス®細工の注意点：眉間部（頭側の台形部分）が厚すぎると、ナジオンの位置は術後に尾側に移動することになり、結果として短鼻になる。原則としてゴアテックス®の眉間部分は鼻根～鼻背部分より薄く細工すべきである。

3 切　開（アプローチ）

　筆者はオープン法を選択する。ゴアテックス®は頭側を広くデザインしているため、挿入部が小さい場合には折りたたまないと挿入できない。その際、挿入後には頭側のゴアテックス®の形態を直視下に観察できないため、適切な形態に戻すのは容易ではなく、変形として残る可能性が高い。できる限り細工した形状のままで挿入するためには、オープン法を選択するのが無難で成功する確率が高い。剥離層はシリコンと同様であるが、頭側は骨膜下で挿入予定範囲をやや超えて剥離しておく。

4 ゴアテックス®の挿入

　はじめにゴアテックス®上端2カ所の糸を眉毛内側のポイントに直針（8号）で抜いていく。本手術の難しさは、ゴアテックス®の頭側をそのままの形状では挿入できず、ゴアテックス®上端を少し丸めながら挿入し、挿入後に糸を引っ張って両端を広げることにある。

　挿入の際に周囲組織と接触が多いとゴアテックス®がかなり変形するため、広めの剥離で、かつ広めのリトラクターで剥離腔を保持しながらゆっくり慎重に挿入していく。ゴアテックス®挿入後は皮膚の上から押しながら形状をなじませて、最後に下端の糸を鼻尖中央に抜いていく。

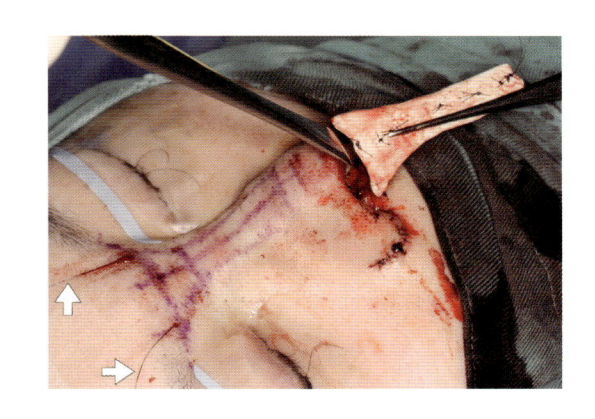

5 閉　創

挿入後、正面・側面からゴアテックス®の形状や挿入位置など確認する。

側面では新しいナジオンの位置が適切かどうか評価する。台形部分が垂直方向に長すぎる場合には新しいナジオンの位置が低位となり、結果として短鼻を呈する。新しいナジオンの位置はこの手術の出来を左右する重要なポイントであることを肝に銘じる。

頭側の台形部分の広がりが適正か触診でよく確認する。折れ曲がりがないことを確認したら閉創する。

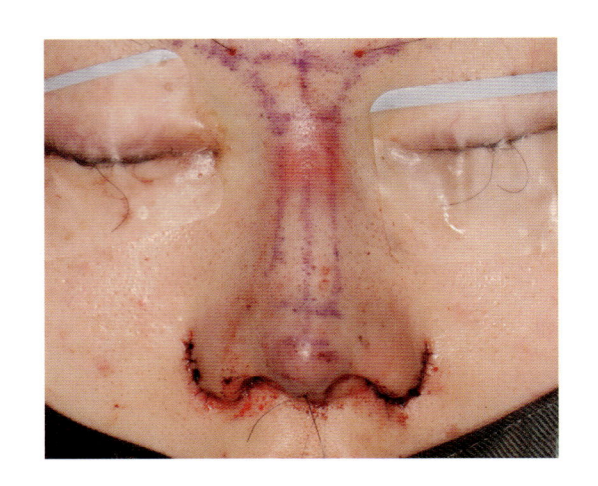

眉間部ゴアテックス®と I 型シリコン・インプラントのコンビネーション

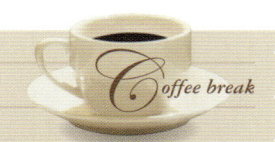

　以前は眉間部から鼻尖部までゴアテックス®で一連のインプラントを作成していましたが、現在ではゴアテックス®と I 型シリコン・インプラントのコンビネーションで行っています。

　眉間〜鼻根部のaugmentationではゴアテックス®の厚さを1〜4mmに調整していますが、その際には1mm、2mmのシート状のゴアテックス®を利用しています。シリコン・インプラントの頭側はごくわずかにゴアテックス®と重なり合うように挿入しますが、その際にはインプラントの先端にpull-outの糸をかけて、それを引き出すことによりオーバーラップの幅を決定しています。

　このコンビネーション法の利点として以下が挙げられます。

1) ゴアテックス®だけで一連のインプラントを作成するよりも、ナジオンの位置決めが容易
2) 術後に鼻根〜鼻背〜鼻尖にかけて鼻の高さが気に入らず修正手術を要する場合に、両者が分離しているほうが容易
3) クローズド法でも可能

4. 症 例

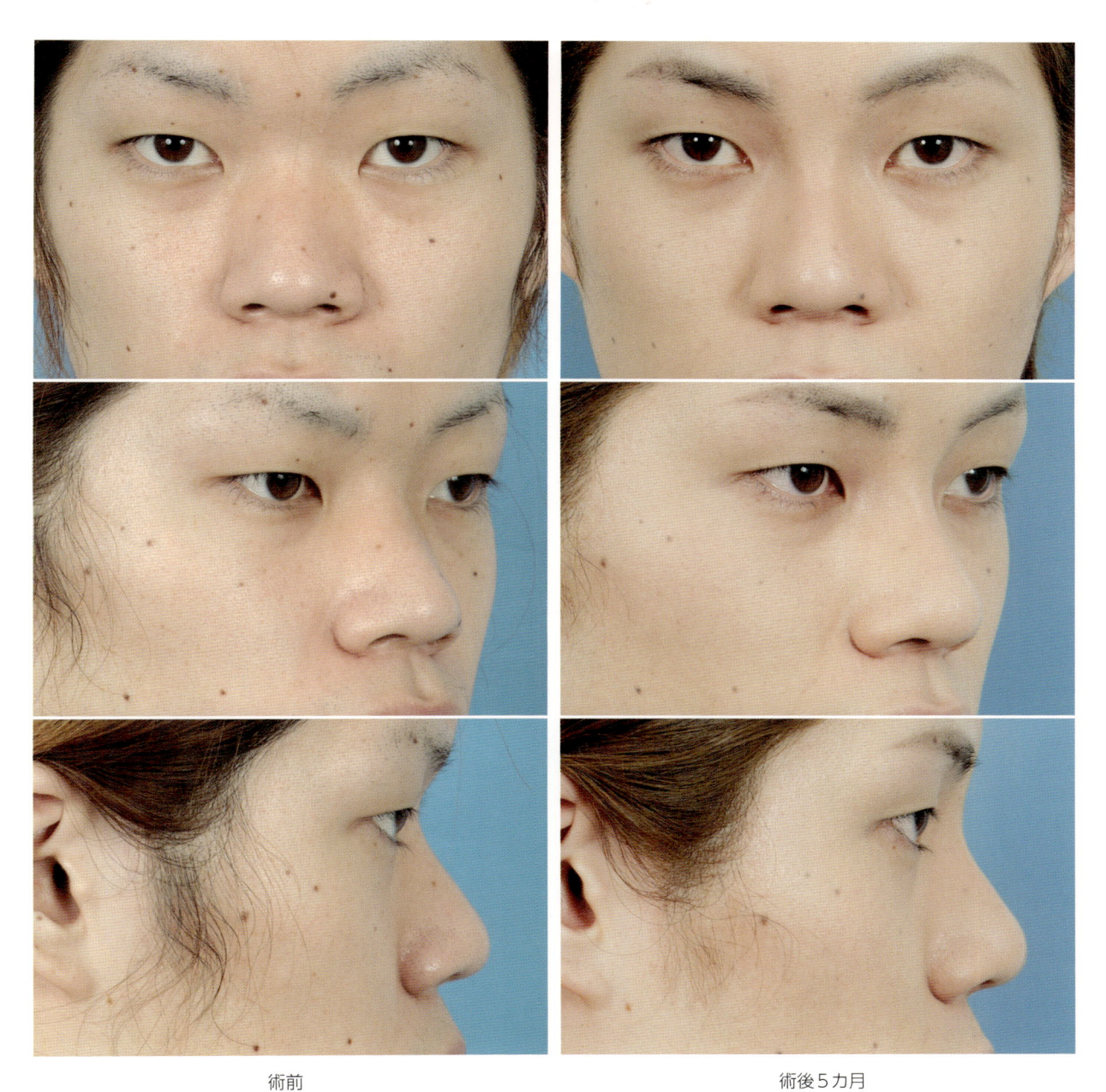

術前
正面では鼻根部が低く、両内眼角間が広く感じられた。側面では鼻根部の高さが不足しているために前頭骨の突出が強調されている。また短鼻を呈している。

術後5カ月
正面では両側眉毛内側より鼻根にかけて自然なV字型のradixが形成された。なお、シリコン・インプラント単独ではこのような形態で前頭骨への自然な移行を表現することは不可能である。側面では前頭部から鼻背部にかけてのラインはなめらかに移行し、短鼻の印象は改善された。

20歳　男性　隆鼻術（ゴアテックス®）
アプローチはオープン法を選択した。鼻根部は台形、鼻背部から鼻尖部までは I 型のゴアテックス®を一連で作製して挿入した。

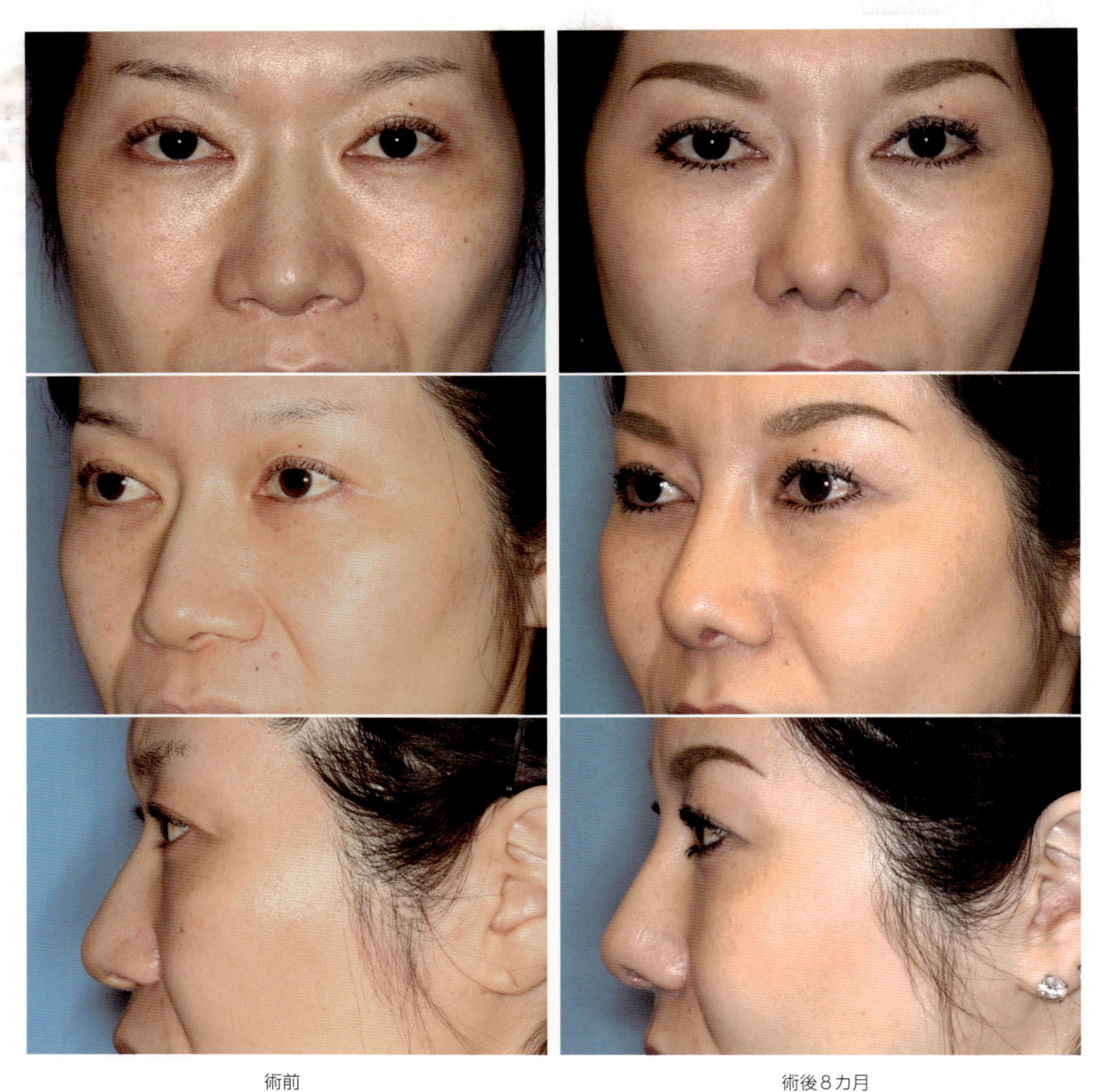

術前
10年前にL型シリコン・インプラントによる隆鼻術を受けていた。鼻根部ではシリコン・インプラントの上端でやや段差が認められ、不自然さを気にしていた。鼻根部から鼻尖部にかけて全体的なaugmentationを希望した。

術後8カ月
眉間部のゴアテックス®とⅠ型インプラントにより両側眉毛内部により鼻根部、鼻背部につながるなめらかなラインが形成されている。

36歳　女性　隆鼻術（眉間ゴアテックス®＋Ⅰ型インプラント）、L型インプラント抜去術、鼻尖増高術、鼻翼部瘢痕修正術

/ Chap.1 Dorsal Augmentation

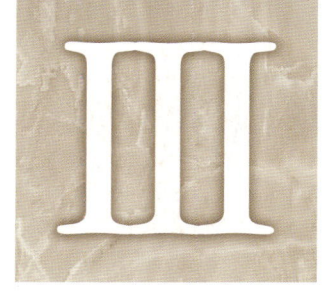

Section III 側頭筋膜被覆細片軟骨移植術
(temporal fascia-wrapped diced cartilage graft)

1. 適応と利点・欠点

1 適 応

　さまざまな患者に適応されるが、なかでも異物の使用を敬遠し、自家組織による隆鼻を希望される患者においては本法が第1選択になると考える。自然な鼻梁を好む場合には良い適応となるが、形態的にシャープな鼻を好む患者には不適である。

　インプラントによる隆鼻術後に、露出、感染、違和感、辺縁明瞭など何らかのトラブルにより、自家組織による置き換えを希望する患者には良い適応となる。
　また、鼻骨骨折後の陥凹変形、ハンプの不適切な切除後では鼻背がオープンルーフとなっている場合が多い。シリコンやゴアテックス®など異物での隆鼻では感染率が極めて高いため本法が良い適応となる。

2 利点・欠点

　隆鼻術を行う際に「どのような鼻になりたいか」という患者の希望を把握することが重要であることはいうまでもない。シリコン・インプラントであれば希望する高さの調節は容易である。一方、本法では患者の希望する高さを実現できるかどうかについては不確定である。
　本法では、1mlシリンジに微細軟骨片を充填させると、厚さ5mmの移植片が得られる。しかし移植後は、被覆している筋膜の吸収、細片軟骨の吸収、移動など不確定要素が多く、長期的にはどの程度の高さを維持できるかは予測しがたい。
　また、再手術で新たに高さを調整したい場合などでは、細片軟骨を患者の希望に応じて追加、充填あるいは摘出することは極めて難しい。
　また、そのほか何かしら患者の不満があった場合などには、その修正が難しいことは心得ておく。

2. 手術手技

1 術前デザイン

インプラント挿入術と同様に、術前に患者が坐位の状態で移植片の理想的な挿入位置をマーキングする。鼻根部の始点は、正面で開瞼した状態で左右の睫毛を結んだライン上を基本とする。ナジオンよりは頭側からスタートさせるべきであり、尾側はsupratip breakを越えて、そこから3〜5mm尾側を終点とする。

2 麻　酔

通常は手術が2時間以上かかるため、患者の負担を考えると静脈麻酔を選択するのが無難である。

3 移植材料の採取

側頭筋膜と耳甲介軟骨（両側）を採取することになる。

1） 側頭筋膜（☞ 序章p.36）

必要とされる筋膜の全長は3.5〜4cm、幅2cmで採取する。耳介上方やや後方で、側頭毛髪内にV型切開で浅側頭筋膜を露出し、主要血管はていねいに止血しながら採取する。筆者は浅・深側頭筋膜を一塊として採取している。閉創は5-0PDSとステイプラーによる。

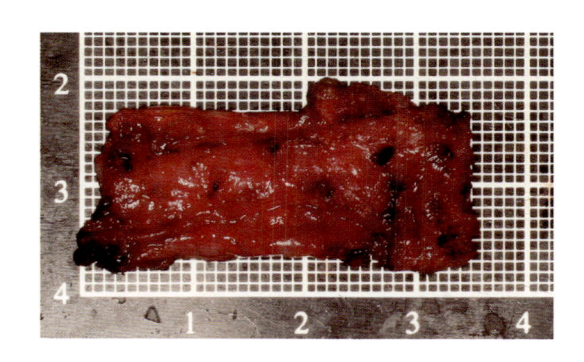

2） 耳甲介軟骨（☞ 序章p.31）

採取部の耳介変形を防ぐ意味で、はじめに採取すべき耳介の形態を皮膚表面にマーキングする。耳介後面を約3cm切開して、表面のマーキングから適宜27G針を刺して採取すべき軟骨片の辺縁を確認しながら採取していく。軟骨は前面では皮膚と線維性に強く癒着しているため、局所麻酔薬でhydrodissectionしながら皮膚穿孔を起さないよう剝離する。患者の希望する鼻の高さにもよるが、3×1.5cm程の大きさの軟骨を採取する。もし足りないようであれば両側耳介から採取すればよい。

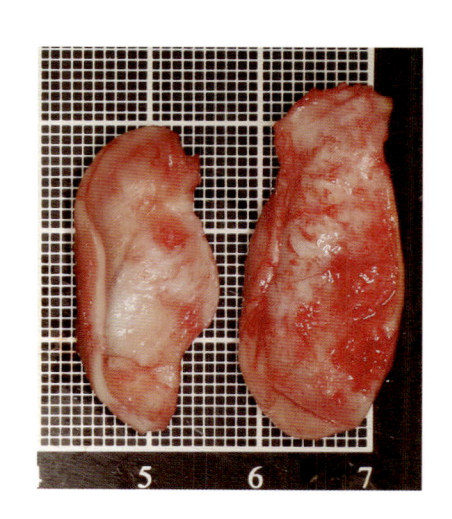

4 移植片採取後の細工

　鼻尖形成も同時に行う場合には必要な軟骨を確保して、残る軟骨を15番メスを用いて細かく1mm大に切り刻む。細かいほど移植後に細片を触れにくく、軟骨片の突出などの変形が起こりにくい。

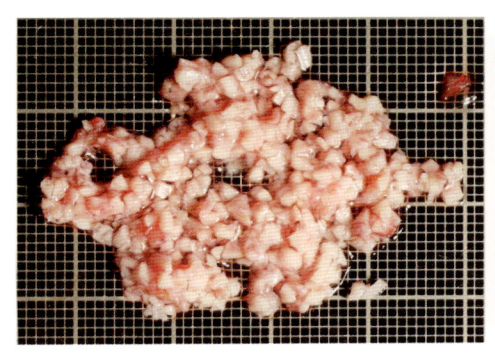

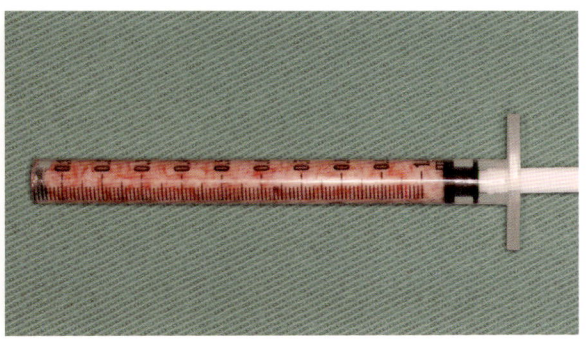

　1mℓシリンジの先端を切断して、この切り刻んだ軟骨（通常0.7〜1.0mℓを目安）を隙間なくシリンジに詰める。次に側頭筋膜をこのシリンジに筒状に巻きつけて5-0PDSで筋膜の断端同士を縫合する。

　その後シリンジを加圧しながら細片軟骨をこの筋膜に充填し、シリンジを抜き取って全周に縫合することにより細片軟骨は漏出することなく、袋状に筋膜に包まれることになる。1mℓを充填すると筋膜はパンパンに張った感じで、厚みとして5mmほどになり、通常挿入するシリコンプロテーゼと比較してもかなりのボリューム感となる。

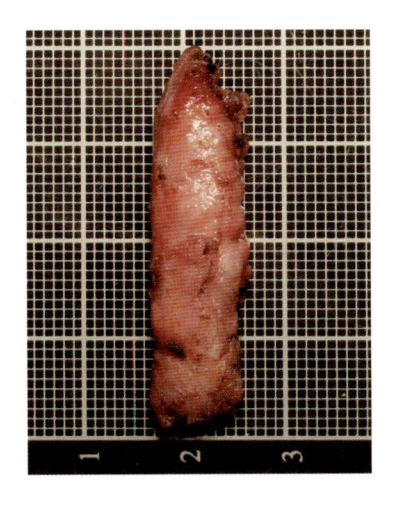

　Guerrerosantosは、細片軟骨は長期的にも吸収されることはほとんどなく、そのボリュームは維持されると報告している。しかし、筆者の経験ではやはり多少の吸収は避けられず、実際には50〜80％程度の生着率と考えるべきであり、わずかにovercorrectionが必要となる。

　なお、鼻の剝離腔内に移植片を挿入してみて高すぎる場合には、一度抜き出して移植片の厚みを計測し、筋膜の下端を抜糸して細片軟骨を少しずつ搾り出すように減量して厚さを調節することができる。

5 切　開（アプローチ）

　左右均等な剝離を行うため、筆者は片側だけでなく左右両側のIC incisionアプローチないしはIF incisionを用いている。右利きの術者であれば右の鼻孔縁切開のみでも可能であるが、左右の剝離を均等に行うには両側の切開が無難である。

6 剝　離

　移植片を挿入する剝離腔の作成であるが、剝離層として鼻根は骨膜下、鼻背では軟骨膜上を基本とする。シリコン・インプラント挿入の場合には、術後のインプラントの動揺を防ぐために骨膜下挿入を基本とする。しかし自家組織の場合には周囲組織と癒着するため、実際にはそれほど骨膜下にこだわる必要はない。むしろ鼻根部で隆鼻効果をしっかり出すためには骨膜下よりは骨膜上のほうが適している場合もある。

7 移植片挿入

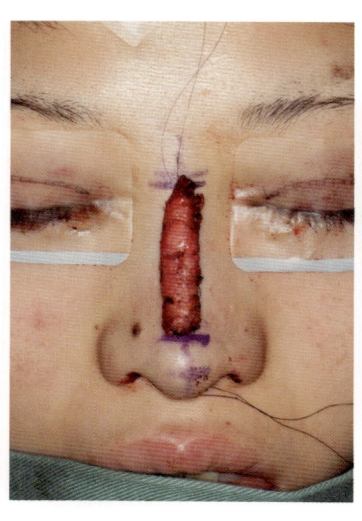

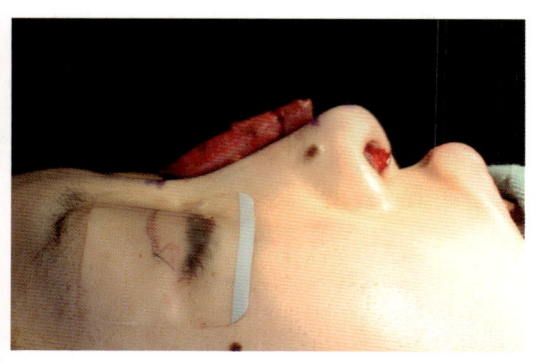

　移植片の上下両端にpull-out用に7-0黒ナイロンを通しておき、直針（8号）を用いて鼻孔縁の切開創からこの糸を皮膚側の予定位置に抜いていき、移植片の位置がずれないように皮膚側にテープで固定しておく。頭側、尾側の位置決めは非常に重要となる。糸を引き出すことによって上下の位置は決まるが、さらにリトラクターを挿入して直視下に移植片の曲がり、歪みがないか確認する。

8 固　定

　インプラントとは異なり、上下端の位置が正しく固定されてもC字ないしS字変形を来たすことがあり細心の注意が必要である。
　術後の固定は、皮膚上に正中に沿って左右に濡れ綿で移植片の偏位を押さえ込むように固定する。本法においては、被覆した筋膜が周囲組織と癒着するため、ひとたび曲がった状態で固定されてしまうとその修正は厄介である。

9 シリコン・インプラントがすでに挿入されている修正症例の剥離腔作製

　新たに挿入する層として、インプラント周囲に形成されている被膜（capsule）の上、中、下の3つの層が考えられる。

1. 基本的にはインプラントが入っている状態のままで、その下を剥離し新しいポケットを被膜下に作製する。ポケット作製後にインプラントを抜去する。皮膚の伸展性を確認し、被膜が厚く硬いなど伸展不十分であればペアンなどを用いて被膜（ベース側）を可及的に切除する。
2. インプラントが入っている場合に、抜去と同時に同じスペースに移植片を挿入することは避ける。上下に被膜が残りavascular areaに挿入されるため、移植片への血行を考えると吸収が多いと推測される。
3. インプラントの挿入期間の長さにもよるが、被膜上は皮下組織がかなり薄くなっている可能性が高い。移植片の辺縁、ちょっとした凹凸などが透見しやすいため、できれば深い層への挿入が無難である。

3. 症 例

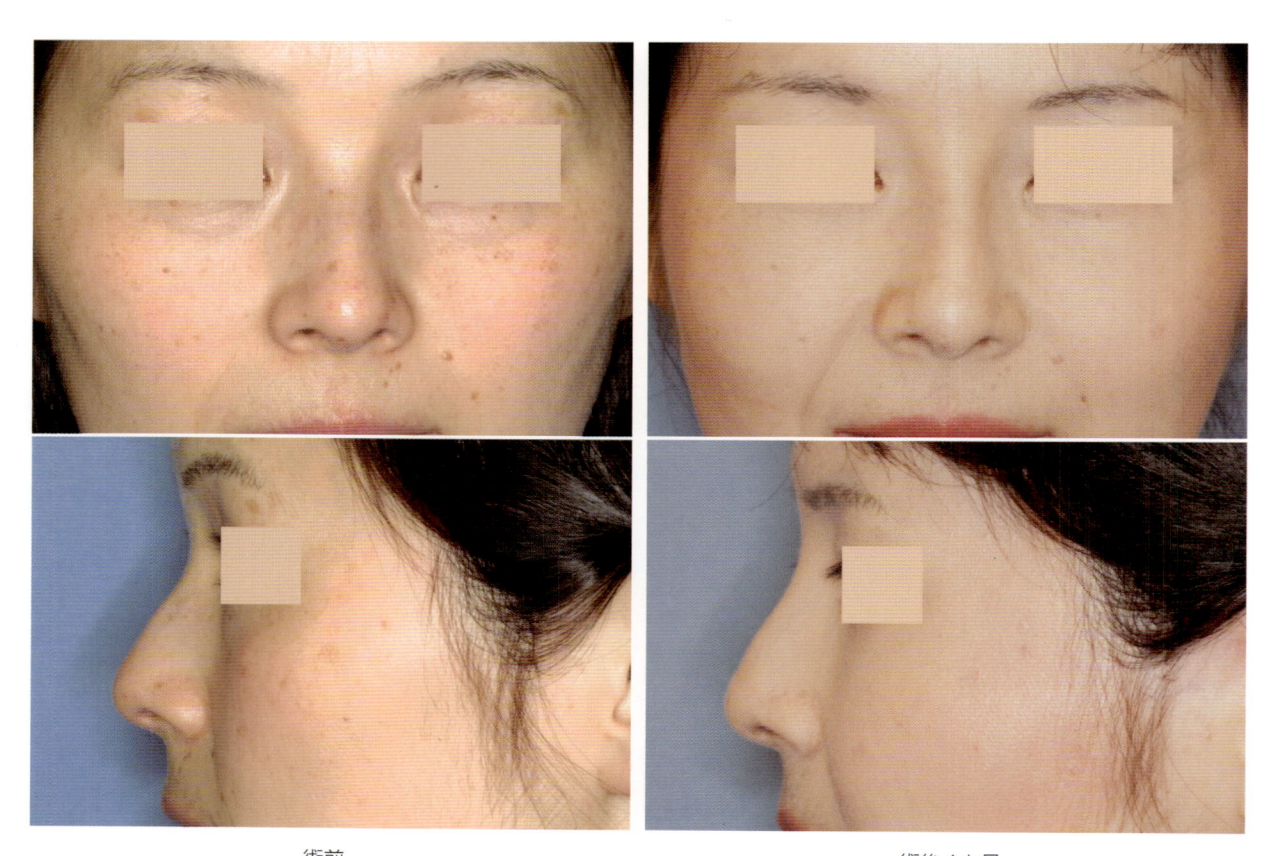

術前
正面では鼻梁が全体的に左に偏位していた。側面では鼻全体がやや小さく感じたため、鼻根から鼻尖まで全体的な隆鼻を希望した。シリコンなどの異物は使わずに自家組織を選択したいとの要望であった。

術後4カ月
正面では鼻梁は真っすぐに見えるようになった。側面では鼻背ラインは自然に高くなった感じである。

44歳　女性　隆鼻術（側頭筋膜被覆細片軟骨移植）

側頭筋膜、耳甲介軟骨を採取して移植片を4mmの厚さに加工した。両側のIF切開より、本来の鼻梁よりは右にシフトさせて中心線に沿って剥離を行った。Diced cartlage graftを行いpull-outで理想的な位置に移植片を固定した。

外鼻形態の人種的特徴

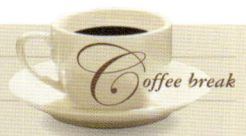

鼻全体の印象を述べる際に人種的な表現をすることがあります。

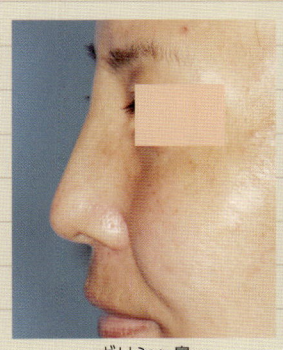

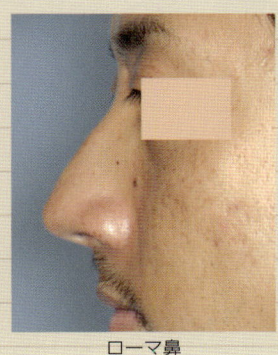

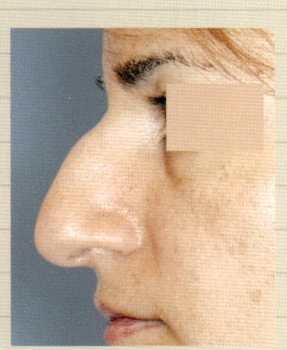

ギリシャ鼻　　　ローマ鼻　　　ユダヤ鼻

1. ギリシャ鼻

　古代ギリシャ彫刻にみられる鼻で、当時は理想的な鼻と考えられていました。特徴は、前額から眉毛への曲線が眉毛から下方で低くならずに、そのまま直線的に鼻尖につながっていく点にあります。鼻の起点であるナジオンがはっきりとせず、外鼻の始まりが眉毛部にあり、今日の美的基準とは大きく異なります。

2. ローマ鼻

　古代ローマ彫刻にみられる鼻で、現代でも理想と考えられている鼻形態です。西洋人に多い外鼻形態であり、側面では前額の曲線は眉毛部で後方に折れて鼻根部を形成して、再度前方に突出して、直線ないしは軽度と凸の曲線を描いて鼻尖に至ります。

3. ユダヤ鼻

　鼻根部はローマ鼻と同様ですが、鼻骨－軟骨移行部(keystone area)において強く前方に突出(段鼻)しており、さらに鼻尖は下方に突出して鼻唇角が90°以下の鼻です。欧米でははなはだ嫌われている外鼻形態で、魔女鼻とも称されます。

　余談ですが、最近、鼻根部にヒアルロン酸を入れすぎて、医原性ギリシャ鼻がつくられている患者をよくみかけます。注入量の問題ですが、医師側のセンスなのか、患者側のセンスなのか、定かではありませんが……決して美しい横顔とは言いがたいものです。

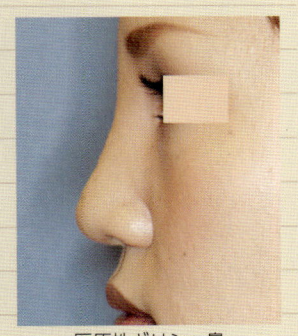

医原性ギリシャ鼻

■ Suggested Readings

1) The use of Gore-Tex for nasal augmentation: a retrospective analysis of 106 patients.
   Owsley TG, Taylor CO
   Plast Reconstr Surg. 1994 Aug;94(2):241-8, discussion 249-50

2) Gore-Tex for nasal augmentation: a recent series and a review of the literature.
   Queen TA, Palmer FR 3rd
   Ann Otol Rhinol Laryngol. 1995 Nov;104(11):850-2

3) Our experience with silicone in rhinomentoplasty.
   Gubisch W, Kotzur A
   Aesthetic Plast Surg. 1998 Jul-Aug;22(4):237-44

4) Augmentation of the nasal dorsum using Gore-Tex: intermediate results of a retrospective analysis of experience in 66 patients.
   Lohuis PJ, Watts SJ, Vuyk HD
   Clin Otolaryngol Allied Sci. 2001 Jun;26(3):214-7

5) Silicone implants in augmentation rhinoplasty.
   Zeng Y, Wu W, Yu H, Yang J, Chen G
   Aesthetic Plast Surg. 2002 Mar-Apr;26(2):85-8

6) A systematic approach to rhinoplasty of the Japanese nose: a thirty-year experience.
   Shirakabe Y, Suzuki Y, Lam SM
   Aesthetic Plast Surg. 2003 May-Jun;27(3):221-31

7) Nasal augmentation with surgicel-wrapped diced cartilage: a review of 67 consecutive cases.
   Elahi MM, Jackson IT, Moreira-Gonzalez A, Yamini D
   Plast Reconstr Surg. 2003 Mar;111(3):1309-18, discussion 1319-21

8) Nasal dorsal augmentation with silicone implants.
   Erlich MA, Parhiscar A
   Facial Plast Surg. 2003 Nov;19(4):325-30

9) Combined silicone and cartilage implants: augmentation rhinoplasty in Asian patients.
   Ahn J, Honrado C, Horn C
   Arch Facial Plast Surg. 2004 Mar-Apr;6(2):120-3

10) Multifragmented cartilage wrapped with fascia in augmentation rhinoplasty.
    Guerrerosantos J, Trabanino C, Guerrerosantos F
    Plast Reconstr Surg. 2006 Mar;117(3):804-12, discussion 813-6

11) The use of expanded polytetrafluoroethylene (Gore-Tex) in rhinoplasty.
    Inanli S, Sari M, Baylancicek S
    Aesthetic Plast Surg. 2007 Jul-Aug;31(4):345-8

12) Versatility of diced cartilage-fascia grafts in dorsal nasal augmentation.
    Kelly MH, Bulstrode NW, Waterhouse N
    Plast Reconstr Surg. 2007 Nov;120(6):1654-9, discussion 1654-9

13) Diced cartilage grafts in rhinoplasty surgery: current techniques and applications.
    Daniel RK
    Plast Reconstr Surg. 2008 Dec;122(6):1883-91

14) Ultrasonographic monitoring of implant thickness after augmentation rhinoplasty with expanded polytetrafluoroethylene.
    Jung YG, Kim HY, Dhong HJ, Park KN, Lee HJ, Lim YJ, Min JY
    Am J Rhinol Allergy. 2009 Jan-Feb;23(1):105-10

15) Combined use of crushed cartilage and processed fascia lata for dorsal augmentation in rhinoplasty for Asians.
    Jang YJ, Song HM, Yoon YJ, Sykes JM
    Laryngoscope. 2009 Jun;119(6):1088-92

16) Rhinoplasty for the Asian nose.
    Jang YJ, Yu MS
    Facial Plast Surg. 2010 May;26(2):93-101

17) Analysis of nasal periosteum and nasofrontal suture with clinical implications for dorsal nasal augmentation.
　　Tsai FC, Liao CK, Fong TH, Lin JY, Wu ST
　　Plast Reconstr Surg. 2010 Sep;126(3):1037-47

18) Are polytetrafluoroethylene (Gore-Tex) implants an alternative material for nasal dorsal augmentation in Asians?
　　Hong JP, Yoon JY, Choi JW
　　J Craniofac Surg. 2010 Nov;21(6):1750-4

19) Recent advances in Asian rhinoplasty.
　　Jin HR, Won TB
　　Auris Nasus Larynx. 2011 Apr;38(2):157-64

20) Nasal reconstruction with double-layer tensor fascia lata-wrapped diced rib cartilage in a patient with severe dorsal collapse.
　　Kim YH, Kim JT
　　J Craniofac Surg. 2011 Mar;22(2):628-30

21) Diced cartilage grafts wrapped in AlloDerm for dorsal nasal augmentation.
　　Gordon CR, Alghoul M, Goldberg JS, Habal MB, Papay F
　　J Craniofac Surg. 2011 Jul;22(4):1196-9

22) Expanded polytetrafluoroethylene as dorsal augmentation material in rhinoplasty on Southeast Asian noses: three-year experience.
　　Yap EC, Abubakar SS, Olveda MB
　　Arch Facial Plast Surg. 2011 Jul-Aug;13(4):234-8

23) Complete or a partial sheet of deep temporal fascial graft as a radix graft for radix augmentation.
　　Besharatizadeh R, Ozkan BT, Tabrizi R
　　Eur Arch Otorhinolaryngol. 2011 Oct;268(10):1449-53

24) Management of the nasal dorsum in rhinoplasty: a systematic review of the literature regarding technique, outcomes, and complications.
　　Lee MR, Unger JG, Rohrich RJ
　　Plast Reconstr Surg. 2011 Nov;128(5):538-50

25) Effects of adipose-derived stem cells on improving the viability of diced cartilage grafts.
　　Orbay H, Tobita M, Hyakusoku H, Mizuno H
　　Plast Reconstr Surg. 2012 Feb;129(2):369-77

26) 細片耳甲介軟骨と側頭筋膜バッグによる隆鼻術.
　　中北信昭, 林和弘, 内沼栄樹, 古山登隆, 松倉知之
　　日本美容外科学会会報 2007 Sep;29巻3号:135-43

27) 細片軟骨と側頭筋膜を用いた隆鼻術.
　　中北信昭
　　日本美容外科学会会報 2008 Dec;30巻4号:204-213

Chapter 2 鼻尖形成術
Nasal Tip Surgery

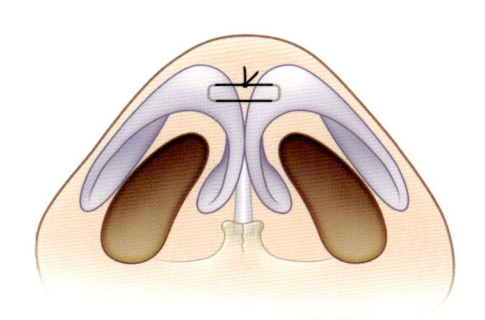

Ⅰ　鼻尖縮小術
Ⅱ　鼻尖増高術（augmentation）
Ⅲ　鼻尖挙上術
Ⅳ　鼻尖下降術
Ⅴ　鼻尖二次修正手術
Ⅵ　鼻尖形成術における合併症とその予防

鼻尖形態を改善するためには、それぞれの形態的特徴を適切に評価し、
効果的な術式を選択する必要がある。
術前評価の際には、正面のみではなく両側面、底面など3次元的に分析する。
美しい鼻尖を形成する際に正面における鼻尖幅を重視する傾向があるが、
側面での鼻尖形態も正面同様に重要な要素となる。
本章では三次元的鼻尖形成術の重要性と、
それを実践するための効果的な術式に関して詳述する。

Introduction

理想的な鼻尖形態

鼻尖形成術を行うにあたり、はじめに目指すべき"理想的な鼻尖形態"を理解する。鼻尖を評価する際に数値で評価することはあまり意味がなく、鼻柱、鼻翼を含めた鼻全体の中でのバランスに目を向けることが重要である。

1）鼻尖突出点の位置（垂直方向）

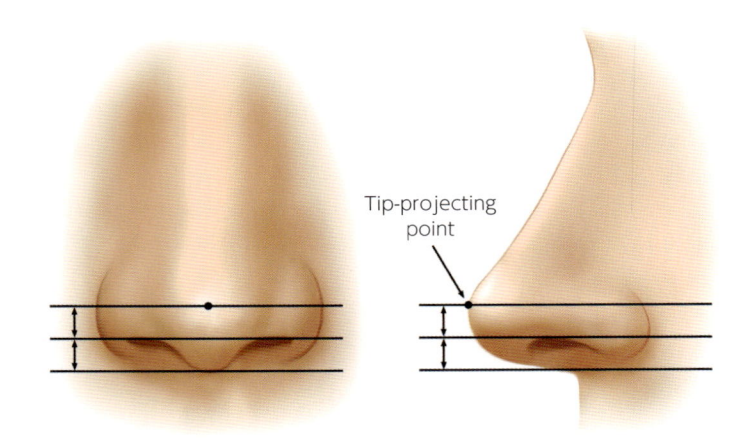

鼻尖と鼻柱との位置関係は美しい鼻尖を形成する際には重要である。鼻尖突出点（tip-projecting point：TPP）は写真撮影の際にストロボでハイライトが当たる部分であるが、このポイントと鼻柱基部が、鼻孔縁の最高点で二等分されるのが理想的である。

2）鼻尖突出点の位置（水平方向）

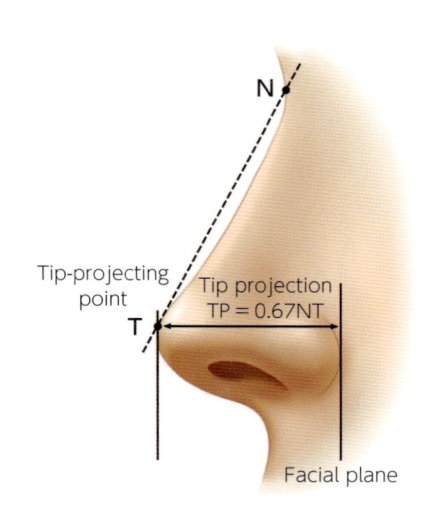

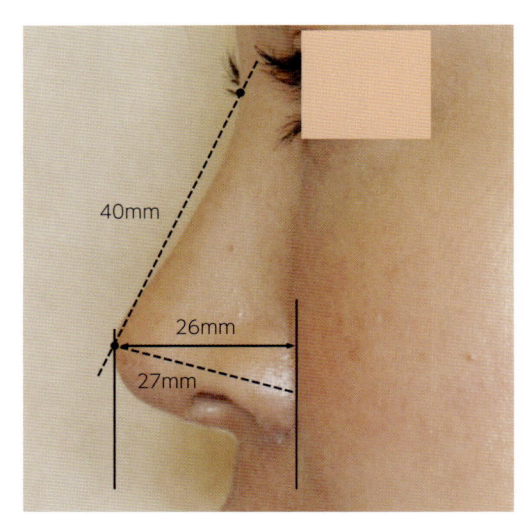

ほぼ理想的な鼻尖突出点（TPP）

側面ではTPPが存在し、かつその高さが適度であることが美しい鼻尖ということになる。日本人の場合には、多くの症例で高さが不足している。Goodeの方法によると鼻尖の高さ（突出度）をTPPと鼻翼顔面溝の距離とすると、ナジオンからTPPまでの距離（鼻長）の2/3（≒0.67）が理想的である。

3）鼻尖幅

鼻尖はその両端で鼻翼（alar lobule）に移行するが、鼻尖と鼻翼は鼻翼溝（alar groove）で境界される。鼻翼溝は明瞭な場合とそうでない場合があるが、鼻尖、鼻翼をつまむことによりその境界は認識できる。

東洋人の平均鼻尖幅は27mmとされる。ただし、鼻尖幅はどの部位のどの距離という明確な定義がなく、厳密に測定、評価することが難しい。

筆者の考える理想的な鼻尖幅は鼻翼幅（平均35mm）の1/2程度であり、infratip lobuleの幅は鼻翼幅の1/3である。すなわち、鼻尖幅としては17〜18mm、infratip lobule幅は12mm程度であると考える。

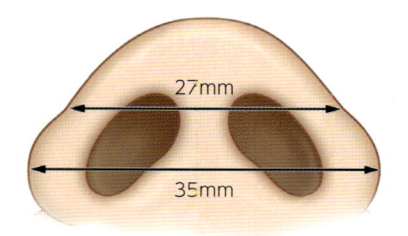

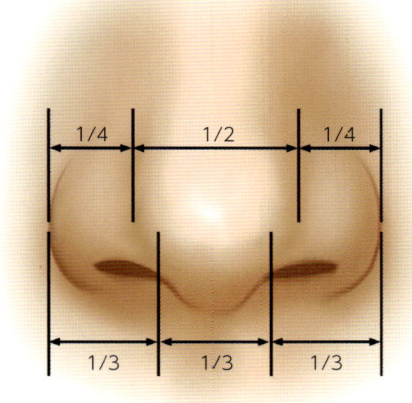

鼻尖形成術における三次元評価の重要性

　鼻尖は立体的な外鼻構造全体の中の前方最突出部位であり、"鼻の美しさ"を評価するうえでは最重要ポイントである。鼻尖形成術の中では患者からは鼻尖を細くしたい（団子鼻の改善）という要望が最も多いが、鼻尖を細くするだけでは必ずしも"美しい鼻尖"になるわけではない。外科医は常に三次元的な視点で鼻尖を評価することを習慣づけるべきである。

　正面からの評価と同等に側面での評価を重視すべきであり、そのため鼻尖形成術は複合的に改善するテクニックが要求される難易度の高い手術といえる。

1）軸位では良好な結果であるが、正面が良好ではない例

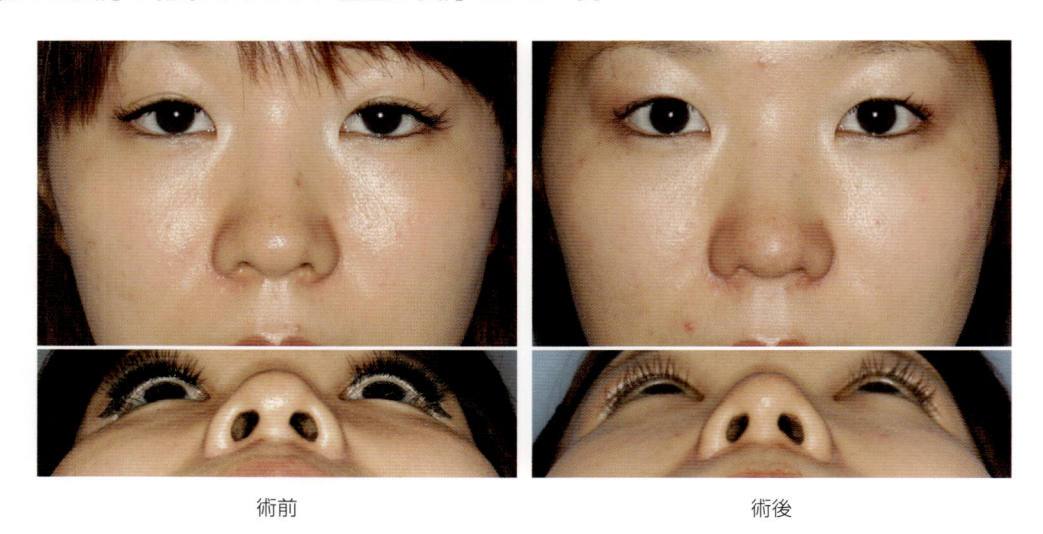

術前　　　　　　　　　　　　　術後

24歳　女性　鼻尖縮小術

術前、術後の変化は底面（軸位）では鼻尖・鼻孔ともにマイルドではあるが理想的な変化を示している。
一方、正面ではその変化は微妙で、患者満足度は決して高くはない。

2）正面・軸位では良好な結果であるが、側面が良好ではない例

　日常生活の中で人はさまざまな方向から鼻を見られているが、底面から見られることはまれであり、また正面からばかり見られるわけでもない。立体的な外鼻は術前後の比較を三次元で評価すべきである。

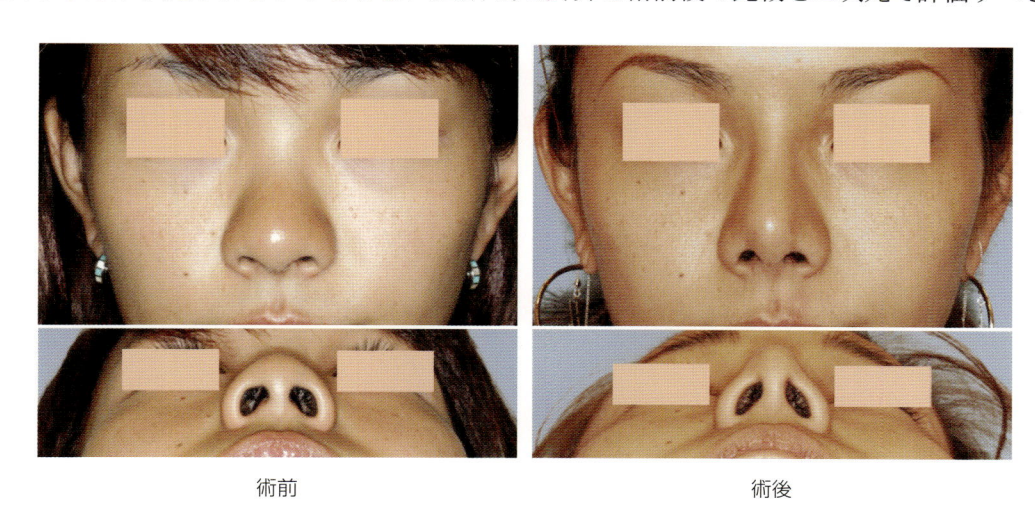

術前　　　　　　　　　　　　　　　　　　　術後

25歳　女性　鼻尖縮小術（耳介軟骨移植）、隆鼻術（Ⅰ型シリコン・インプラント）

　この症例の正面、底面の2方向の術前・術後の写真は、鼻尖縮小術の結果としては強いインパクトがあり、術後に鼻尖はシャープになっている。ところが側面像ではどうか。

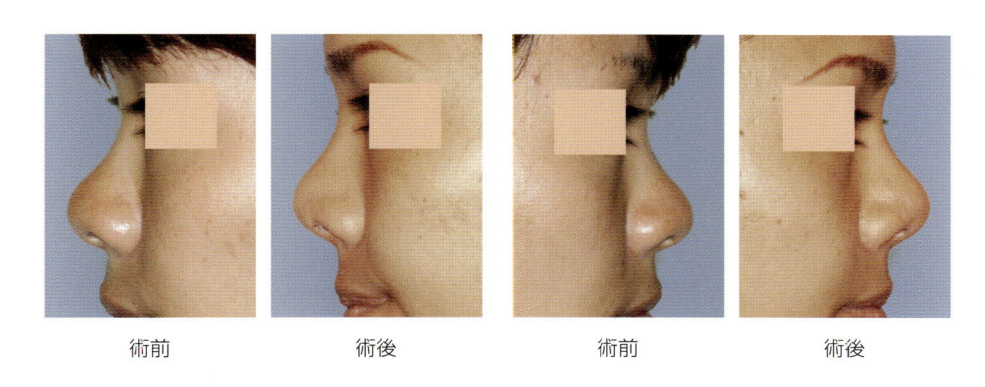

術前　　　術後　　　術前　　　術後

　術後の側面では、TPPがはっきりせずポイントのない"丸い鼻尖"であり、変化に乏しい。また、鼻尖は術後も上向きのままであり、短鼻は改善されていない。側面を見るかぎりでは、術後にシャープな鼻尖には変化していない。

　この患者の術前・術後の比較写真から理解されるように、鼻尖形成術では正面・底面に加えて側面も改善するような手術計画を立てないと、患者の満足する結果は得られない。正面での変化と側面での変化は必ずしも連動するわけではなく、異なるテクニックを必要とすることが多い。

本章では、鼻尖形成術を目的別に以下の4つに分類して詳述する。
　Ⅰ．鼻尖縮小術：鼻尖を細くする（団子鼻の改善）
　Ⅱ．鼻尖増高術：鼻尖を高くする（低鼻の改善）
　Ⅲ．鼻尖挙上術：鼻尖を上向きにする（垂れ鼻の改善）
　Ⅳ．鼻尖下降術：鼻尖を下向きにする（短鼻の改善）
これらの手術はそれぞれが単独で行われることもあるが、三次元的な鼻尖形態の改善を考慮して複合的に行われることも少なくない。

鼻尖縮小術における軸位での変化はなぜはっきりわかるのか

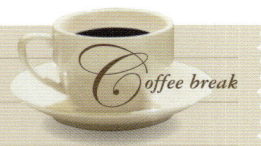

　鼻尖形成術前後の効果を比較する際に、国内の学会ではしばしば「正面」「軸位（底面）」の2方向だけでの写真評価がなされていますが、これは臨床的に十分とはいえません。その理由は、鼻尖縮小術では術前・術後の変化が軸位で最も現れやすいためです。この要因を解明しましょう。

　鼻尖縮小術後に軸位像では、鼻孔は術後に斜め方向の楕円となり、ハの字型が強調されることにより鼻孔形態は良くなります。鼻尖は太く平坦であったものが、術後は両端をつまんだようなアクセントができて細くなります。実は、軸位での評価は、鼻尖（tip）というよりはinfratip lobuleを評価しているということを忘れてはなりません。このinfratip lobuleは、両側の鼻翼軟骨を縫合する（interdomal suture）ことにより狭く（細く）なる部位であるため、軸位では術前・術後の変化がわかりやすいのです。すなわち、軸位（底面）像の術前・術後は主に鼻尖下部の変化であって、正面における鼻尖の術後評価とは必ずしも一致しないのです。

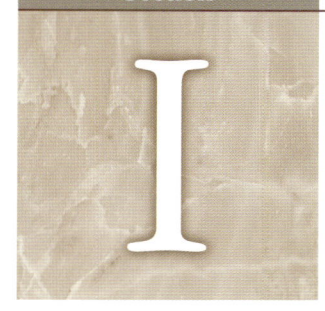

Section

I 鼻尖縮小術

Chap.2 Nasal Tip Surgery

　いわゆる"団子鼻"を改善したいという鼻尖縮小術の希望は、隆鼻術に次いで多い。しかし、西洋式の鼻尖縮小術をそのまま東洋人に適応しても、なかなか良好な効果が得られないのが実情である。鼻尖の人種的な解剖学的構造の違いを検討し、筆者の行う東洋人に効果的な鼻尖縮小術を紹介する。

1. 西洋人と東洋人における鼻尖の解剖学的構造の違い

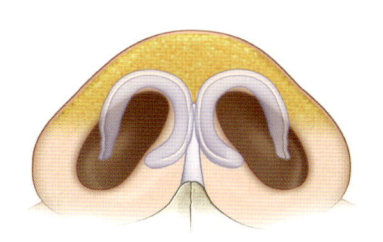

東洋人
東洋人の特徴は脆弱な鼻翼軟骨が厚い軟部組織で覆われている。

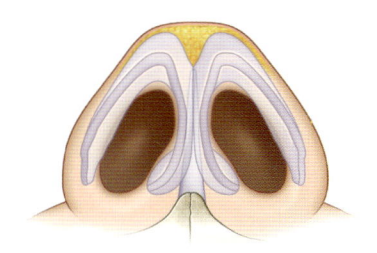

西洋人
西洋人では頑強な鼻翼軟骨が薄い軟部組織で覆われている。

1 欧米で一般的に行われている鼻尖縮小手術

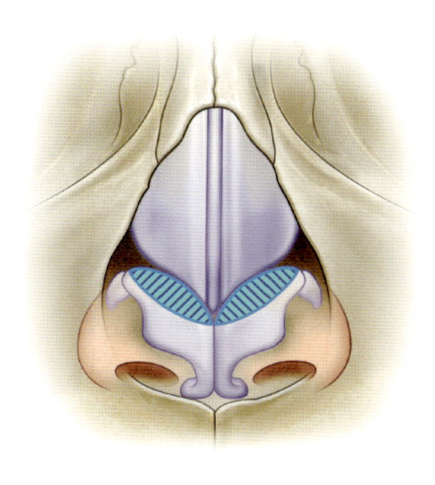

鼻翼軟骨頭側切除(cephalic trim) 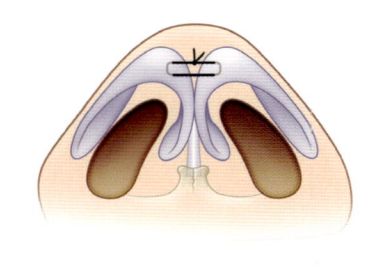　　鼻翼軟骨間縫合(interdomal suture)

欧米で一般的に行われる鼻尖縮小術

　上記2種のテクニックの組み合わせは、わが国でも標準的な手術法である。

第2章　鼻尖形成術　93

筆者も長くこの術式を行いながら、少しずつ改良を加えてきた。実際には東洋人に本術式を適用してもその効果にばらつきがあり、安定した結果が得られずに難しい手術であることを実感してきた。

　筆者の施設には時に西洋人の患者が来院することがある。過去に十数名の西洋人患者の鼻尖形成手術を担当した印象として、西洋人の鼻尖では良好な結果を出すことが容易である。そこで鼻尖縮小術を行った西洋人の代表例を紹介する。併せて日本人の代表的な団子鼻症例も紹介して、両者の差異を検討する。術式はともに上記の標準的な方法である。

西洋人のbulbous tip

　西洋人の鼻尖の解剖学的特徴は、鼻翼軟骨上に脂肪組織はほとんど存在せず、皮膚も薄い。したがって、鼻尖の形態は鼻翼軟骨の形態にほぼ依存しており、軟骨を適度にトリミングして、鼻翼軟骨間縫合（interdomal suture）で幅寄せをするだけでこのような良好な結果が得られる。

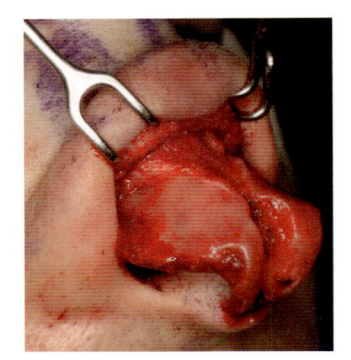

西洋人における鼻翼軟骨

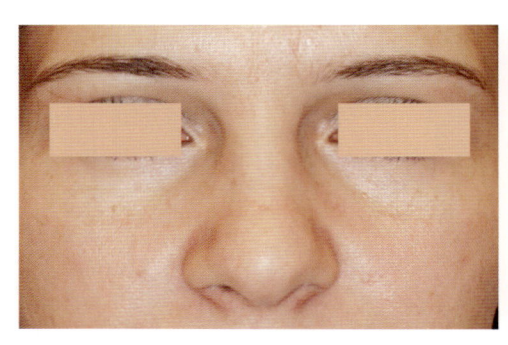

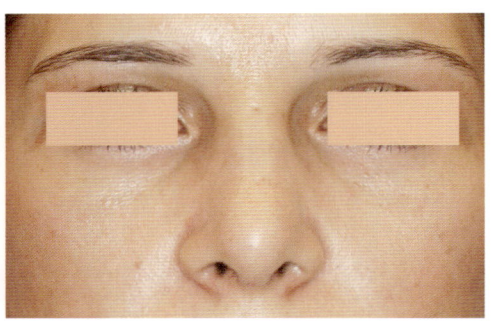

術前　　　術後6カ月

西洋人における鼻尖縮小術の典型的な効果

東洋人の団子鼻

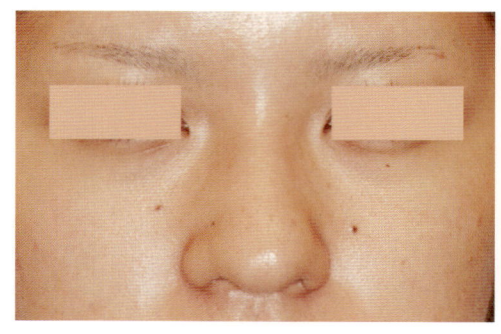

術前　　　術後8カ月

東洋人における鼻尖縮小術の典型的な効果

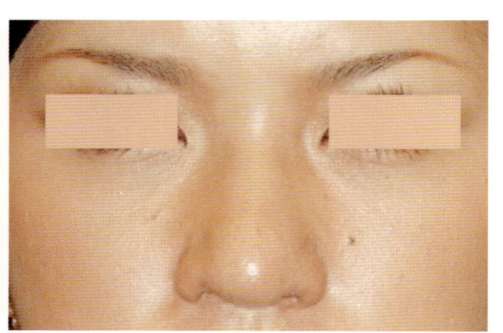

一方、東洋人ではどうか。術前写真だけを比較すると前述の西洋人の鼻尖と大きな差はないように感じる。しかし、実際の解剖構造は大きく異なり、東洋人患者の多くは、鼻翼軟骨は小さく軟らかいため支持性が弱く、軟骨上には多量の脂肪、皮脂腺が存在している。また、皮膚は厚く硬い。そのため、西洋人と同様の手術（鼻翼軟骨の操作が主体）を適用しても同等の結果が得られないことになる。

　そこで、東洋人の鼻の解剖学的特徴をより深く理解し、その特徴に適した術式を検討していくことにする。

2 東洋人では鼻尖縮小術の効果が表れにくい解剖構造的な理由

1）皮膚が厚く、硬い

　一般的に東洋人の鼻尖部の皮膚は西洋人に比して厚い。また、鼻尖部は皮脂腺が発達しており、特にsebaceous skinの患者においては慢性的な炎症から皮膚の肥厚、硬さが顕著にみられる。これらが背景にあり、鼻尖部皮下で軟部組織を切除し、鼻翼軟骨を操作しても厚く、硬い皮膚がその鼻尖縮小効果を妨げてしまい、皮膚表面には手術結果が反映されにくい。

　筆者の経験では、西洋人の鼻尖手術で、鼻翼軟骨上で鼻尖皮膚を剥離する際にあまりに皮膚が薄くて壊死するのではないかと心配になったことを思い出す。そのような経験は日本人の鼻尖手術では皆無であることを付け加えておく。

2）皮下に脂肪、皮脂腺などの軟部組織が多い

　西洋人の鼻尖部皮下には軟部組織がほとんど存在しない。一方、東洋人の鼻尖縮小術ではほぼルーチンに軟部組織の切除をしなければならない。その場合には皮下剥離の層が重要であるが、あまり薄く剥離しすぎると術後に皮弁の血行の問題が起こり、皮膚壊死、凹凸変形などが起こり得る。脂肪中間層での剥離が安全である。

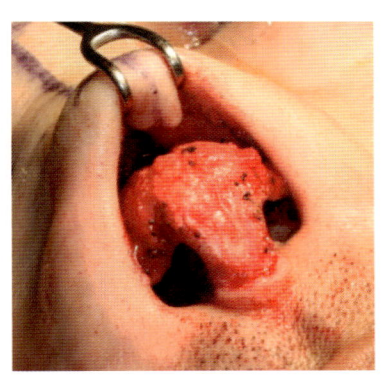

東洋人における鼻翼軟骨上の軟部組織

3）鼻翼軟骨が小さく、薄く、軟らかい

　欧米で行われる鼻尖縮小術は"鼻翼軟骨形成術"といえる。大きくて、硬い軟骨をトリミングをして、細いピラミッドを形成することにより美しい鼻尖が形成できる。一方、東洋人の鼻翼軟骨は小さく、軟らかいため、それ自体が鼻の太さの主たる原因ではないことが多く、その場合には軟骨操作を行っても鼻尖を細くする効果はほとんど得られない。

　鼻翼軟骨の部分切除、軟骨間縫合は西洋人には効果的な手技であるが、東洋人に対しては鼻翼軟骨の構造を組み替える手技が必要になる。

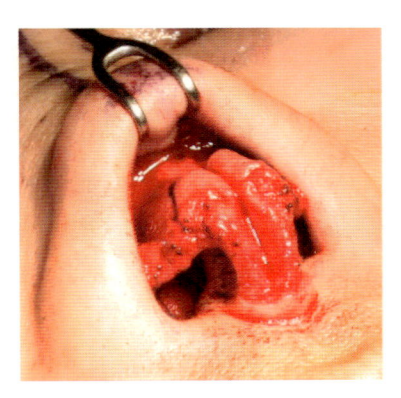

東洋人における鼻翼軟骨

4）短鼻が多い

　鼻翼軟骨頭側切除（cephalic trim）は、鼻尖縮小効果と同時に鼻尖を挙上させる作用がある。鼻が大きく、長い西洋人では好ましい効果が得られることになるが、鼻の短い日本人では好ましくないことも多い。

夏みかんの皮（東洋人）とみかんの皮（西洋人）

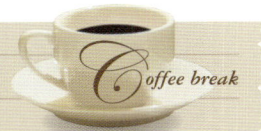

Coffee break

　東洋人と西洋人の鼻尖皮膚の特徴を表現するのに、"夏みかんの皮"と"みかんの皮"に例えるとわかりやすいかも知れません。

　日本人の鼻尖の皮膚は厚く、皮下の軟骨、脂肪を切除しても皮膚表面上ではあまり変化として表れません。これは夏みかんの皮むきと同様で、中身を取り出しても夏みかんの皮自体はその形態を維持しています。このことは東洋人で皮膚の厚い患者の鼻尖縮小の比喩としてわかりやすいのではないでしょうか。

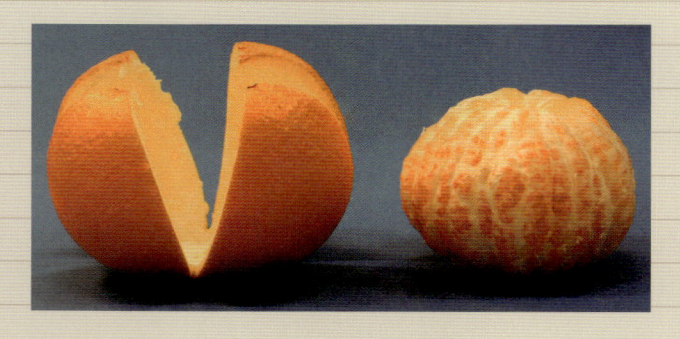

　一方、西洋人の鼻尖はみかんに例えられます。表面の皮を剥いて中身を取り出すと、皮は容易につぶれてしまいます。すなわち、中身の状態をダイレクトに反映することになります。

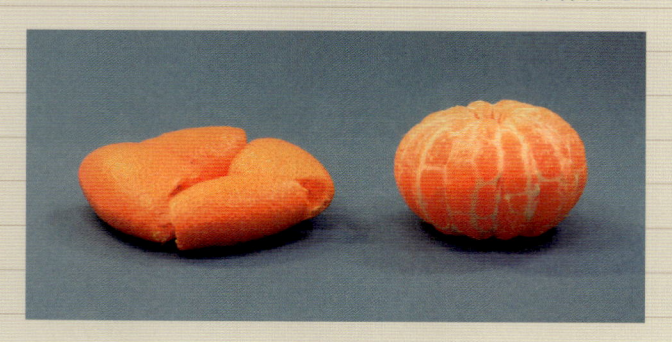

3 欧米式の鼻尖形成術：東洋人への適応における問題点

　わが国における標準的な鼻尖形成術として、鼻翼軟骨頭側切除と鼻翼軟骨間縫合とを組み合わせることが多い。しかしこの組み合わせだけでは鼻尖縮小効果が乏しいだけではなく、鼻尖の頭側移動、pollybeak変形が起こりやすい。ここでは欧米式の鼻尖縮小術をそのまま東洋人に適応する場合の問題点について、深く掘り下げてみたい。

1）鼻翼軟骨頭側切除（cephalic trim）は本当に必要か

　鼻翼軟骨のサイズが大きく、張り出している症例では、鼻翼軟骨の頭側切除（cephalic trim）により軟骨自体の面積が小さくなり、鼻尖の太さを強調する張り出しは減じる。また、上外側鼻軟骨との線維結合が弱まることにより鼻翼軟骨は鼻腔内に落ち込む（collapse）ことになる。この2つの作用の結果として鼻尖縮小効果が得られる。

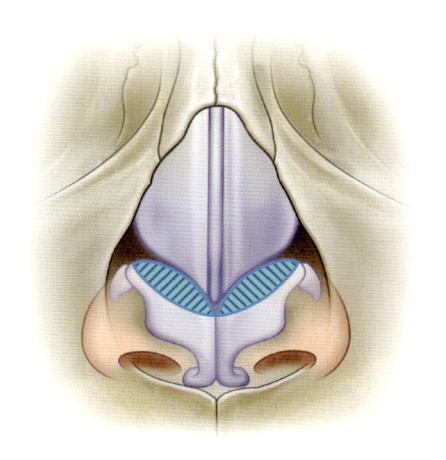

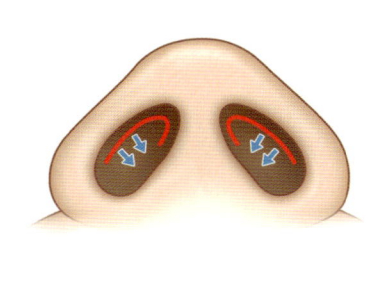

　一方、切除後に鼻翼軟骨と外側鼻軟骨との間にデッドスペースを生じ、鼻翼軟骨間縫合をすることにより、鼻尖を頭側に移動させることになる。
　したがって、鼻翼軟骨の凸面形状と縦幅を評価したうえで、鼻尖縮小効果というメリットと、鼻尖の頭側移動というデメリットを天秤にかけて、cephalic trimを行うか、行わないかを決定する。
　このように、cephalic trimには奥深い意味があり、鼻尖縮小術では必ずcephalic trimを行うという短絡的な発想はすべきではない。

2）鼻翼軟骨間縫合（interdomal suture）は本当に有効か

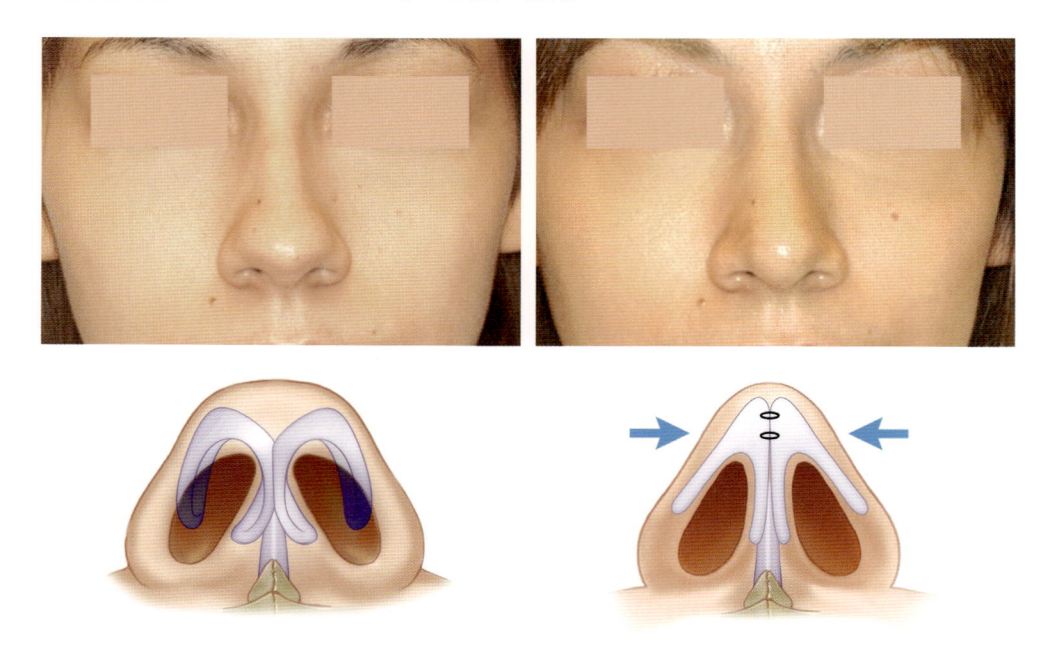

　ドーム間縫合による鼻尖縮小効果は、西洋人のboxy tipのように両側の鼻翼軟骨中間脚が開いて、広がっている場合には有効である。
　一方、日本人の典型的な団子鼻においては鼻尖縮小効果が認められないことが多い。その理由として、鼻翼軟骨自体が小さく、軟らかく、もともと団子鼻の原因が軟骨ではないことが多いためである。実際にその要因としては、皮膚、軟部組織が厚く、高さ（projection）が不十分な場合が多い。
　東洋人に対する鼻翼軟骨間縫合では鼻尖の縮小効果は出にくい。むしろその目的は、鼻尖にonlay graftを行う際にベース側の強度を高め、augmentation効果を増強することにあると考えるべきである。

4　筆者の考案した"東洋人に適した効果的な鼻尖縮小術"

　鼻先を細くするという目的で、"鼻先を指でつまむ"ように左右の鼻翼軟骨を中央に縫い寄せる手技は、軟骨自体が軟らかく皮膚が硬い東洋人には効果的とは言い難い。

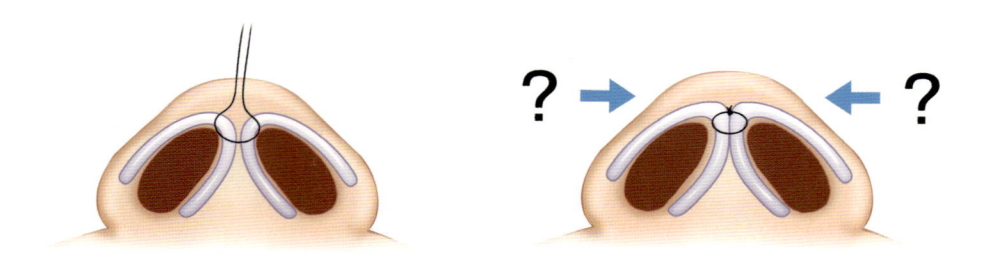

Interdomal suture
東洋人ではその縮小効果は小さい。

筆者が日常的に行っている鼻尖縮小術は、Tardyが提唱したinterrupted strip techniqueを東洋人向けに改良した方法である。本法の概念は、正面から見て鼻尖央部を突出（projection）させ、その両側を窪ませるイメージで、鼻尖両端での高低差により鼻尖中央部にハイライトをつけることである。ただし、Tardy法をそのままで適応するとさまざまな合併症が起こり得るので改良が必要である。

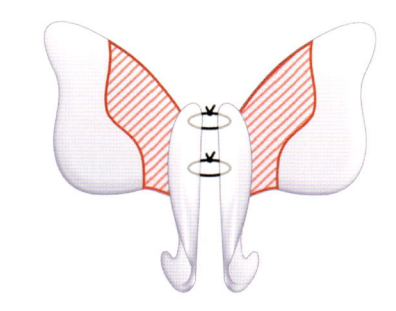

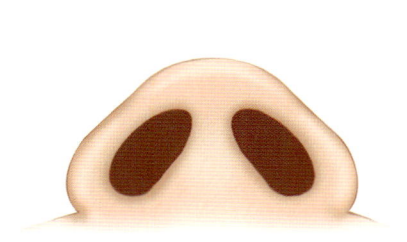

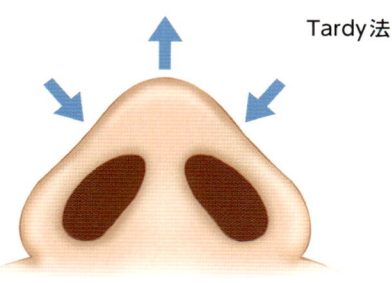

Tardy法

Interrupted strip technique
縮小効果は強く表れる。

2. 筆者の行う鼻尖縮小術

Tardy法の改良点は以下のようである。

1 軟部組織切除

東洋人では軟部組織が厚いため、ほぼ全例で切除している。皮下剥離は脂肪中間層であり、その下の鼻翼軟骨上の脂肪組織を切除することになる。皮下剥離を真皮直下で浅く行うのは、術後に皮膚表面上に凹凸などの変形を残すことになるので慎むべきである。

2 Columellar strut

東洋人の鼻翼軟骨は軟らかいために、切離後に反転した軟骨部分（middle crus）にprojectionを出すほどの強度がなく、曲がってしまう可能性が高いため、columella strutで補強する必要がある。反転部分は3mm程度として、頭側切除した鼻翼軟骨を内側脚間に1〜2枚挟むだけでも十分強度が得られる。なお、cephalic trimを行わない短鼻などの症例では、鼻中隔、耳珠から移植軟骨を採取する。

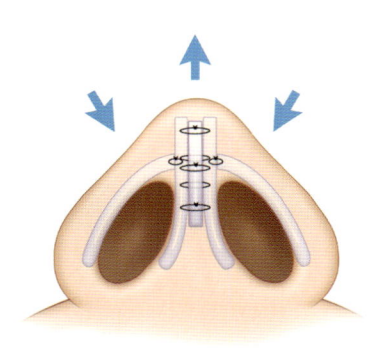

3 鼻翼軟骨の連続性を保つ

鼻翼軟骨切離後の外側脚の断端を内側脚の適当な位置に縫合し、鼻翼軟骨の連続性を保つ必要がある。Tardy原法ではこの縫合を行わないために、同部位に術後notchingが出現しやすい。

4 Onlay graft

　術後の鼻尖先端に反転した軟骨の形態が皮膚表面に浮き出るのを防止するために、カモフラージュの目的でonlay graftを行う。移植材料として軟骨と軟部組織が考えられるが、筆者は鼻翼軟骨上で切除した脂肪を用いている。また、修正手術では瘢痕組織を用いることもある。

　軟部組織であれば、被覆皮膚が薄くてもその存在（輪郭）が皮膚上に見えることはほとんどない。耳介軟骨などは経年変化でその存在が皮下に目立ってくることが多いため、使用すべきではない。

5 鼻孔縁軟骨移植 (alar rim contouring graft)

　Tardy法では鼻翼軟骨の連続性を切断し、段差を形成することにより鼻尖縮小効果を狙っているが、時に鼻孔縁でnotchingができることがある。鼻腔内の切開創の縫合終了時にこのnotchingが目立つ場合にかぎり、鼻孔縁に軟骨移植を追加すべきである。鼻翼軟骨、鼻中隔軟骨、耳珠軟骨などを移植することになる。耳甲介軟骨は厚いため、その使用は避けるのが無難である。

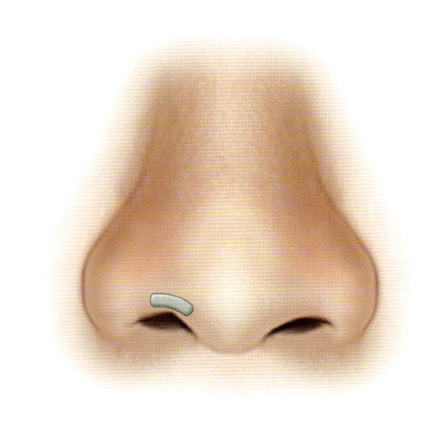

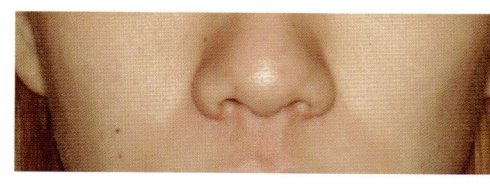

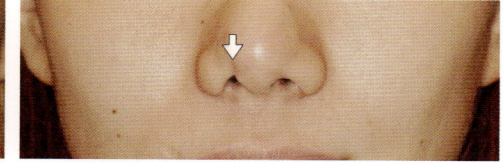

術前　　　　　　　　　　術後5カ月

鼻尖縮小術後の合併症
術後に右鼻孔縁にnotchingがみられる。術前写真をよく観察すると、同部位にわずかなnotching（皮膚色が写真上で微妙な褐色）がみられた。このようなケースではalar rim graftを併用すべきである。

3. 手術手技

　筆者は初回手術であればクローズド法を選択するが、修正手術ではオープン法で行うこともある。ここではオープン法での手術症例を紹介する。

1 麻　酔

　アドレナリン加1％リドカイン5mℓ鼻尖部に注射し、10分ほど経過してから切開を始める。アドレナリンの効果が出現する前に切開、剥離を始めると出血が多く、均一な層での剥離が妨げられる。筆者は手洗いをする前に局所麻酔薬を注射してから手術の準備に取りかかっている。

2 切開・剝離

　鼻翼軟骨下＋経鼻柱切開で展開する。軟部組織の中間層で剝離を行うが、皮弁側には脂肪組織を適度に残す。この層での剝離は出血が結構多いが、適宜バイポーラで凝固・止血を行っていく。十分な術野を展開するために、頭側は外側鼻翼軟骨の中央あたりまで剝離を進める。

3 軟部組織切除

　鼻翼軟骨上の軟部組織切除を切除し、鼻翼軟骨を露出する。この過程は日本人の鼻先を細くするためには重要なステップである。

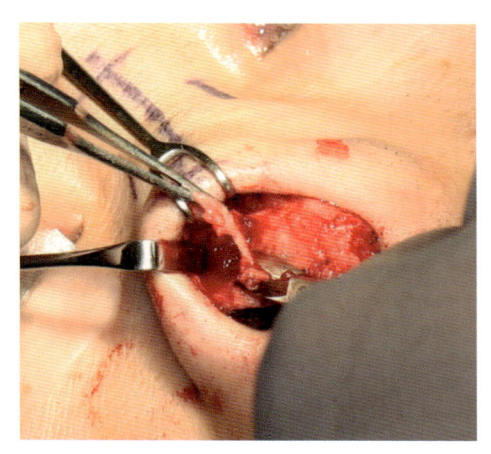

鼻翼軟骨上の軟部組織を切除する。

4 鼻翼軟骨の頭側切除 (cephalic trim)

　必ずしも全症例に行うわけではない。鼻翼軟骨の縦幅が過度に大きい症例、鼻翼軟骨の彎曲が強く突出している症例に適応がある。切除する場合には、鼻孔縁の強度を保つために最低でも6mm幅で鼻翼軟骨を残す。
　鼻尖が上を向いている短鼻の症例、鼻翼軟骨の縦幅が小さい症例では切除すべきではない。

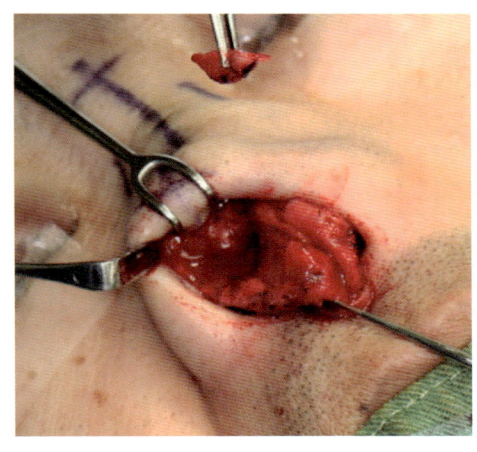

鼻翼軟骨は6mm幅で残して、それより頭側の軟骨を切除する。

5 鼻翼軟骨の切離、反転、columellar strut

　中間脚から外側脚に移行する点は日本人でははっきりしないことが多い。そこで鼻翼軟骨を折り曲げてみると折れる部分は容易に見つかるが、この点を中間脚と考えるとわかりやすい。
　通常はこの点から3（～4）mm外側で、外側脚を切離する。

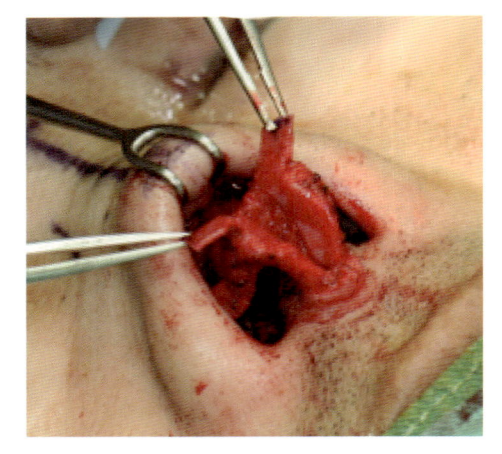

本症例は鼻尖部増高を目的として、5mm外側で外側脚を切離、挙上している。

　中央側の外側脚をベース側から剥離、挙上する。中央に反転させた左右の外側脚を縫合するが、そのままでは軟骨は軟らかく強度が不足していることが多いため、columellar strutで補強する。
　通常であれば鼻翼軟骨のcepharic trimの軟骨で十分であるが、cephalic trimを行わない場合には鼻中隔軟骨を挟み込む。また、鼻尖の高さを強調したい症例では鼻中隔軟骨移植は効果的である。

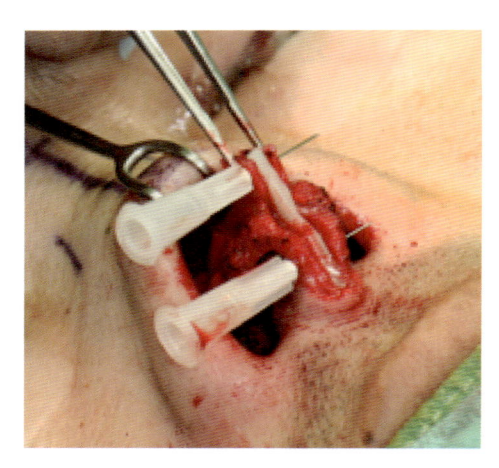

本症例では鼻尖部増高が主目的であるため、columellar strutとして鼻中隔軟骨で補強している。

6 分離された外側脚断端を内側脚に縫合する

　本術式の重要なポイントの一つである。この部位で鼻翼軟骨の連続性がなくなると、脆弱となってcollapseを起こし、鼻孔縁に陥凹変形を残すことになるので注意を要する。Strutへの縫合部位は無理のない範囲でおよそ先端より3～5mm程度手前を目安とする。この手技がTardy原法と大きな差の一つであり、鼻孔縁のnotchingのリスクを低下させる。

7 軟部組織 onlay graft

　最後にstrutの先端にはカモフラージュのためにonlay graftを行う。先に切除した軟部組織をクッションとしてonlay graftする。筆者は手術してから数年後に、修正手術などの機会にこの移植組織の生着（survival）を何度か確認しており、長期生着に関して信頼性は高い。

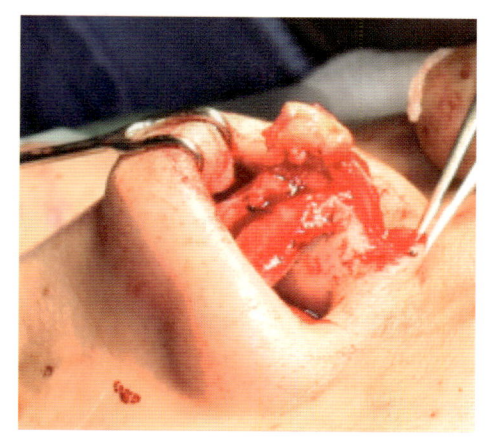

外側脚断端を内側脚に縫合し、strutの先端に軟部組織をonlay graftしている。

8 閉　創

　閉創に際しては鼻孔縁の形態に細心の注意を払う。縫合後にnotchingが気になる場合には躊躇せずに鼻中隔軟骨、耳珠軟骨ないしは鼻翼軟骨頭側部分を鼻孔縁のnotchingの部位に移植する（alar rim contouring graft）。この変形は術後に必ず目立つため、放置してはならない。

4. 症 例

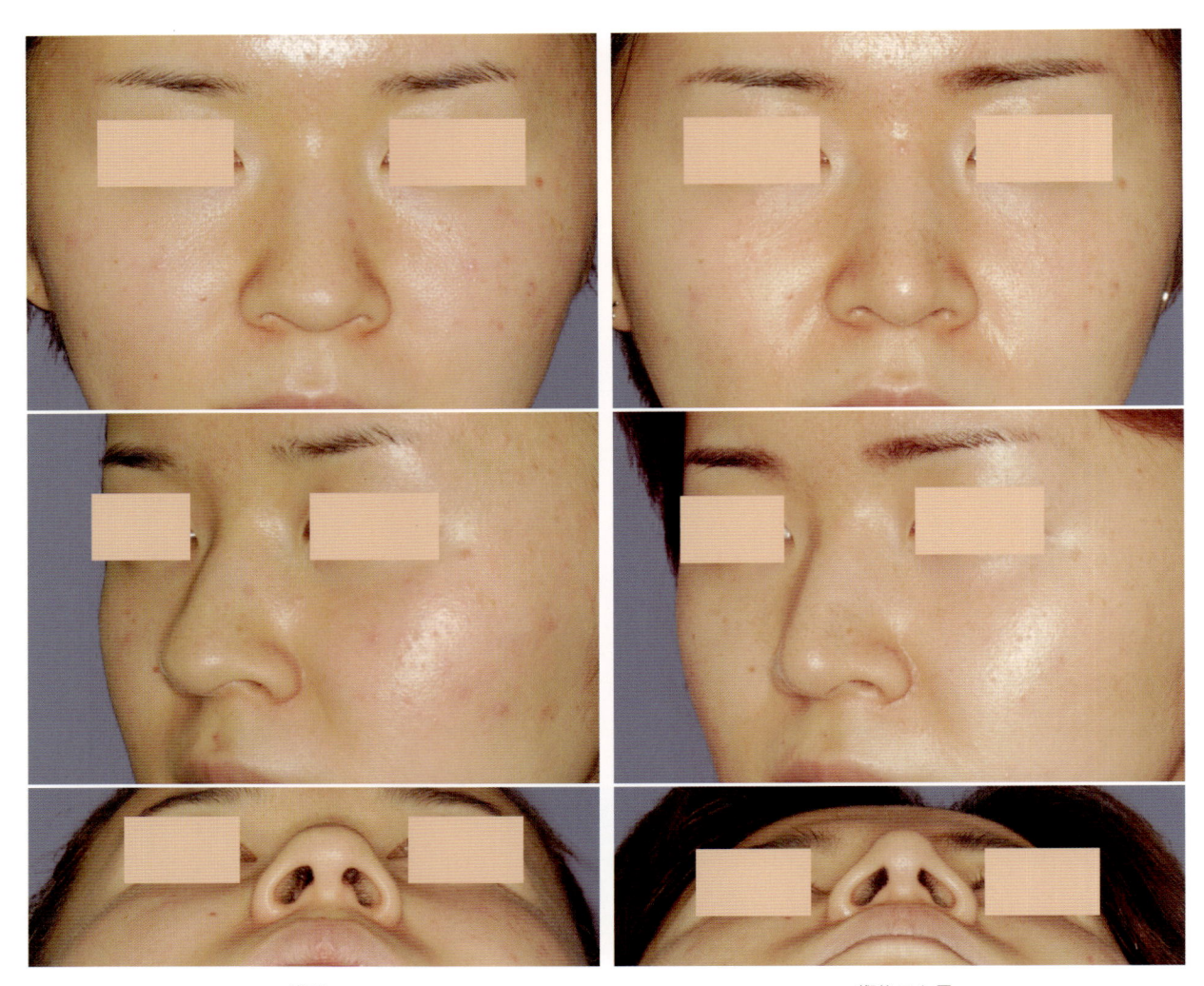

術前
正面では鼻尖幅が太くいわゆる団子鼻であった。

術後5カ月
正面で鼻尖幅が細く改善された。底面では鼻孔が細く、ややピンチノーズ気味ではあるが、患者からは好まれる鼻孔形態である。

27歳　女性　鼻尖縮小術

両側IF incisionから、軟部組織を軽度切除した。次に鼻翼軟骨の頭側切除幅は3mmとして、鼻翼軟骨中間脚で左右とも3mm軟骨を反転して、先の軟骨を支柱として中間に挟み込んだ。反転した軟骨の先端には軟部組織を移植して、鼻尖の理想的な位置にpull-outで引き出した。

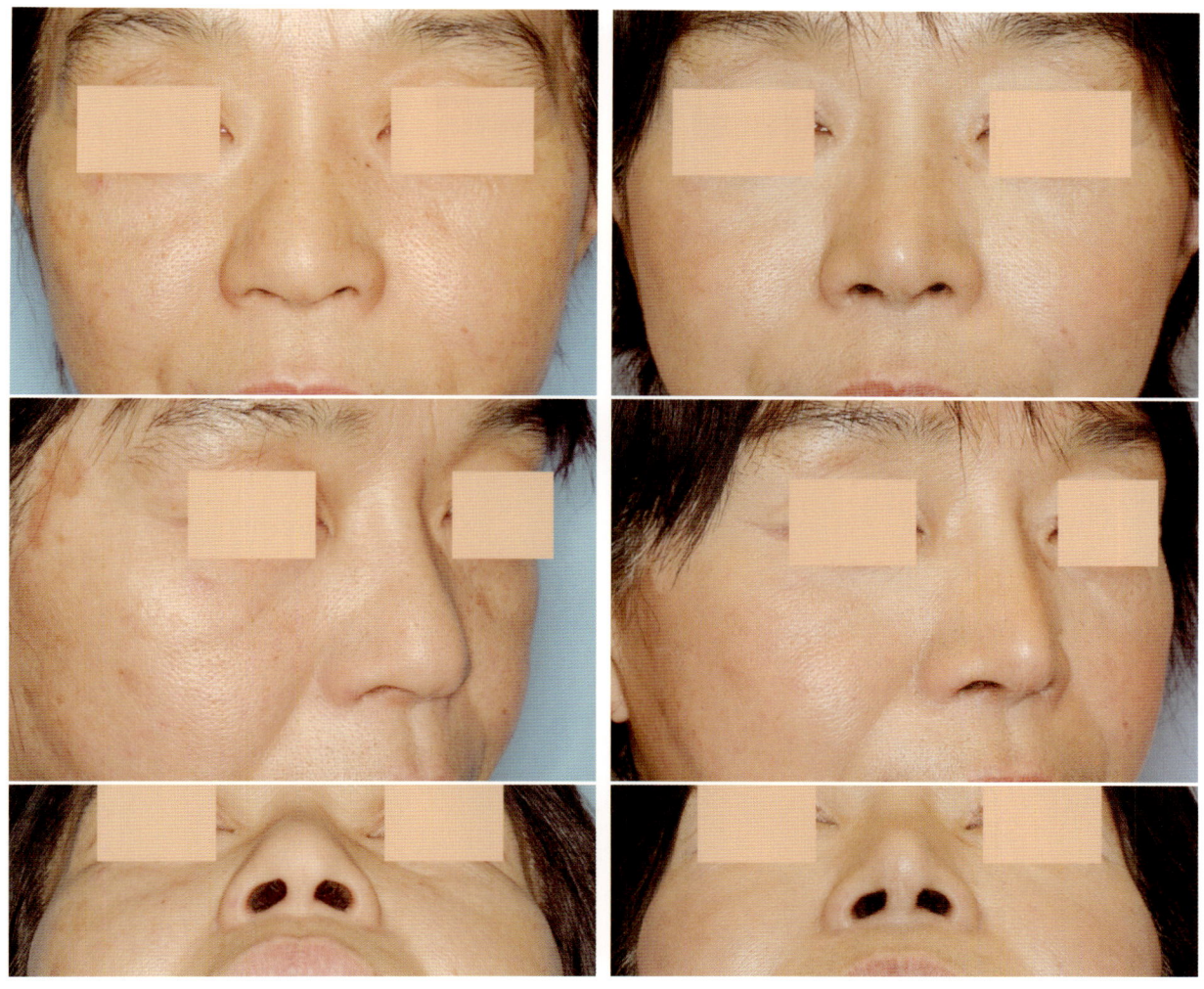

術前
正面では鼻尖幅が太くいわゆる団子鼻であった。右鼻翼上方はやや膨らみが強く左右差も認められていた。

術後5カ月
正面で鼻尖幅が細く、しかも左右差はほぼ改善された。Infratip lobuleが細くなったことにより、鼻尖はかなりすっきりとした印象となった。斜位でも鼻尖のボリュームが減少したのがよくわかる。底面ではピンチノーズ気味であり、中間脚においては軽度notchingがみられている。

57歳　女性　鼻尖縮小術

両側IF incisionから、軟部組織を切除した。鼻翼軟骨の頭側切除幅は右4mm、左3mmとした。鼻翼軟骨中間脚で左右とも3mm軟骨を反転して、耳介軟骨（耳珠）を支柱として挟み込んだ。反転した軟骨の先端には軟部組織を移植した。

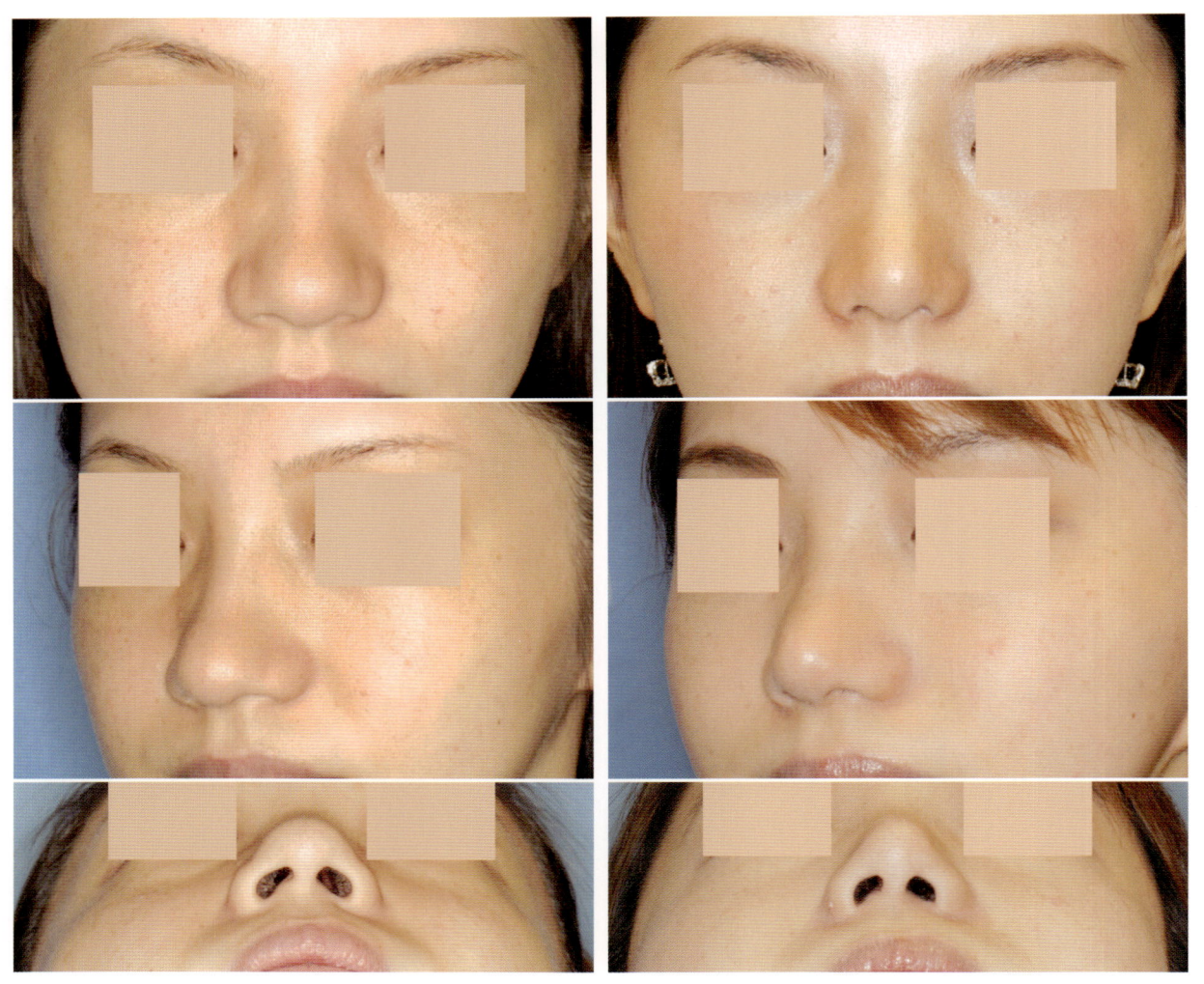

術前　　　　　　　　　　　　　　　　　　　　　　術後7カ月

正面では鼻尖幅、鼻翼幅とも太く、外鼻下1/3が非常に大きく見えていた。斜位では鼻尖がやや下向きであるのがわかる。底面では鼻孔は小さめであり、infratip lobuleは鼻孔に対してやや大きめであった。

正面では鼻尖、鼻翼幅が細くなり、そのバランスも良くなった。斜位でも鼻尖のボリュームが減少し、droopingが改善した。底面では鼻翼縮小でnostril sillを切除したために鼻孔がやや狭くなったが、鼻閉感は訴えていない。

28歳　女性　鼻尖縮小術、鼻翼縮小術

両側IF incisionから、軟部組織を切除した。鼻翼軟骨の頭側切除幅は左右ともに3mmとした。鼻翼軟骨中間脚で左右とも3mm軟骨を反転して、先の頭側切除の軟骨を支柱として中間に挟み込んだ。反転した軟骨の先端には軟部組織を移植した。鼻翼縮小術(alar base flap法)を併用している。

術前

正面では鼻尖幅が非常に大きく見えていた。日本人には珍しいboxy tipの症例である。鼻柱において内側脚間は分割されているのがわかるほど鼻翼軟骨が発達していた。斜位では左右の中間脚の突出点が明瞭で、その中間は平坦でポイントのない鼻尖である。

術後6カ月

正面では鼻尖幅が顕著に細くなった。斜位では中間脚の突出は軽減し、鼻尖のボリュームが減少した。底面ではboxタイプのvaultが三角に改善しているのがわかる。

34歳　女性　鼻尖縮小術、鼻根部ヒアルロン酸注入

両側IF incisionから、軟部組織を切除したが軟骨が主体で軟部組織はそれ程存在していなかった。鼻翼軟骨の頭側切除幅は左右ともに4mmとした。鼻翼軟骨中間脚で左右とも3mm軟骨を反転して、先の頭側切除の鼻翼軟骨を支柱として中隔に挟み込んだ。反転した軟骨の先端には軟部組織を移植した。

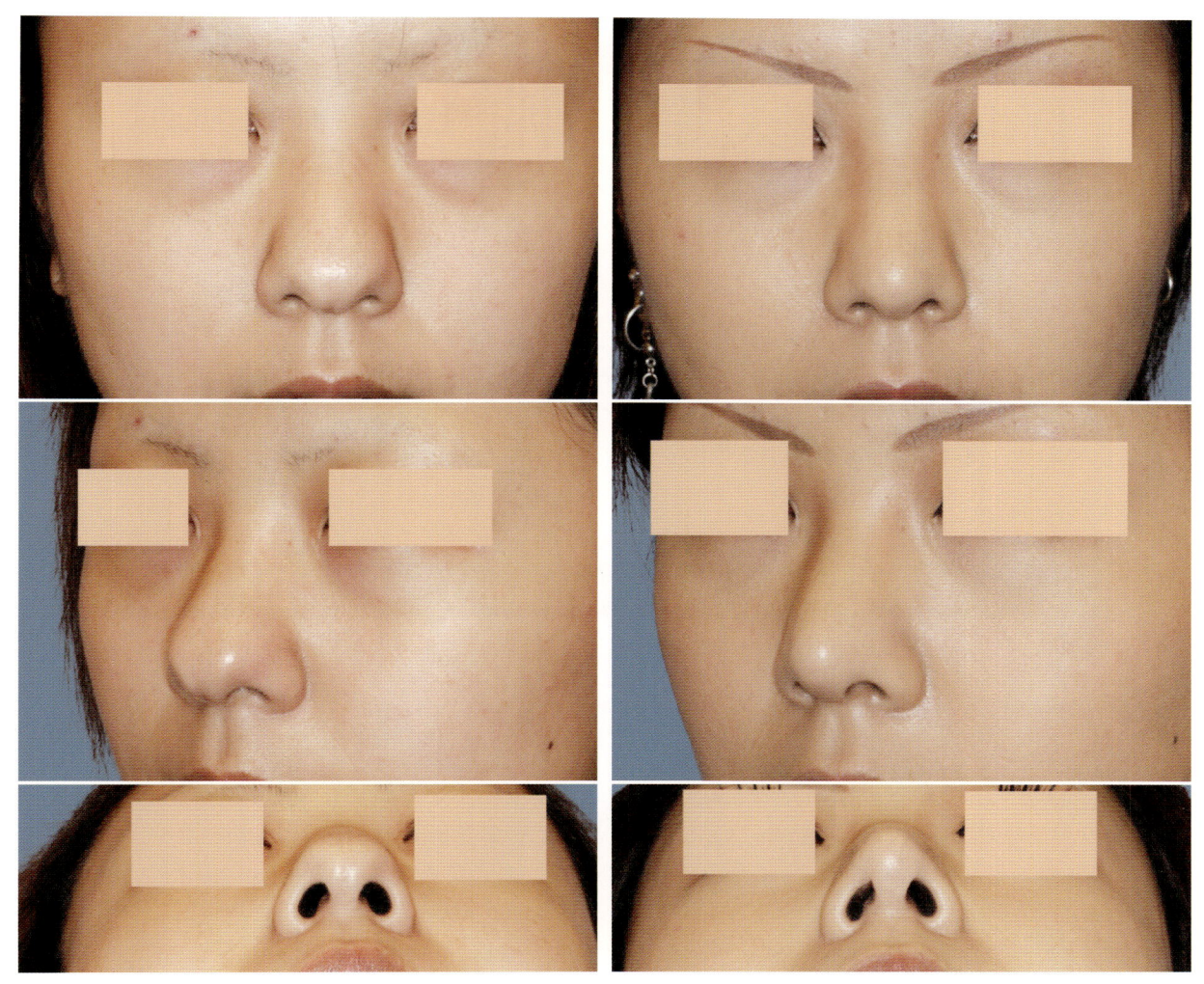

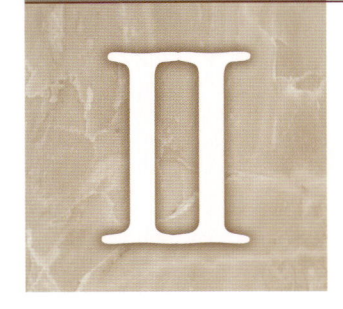

Section II 鼻尖増高術 (augmentation)

　鼻尖を高くする際には、側面から見た際に鼻尖突出点(TPP)の位置、すなわち水平方向での突出度合い(projection)と垂直方向(上下方向)での位置決めが重要となる。L型インプラントによる鼻尖増高術は、長期的に見ると皮膚が薄くなり、露出する可能性がある。また、徐々に頭側に移動することも多い。そこで自家組織、特に軟骨移植が治療法の中心となる。

1. 鼻尖を増高(augmentation)させる方法

1 筆者の考案した鼻尖縮小術(Tardy変法)

　前述した筆者の行う鼻尖縮小術では、鼻尖のprojectionを出すことができる。鼻翼軟骨の外側脚を3〜5mmほど反転し、軟部組織をonlay graftすることにより高さを出す。先端が曲がらないように強固な支柱が必要となるが、高さをしっかり出したい場合には鼻中隔軟骨をcolumellar strutして移植するのがよい。

2 鼻中隔延長術

　鼻中隔軟骨をドナーとして鼻尖を増高させたい方向に移植軟骨を鼻中隔に縫合固定する。鼻中隔延長では、高さだけでなくTPPの位置調整もできる。特に短鼻症例ではこのTPPの垂直方向での延長(位置決め)は極めて重要である。

3 Onlay graft

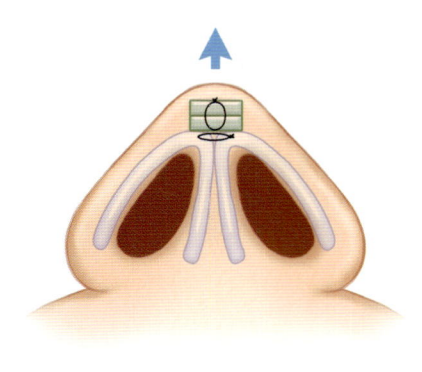

　鼻尖部でのonlay graftは、鼻翼軟骨間縫合を行った後、先端に耳介軟骨を移植するのが一般的である。しかし、土台である鼻翼軟骨の強度が弱い場合、また被覆組織である皮膚が厚く硬い場合などは増高効果が出にくい。しっかりした増高を目的に耳介軟骨を3枚以上重ねたりすると、被覆する皮膚の張力により、この移植軟骨が鼻翼軟骨を圧迫することになり、鼻孔の引きつれなどの重大な変形を残す可能性がある。鼻中隔軟骨、耳介軟骨であれば最大でも2枚までが安全であり、その際には軟骨にしなやかさを出すためcrushed cartilage とする。

4 Umbrella graft

　Onlay graft では増高効果が不足する症例では、土台の鼻翼軟骨の支持性の弱さを補強する意味で、耳介軟骨で columella strut を立てて、その上に onlay graft を行う（umbrella graft）。ただし、長期的にみた場合には、鼻尖部皮下に軟骨が浮き出てくる可能性は少なくない。

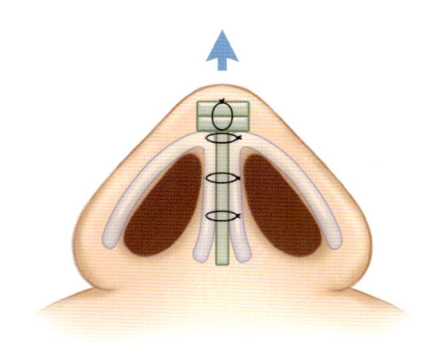

2. 症 例

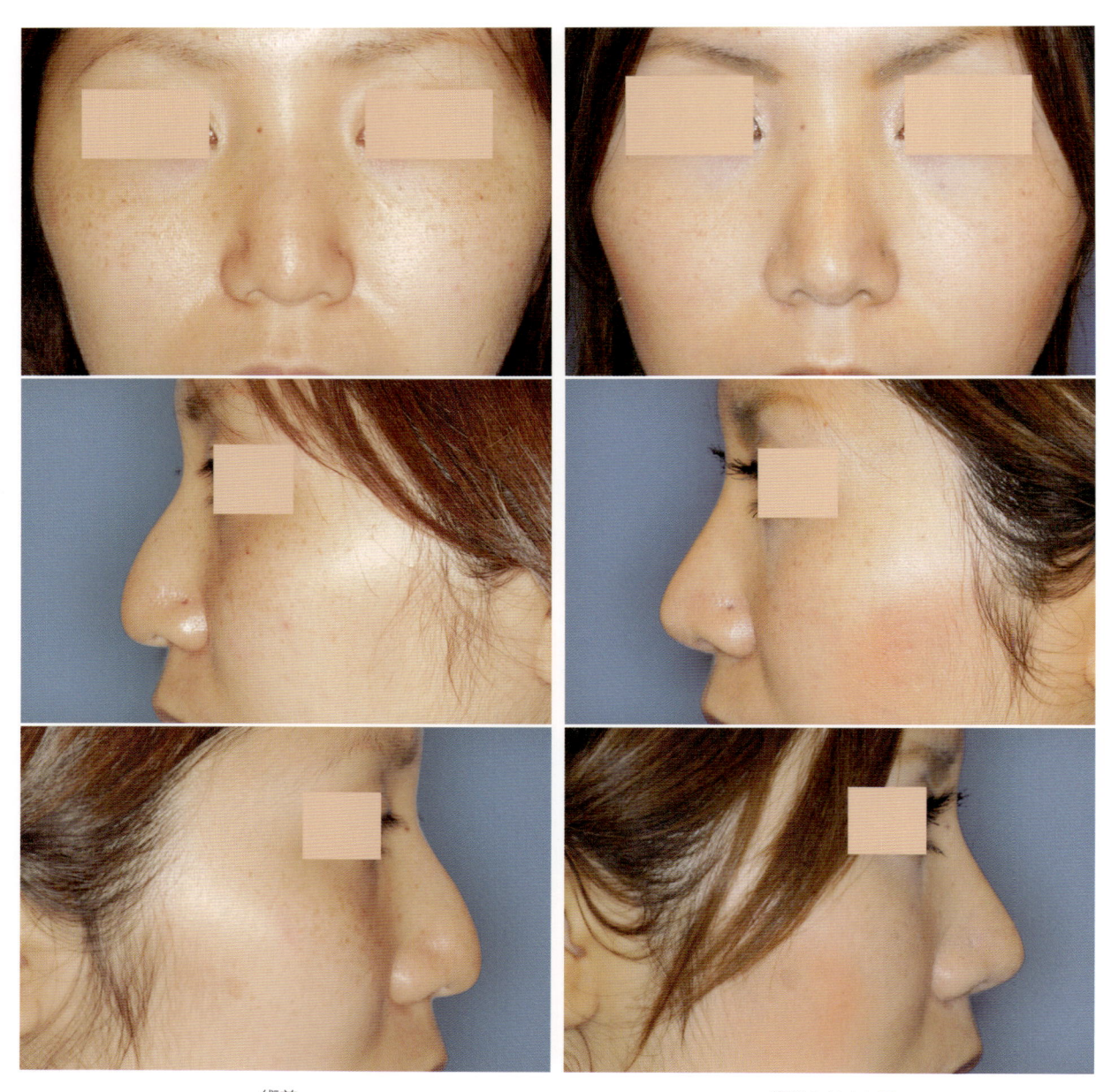

術前
正面では鼻中隔〜鼻尖にかけての太さが目立っていた。側面ではハンプの存在、鼻尖のprojectionの不足により"わし鼻"を呈していた。

術後1年4カ月
正面で鼻尖の太さは解消され、側面では鼻背のreductionと鼻尖のaugmentationでなめらかな鼻背ラインが形成された。

24歳　女性　鼻尖縮小・増高術、鼻骨骨切り術（ハンプ切除、外側骨切り）
ハンプ切除に内側・外側骨切りを行い、鼻背部をreductionした。鼻尖部はTardy変法で、strutとして鼻中隔軟骨を移植し、外側脚は5mm反転した。

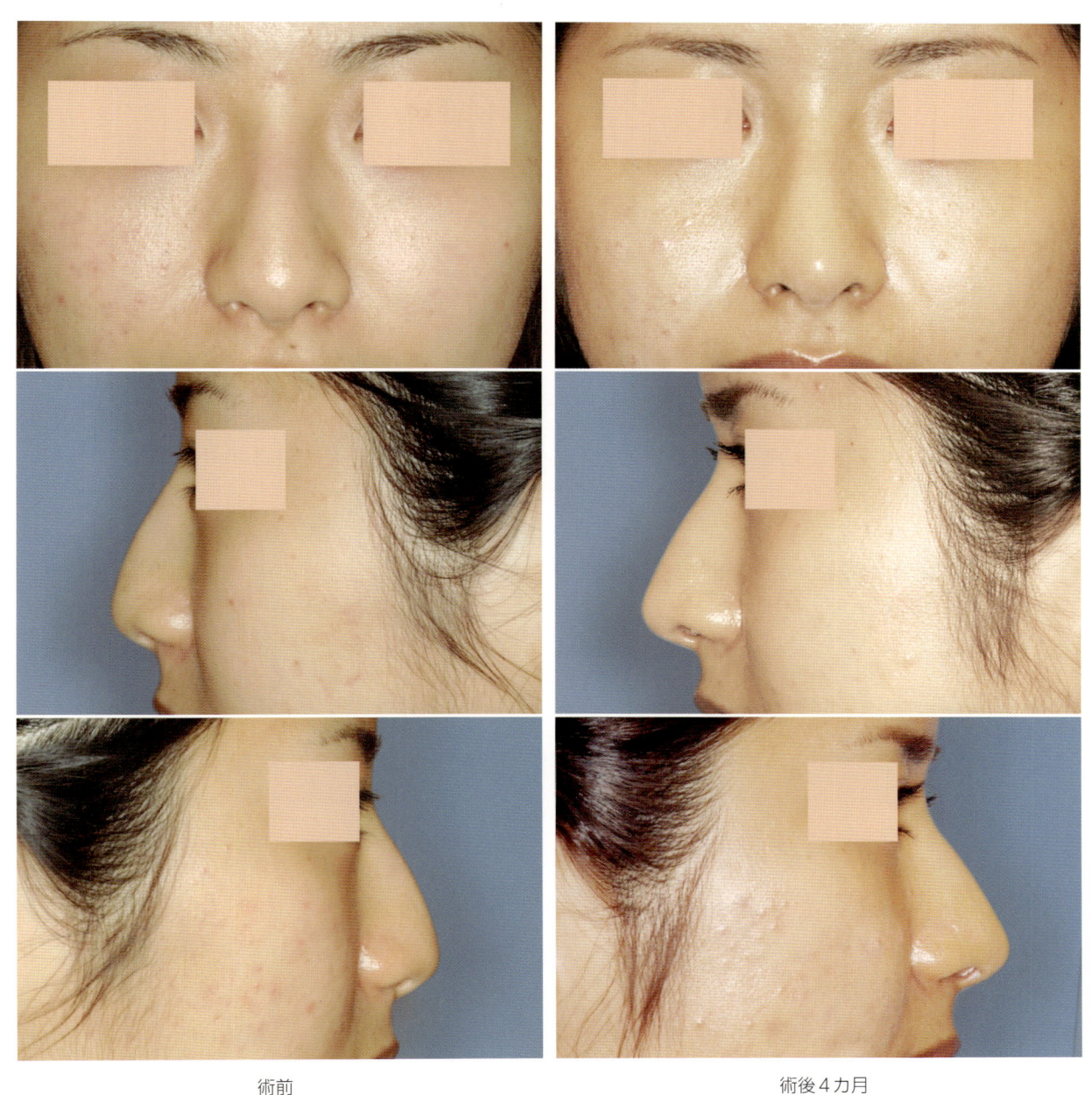

術前
側面では軽度のハンプが存在しており、鼻尖のprojection不足が強調されていた。

術後4カ月
正面では鼻尖部が突出したことにより鼻翼啹が減少している。側面では鼻尖部のprojectionはほんの少しunder-correctionではあるが、およそ女性としては平均的な美しい鼻尖に仕上がっている。

17歳　女性　鼻尖増高術（鼻中隔延長術）
鼻骨骨切りは行わずに、鼻尖部、鼻柱部において鼻中隔軟骨＋耳介軟骨による鼻中隔延長のみ行った。

Ⅲ 鼻尖挙上術

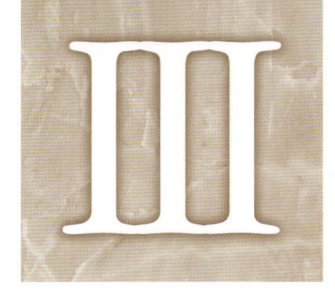

いわゆるdrooping nose（下垂鼻）が対象となる。日本人では短鼻、アップノーズが多いため、あまり需要の多い手術ではない。

通常は"わし鼻"と呼ばれて、大きなハンプを合併して鼻尖が垂れ下がっていることが多く、その場合には鼻骨骨切り術を併用する。また、nasolabial angleが鋭角であったり、hanging columallaを合併している症例では、鼻尖とともに鼻柱も挙上する必要がある。手技は単純であるが決して容易な手術とはいえない。術後の後戻り、効果不十分などで不満足な結果となりやすい。

手術の目的は、鼻尖突出点（TPP）の位置を頭側に移動させることであるが、適切な位置に固定するにはオープン法を選択すべきである。側面では、鼻尖の挙上とともに突出点を明瞭に形成するよう心がける。

注意点としては、鼻尖の位置を挙上させると相対的に鼻尖部の皮膚に余剰が出ることになるため、術後正面では鼻尖が太く見える。これを避けるためには本術式と同時に鼻尖縮小術を併用すべきである。

1. 適応と方法

1 軽度の症例

筆者の行う鼻尖縮小術（Tardy変法）の際に鼻翼軟骨の頭側切除を行い、5-0PDSで外側鼻軟骨と残存鼻翼軟骨を片側3針ずつ縫合して引き上げる。さらに反転したstrutを鼻中隔のルーフ部分に縫合し、適度に引き上げる。先端にはtip-defining points（TDP）を明瞭にするために軟部組織のonlay graftを行う。

2 中等度の症例

軽度の場合と同様の操作を行うが、さらに両側鼻翼軟骨内側脚間に鼻中隔軟骨によるcolumella strutを追加する。このstrutの軟骨と鼻中隔下端を6-0白ナイロンで縫合し鼻柱を挙上させる。さらに鼻尖もstrutの軟骨を鼻中隔のルーフの適当な位置に縫い上げる。Columella strutは、吊り上げ挙上の固定源として利用することになる。

3 重度の症例

鼻中隔延長術と同様な手技で、延長方向を下方ではなく、上方に向ける。鼻尖縮小は同時に行うべきであり、さらにhanging columellaがある場合には、鼻腔内皮膚の切除も追加する必要がある。

2. 症 例

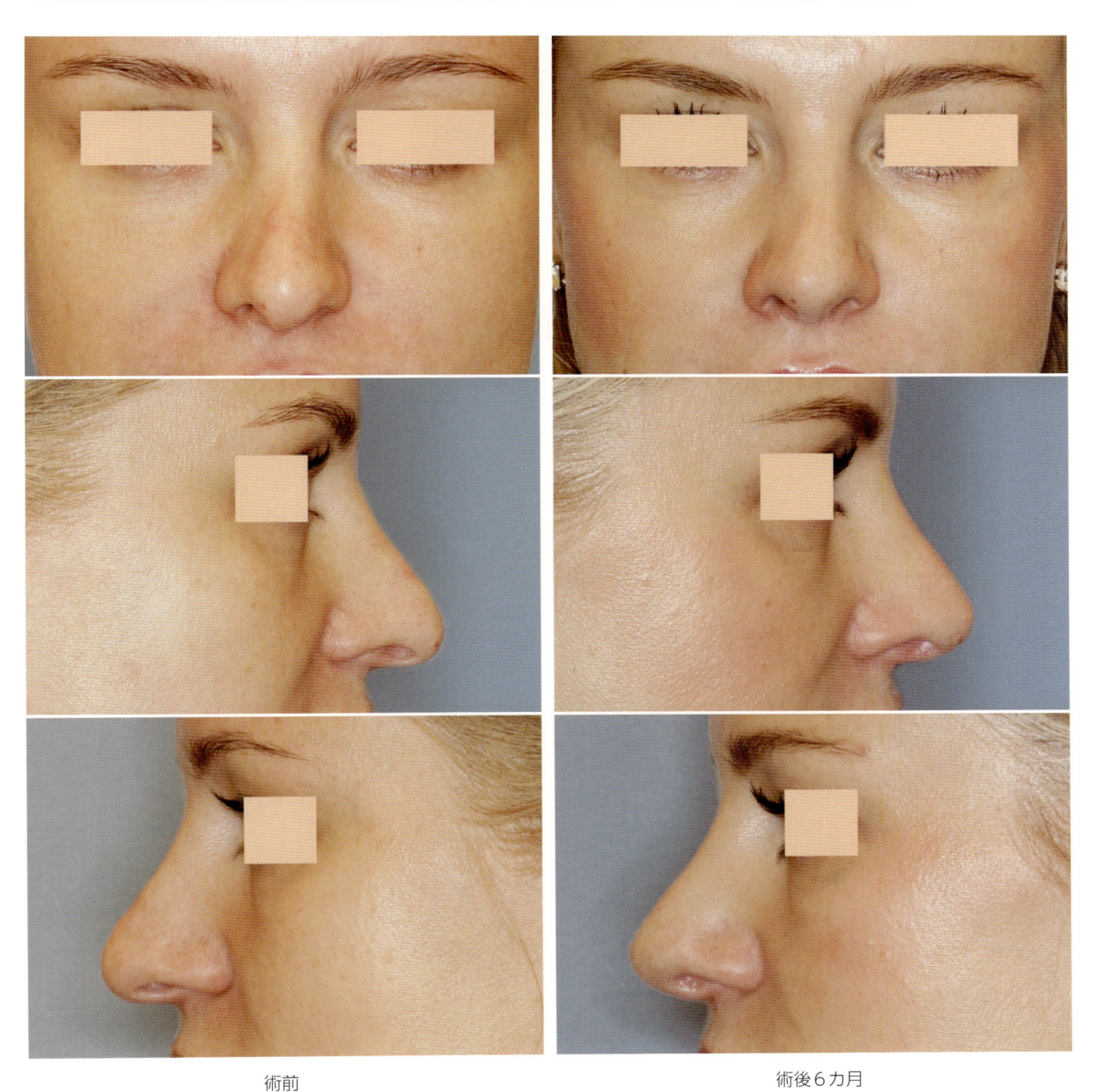

術前
正面ではinfratip lobuleが太く、鼻柱の下方突出が顕著である。側面では鼻柱〜鼻尖部のdroopingが目立っている。この患者は白人女性であるが、西洋ではこのような鼻尖形態は嫌われる。

術後6カ月
鼻尖挙上術の効果で、正面、側面ともに満足する結果となった。正面ではinfratip lobuleは目立たなくなり、同時に鼻尖部の曲がりも解消された。側面では西洋人好みのtip-upの鼻尖が形成された。

35歳　女性　鼻尖挙上術、鼻骨骨切り術、右spreader graft（鼻中隔軟骨移植）
鼻尖部は正面ではinfratip lobuleの太さ、曲がり、下垂を改善すべき鼻腔内での皮膚切除、耳介軟骨によるcolumellar strutによる鼻尖挙上術を施行した。鼻背部右側の陥凹部にはspreader graftを追加した。

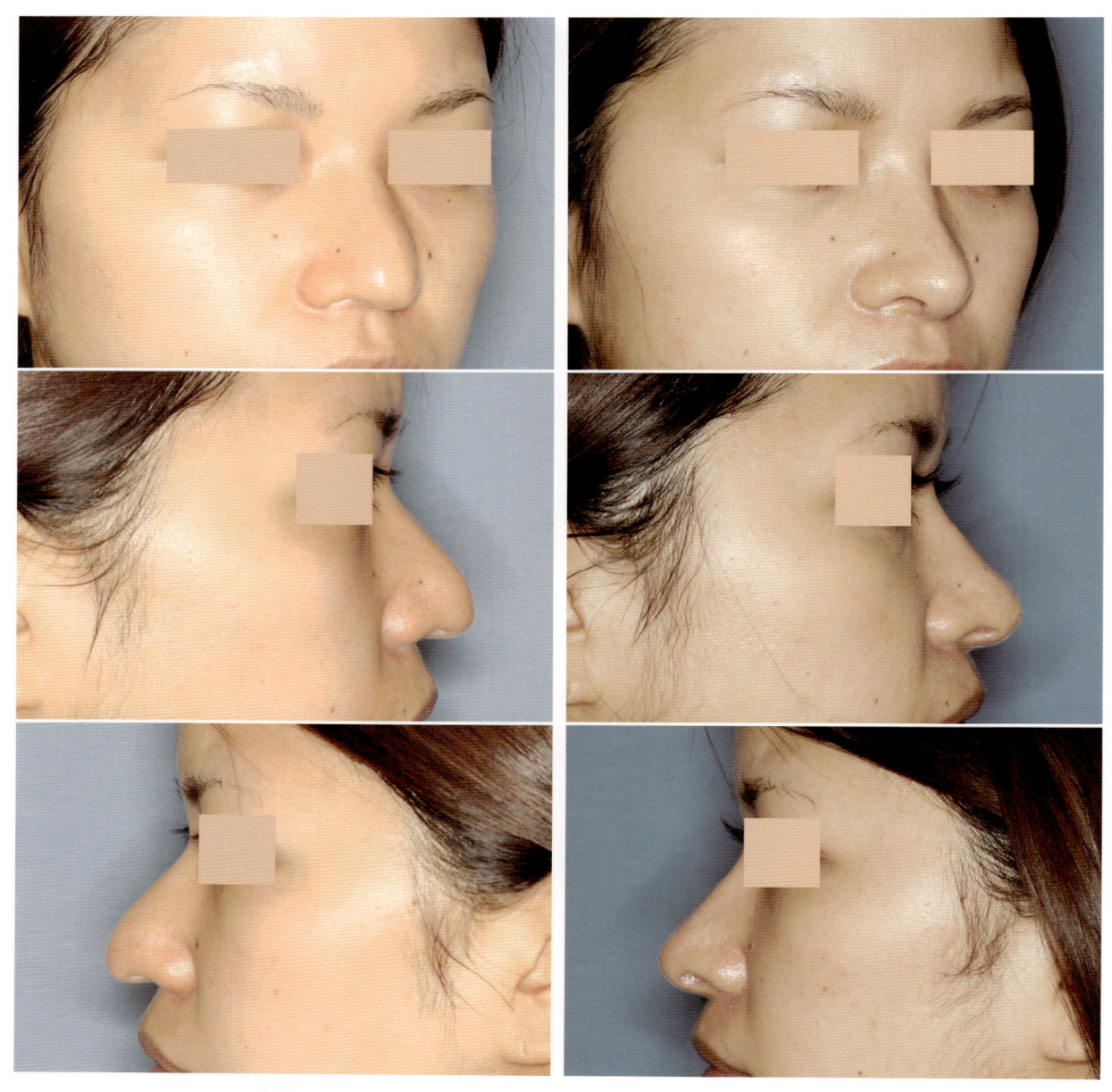

術前
鼻尖部の高さは不足しており、鼻柱は後退し、鼻唇角は鋭角であった。さらに鼻尖上部は凸であり、鼻尖部の突出点は不明瞭であった。

術後2年2カ月
ハンプ切除による鼻背部のリダクション効果と鼻尖部増高の効果により、側面ではバランスの良いラインが形成された。TDPも明瞭となり、鼻柱下降効果とともに女性的な鼻尖形態が得られた。

29歳　女性　鼻尖挙上・鼻柱下降術（鼻中隔延長術）、鼻骨骨切り術（ハンプ切除）
鼻尖部の増高・挙上と鼻柱・鼻唇角の下降を目的として、鼻中隔延長術を施行した。鼻中隔軟骨をドナーとした。

Section IV 鼻尖下降術

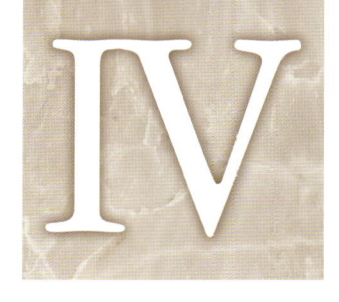

　日本人では短鼻が多いため、本来であれば鼻尖縮小手術と並んで適応が多い手術である。しかし、患者は普段の生活で正面から鼻を見ることは多いが、横顔はあまり気にしない傾向がある。美しい鼻尖を形成するためには、正面のみならず、側面、斜位でも美しくある必要があり、鼻尖の突出（TPP）の程度と位置決めは大変重要である。

　鼻中隔軟骨をドナーとした鼻中隔延長術（septal extension graft）で安定した結果が得られる。

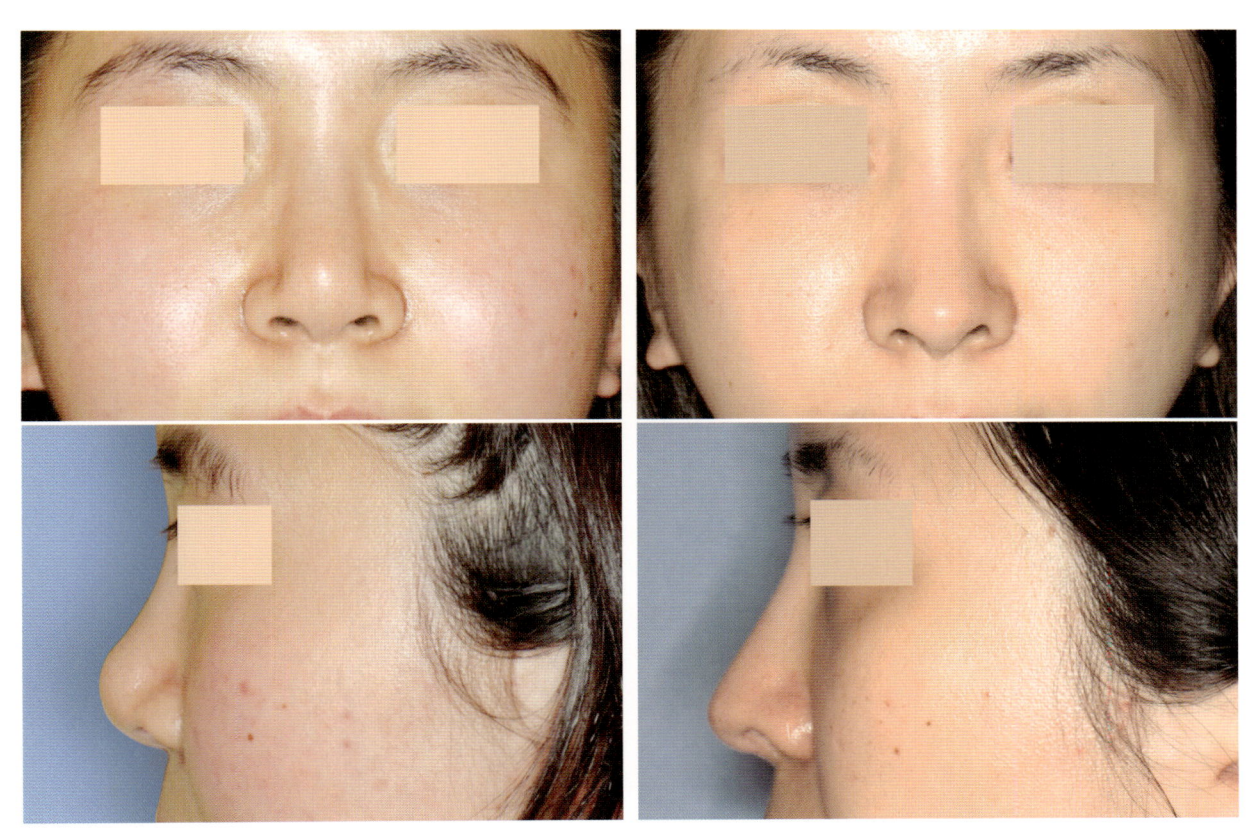

術前
他院で鼻形成術を過去に6回受けていた。正面では鼻柱部と鼻翼部のバランスが悪く、側面では短鼻が強く、鼻尖突出点がかなり頭側に位置していた。

術後6年2カ月
側面では鼻尖部は水平・垂直方向ともに満足すべき位置となった。I型インプラントの併用で鼻背から鼻尖にかけて美しいラインを形成している。

24歳　女性　鼻尖下降術（鼻中隔延長術）、隆鼻術（I型シリコン・インプラント）
全身麻酔下に肋軟骨を採取し、オープン法で鼻尖、鼻柱を尾側に延長させた。肋軟骨を選択した理由は過去数回の手術で鼻自体の瘢痕が強く、下方に延長するためには強固な支持性が必要と考えたからである。

V 鼻尖二次修正手術

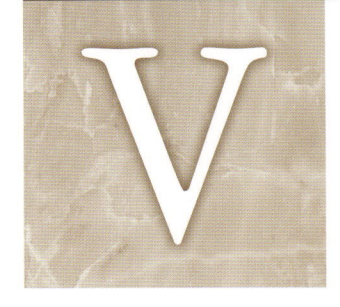

　鼻尖縮小手術の際に軟部組織、鼻翼軟骨などを切除しすぎたり、損傷したりした場合にピンチノーズなどの鼻尖の変形を起こすことがある。この修正法は修得しておくと役立つことがある。

1. 適応と方法

1 Lateral crural spanning graft

　鼻尖軟骨を左右に広げてcollapseを起こした外側脚をrepositioningするには、本法が良い適応になる。また、鼻尖を軽度下降させることにも応用できる。ドナーには、鼻中隔軟骨あるいは耳介軟骨を利用する。

2 手術手技

　本症例は過去に行われた鼻尖手術の結果、鼻尖のprojectionがなくなり、ピンチノーズ変形を起こした症例である。

　筆者はオープン法を選択した。鼻尖縮小術（Tardy変法）に続いて、鼻中隔軟骨をダイヤ型に細工し、spanning graftとして鼻尖部頭側に挿入する。

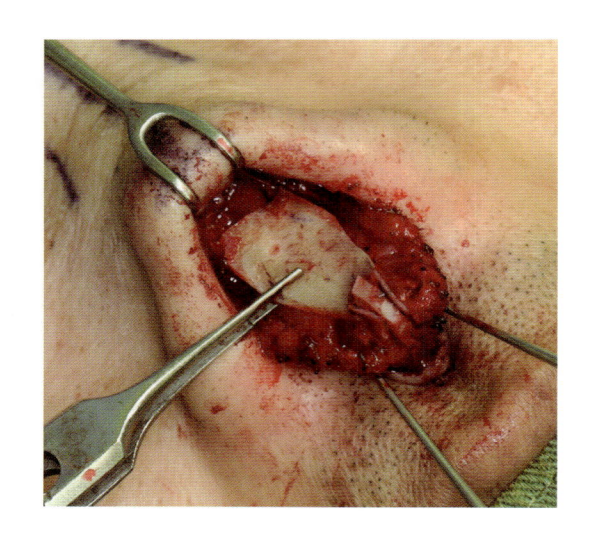

この移植軟骨はある程度の強度が必要なので鼻中隔軟骨が適しており、大きさは適宜調整する。

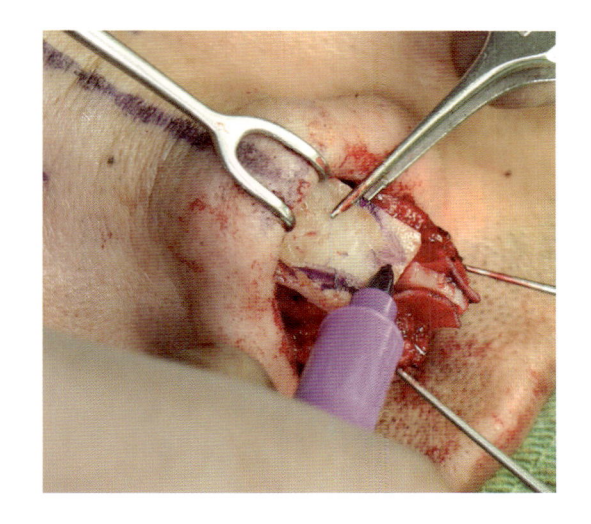

この軟骨の尾側はcolumella strutに縫合する。頭側はTDPの下降具合を確認しながら、鼻中隔角部に強固に縫合固定する。

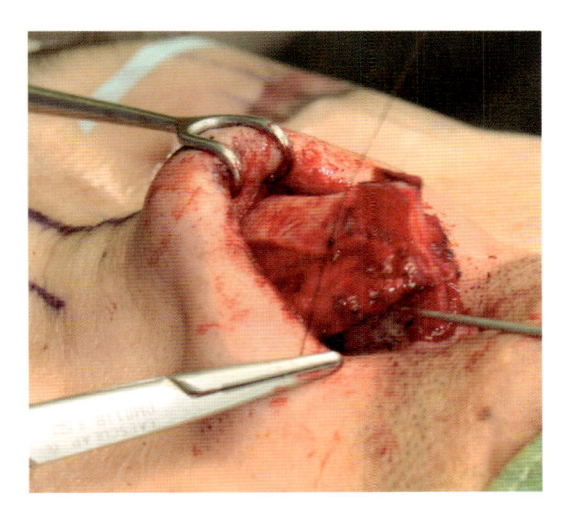

最後に切り離されている外側脚の頭側とこのspanning軟骨を縫合し終了する。

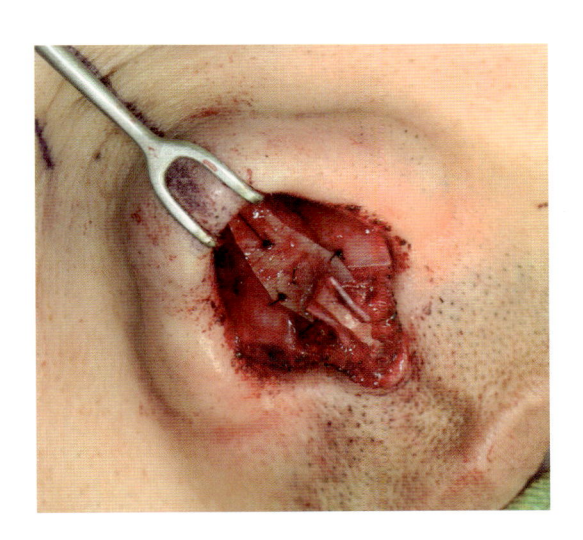

2. 症 例

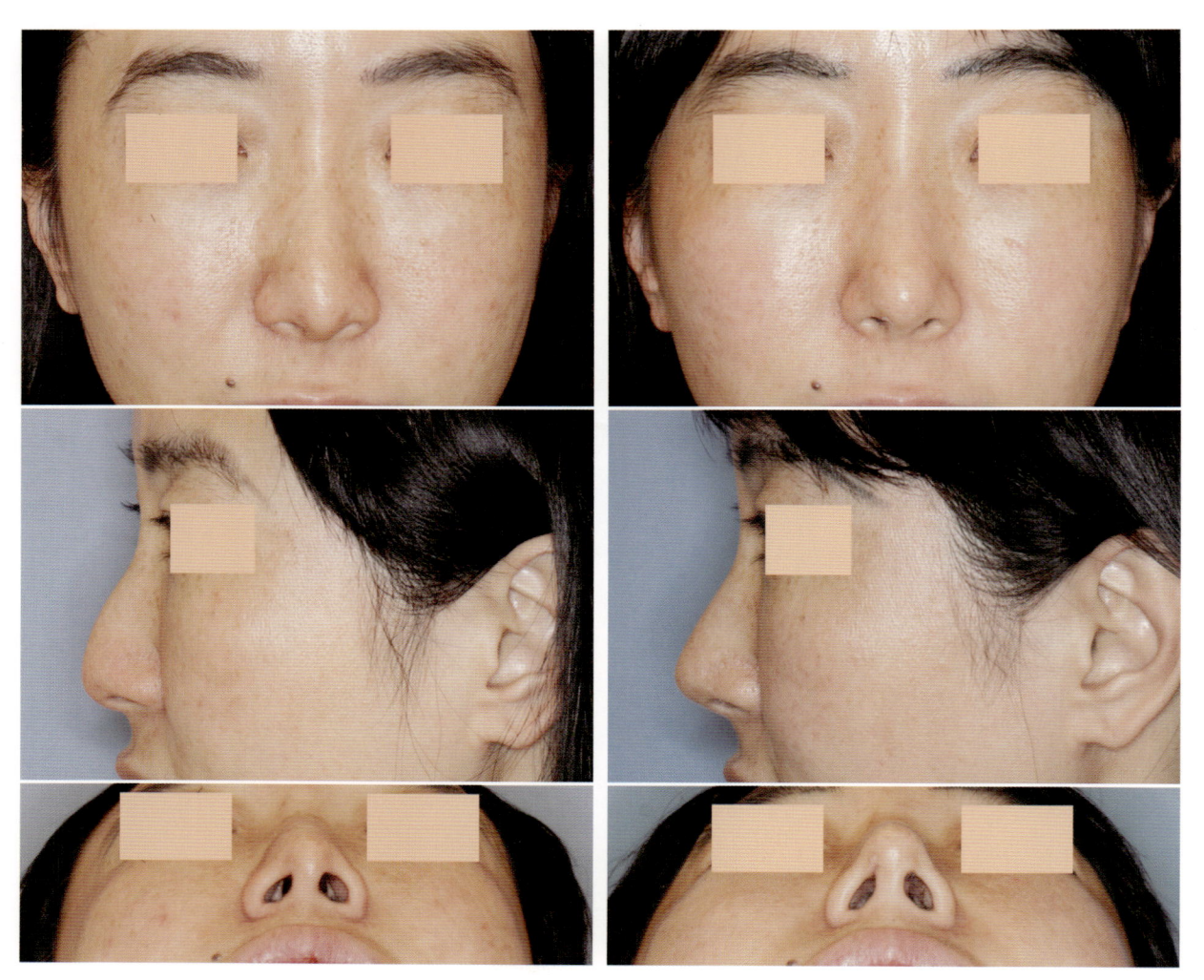

術前
他院における鼻尖縮小手術後の変形であった。正面では鼻尖の右側が陥没してピンチノーズ様変形を来たしていた。側面では鼻背部に対して鼻尖部のprojectionが不足していた。底面では鼻孔の左右差が顕著であった。

術後10カ月
正面では鼻尖右側のcollapseは解消され、ピンチノーズ様変形は改善している。側面では鼻尖部のprojectionが増高され、鼻背ラインはほぼストレートとなった。

51歳　女性　鼻尖二次修正手術
オープン法で鼻尖部のinterdomal sutureの糸を一度ほどいて、鼻中隔軟骨を採取しLCSGを施行した。

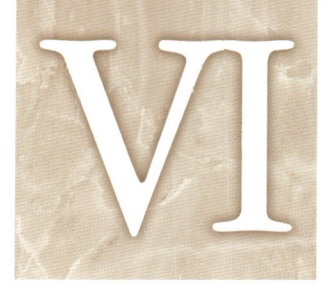

Section VI 鼻尖形成術における合併症とその予防

　鼻尖形成術はどれだけ手技に精通しても、ある一定の確率で合併症が起こる。以下に合併症を列記するが、変形が起こった場合にはその修正は決して簡単ではない。初回手術ではすべての操作を慎重に行い、合併症を予防することが肝要である。

1 Polly beak 変形

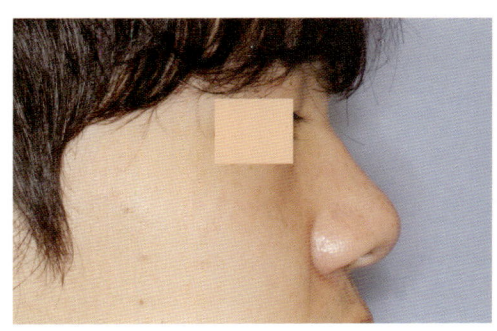

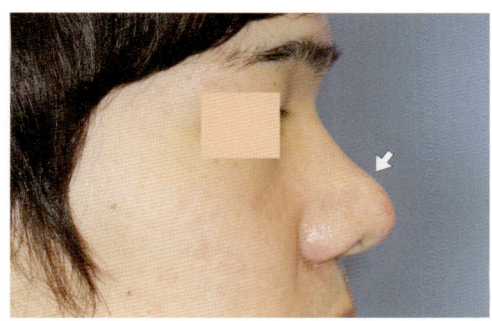

術前　　　　　　　　　　術後1カ月

　術後にsupratipからtipにかけて凸変形が起こることがある。この原因として、前中隔角での軟骨性鼻背の剝離不足、過度の瘢痕組織形成、術後の鼻尖突出低下をもたらす不十分な鼻尖の支持性などが考えられる。
　術中に側面からチェックして変形の可能性があるようであれば、突出点での皮下組織を減量する。さらに、術後のテーピングの際には突出部に濡れ綿を挟んで適度な圧力で圧迫固定する。
　もし術後にこの変形が起こった場合には、ステロイド局所注射、レストン＋スプリントの圧迫固定を行う。

2 鼻孔縁のくびれ、陰影（alar rim collapse）

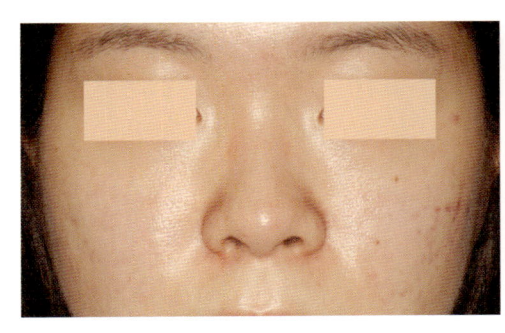

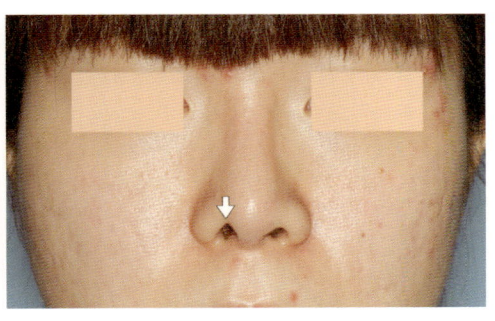

術前　　　　　　　　　　術後5カ月

鼻腔内からの剝離操作で誤って鼻翼軟骨を切断して、その連続性がなくなってしまった場合、鼻翼軟骨を過剰切除した場合など術後に鼻孔縁にくびれ（notching）が生じやすい。鼻翼軟骨は愛護的に取り扱う。もし閉創時にnotchingが疑わしい場合には、alar rim contouring graftを検討する。術後にcollapseが起こってしまった場合には、鼻孔縁形成術（☞第6章）で修正することになる。

3 ピンチノーズ変形

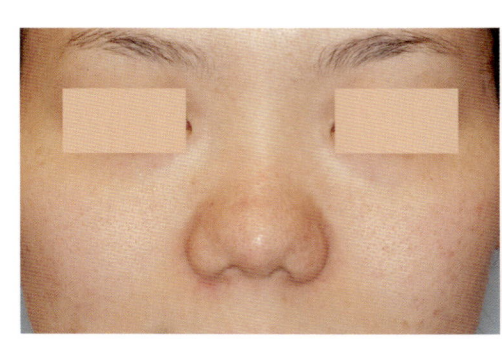

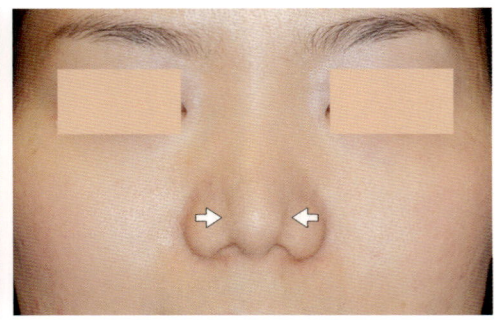

術前　　　　　　　　　　　術後1.5カ月

　鼻尖の皮下組織を過度に切除した場合、鼻翼軟骨の外側脚を過度に切除した場合などに、その部位が陥凹して鼻尖が摘んだような不自然な細さとなる。また、術後のギプス固定の圧迫が強すぎると同様にピンチノーズ変形を来たすが、その場合には経過とともに徐々に改善してくることが多い。6カ月経過後でも変形が残った場合にはlateral crural spanning graft（LCSG）などで修正することになる。

4 皮膚凹凸

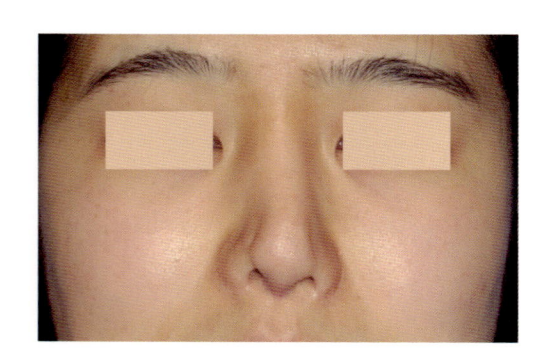

　過去8年で鼻尖部の手術を5回受けており、鼻翼軟骨、鼻尖部皮下組織のダメージが強く、凹凸変形が顕著な症例である。本症例は非可逆的な後遺症であり、修正手術は極めて難しい。
　凹凸部位皮下に耳介軟骨移植、筋膜移植などを行うしかないが、無効なことも多い。ヒアルロン酸注入などを繰り返すほうが望ましい。

5 皮膚壊死

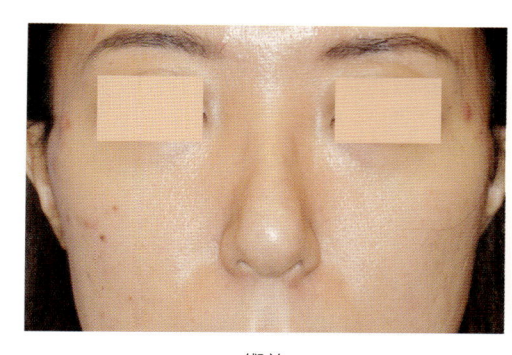

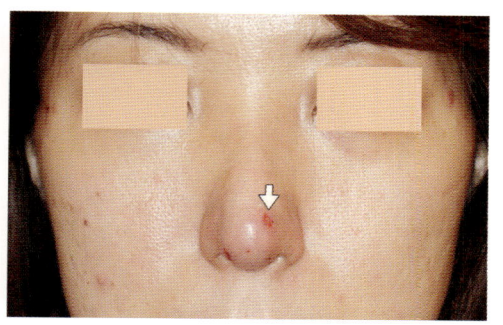

| 術前 | 術後5日 |

　非常にまれである。鼻尖の皮下剝離が浅く皮下血管網を損傷したり、術後のテープやギプスなどの圧迫による血行障害が原因と考えられる。軟膏などで上皮化するのを待つが、陥凹変形が残った場合には治療には難渋する。本症例はepidermal necrosisであったため、保存的治療で変形を残さず治癒した。

6 移植軟骨触知（visible）

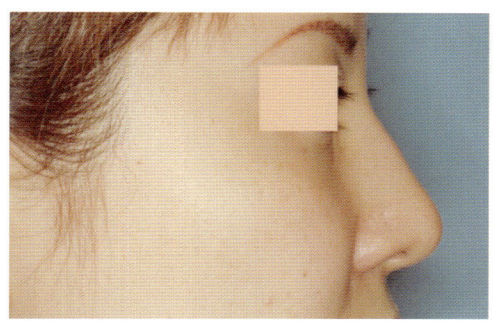

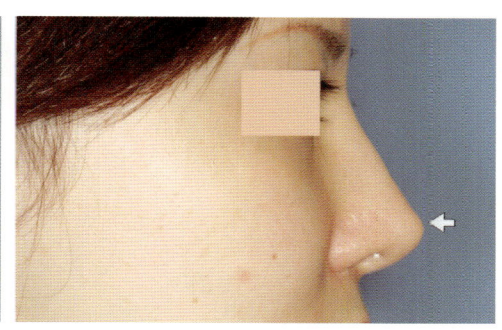

| 術前 | 術後11カ月 |

　鼻尖部に移植した軟骨が数カ月、時に数年後に皮下に触れたり、浮き出てくることがある。
　筆者がonlay graftに軟骨は使わず軟部組織を好んで使用するのは、この合併症を避けるためである。

鼻尖縮小術後のaesthetic complication

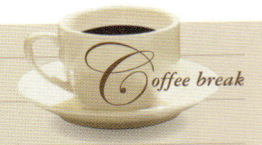

　一般的には合併症、後遺症として論議されることはありませんが、筆者が気になっている鼻尖形成術の盲点は、以下の点です。

1. 鼻孔-lobuleバランスが崩れる

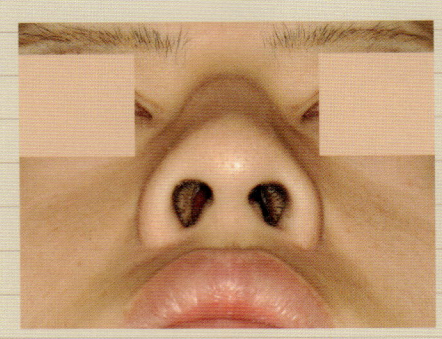

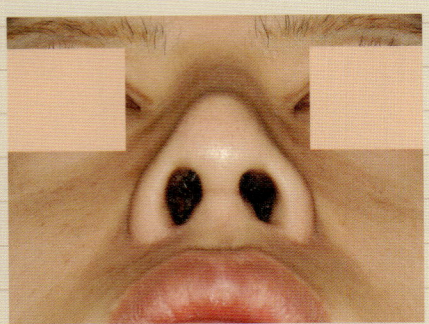

　軸位から見た場合に、鼻孔：lobuleは2：1であるとバランスが良いといわれています。ところが、鼻尖縮小術を行った後はlobuleの比率が大きくなり、時に1：1になることもあります。軸位で見た際の形態的な不自然さは致し方ないと諦めるしかありません。

2. 正面から鼻孔を見た際のnotching

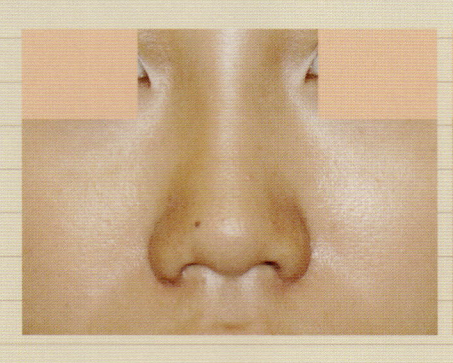

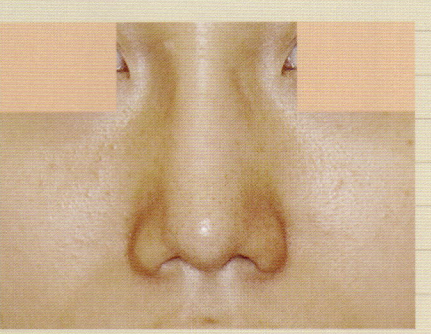

　鼻尖縮小術後に正面から鼻孔を見ると、なめらかな鼻孔縁であることは珍しく、程度の差こそあれnotchingがみられます。鼻孔縁の形態に注目して鼻尖縮小術を行うのであれば、alar rim cotouring graftを併用することになりますが、その場合には鼻尖縮小効果が減じる、というジレンマに陥ります。

■ Suggested Readings

1) The difficult nasal tip.
   Peck GC
   Clin Plast Surg. 1977 Jan;4(1):103-10

2) The onlay graft for nasal tip projection.
   Peck GC
   Plast Reconstr Surg. 1983 Jan;71(1):27-39

3) Surgery for the bulbous nasal tip.
   McKinney P, Stalnecker M
   Ann Plast Surg. 1983 Aug;11(2):106-13

4) Tip suspension suture for superior tip rotation in rhinoplasty.
   Davidson TM, Murakami WT
   Laryngoscope. 1983 Aug;93(8):1076-80

5) Nasal tip projection: counterpoint.
   Lewis JR Jr
   Plast Reconstr Surg. 1987 Sep;80(3):356-65

6) Misadventures in nasal tip surgery. Analysis and repair.
   Tardy ME Jr, Cheng EY, Jernstrom V
   Otolaryngol Clin North Am. 1987 Nov;20(4):797-823

7) The tip graft. In Johnson CM, Toriumi DM. Open Structure Rhinoplasty.
   Johnson CM, Quatela VC, Toriumi DM, Biggerstaff RJ
   Philadelphia: WB Saunders, 1990, pp 163-178

8) A new approach for the refinement of the very broad nasal tip.
   Chait L, Ritz M
   Br J Plast Surg. 1991 Nov-Dec;44(8):572-4

9) Distant effects of dorsal and tip grafting in rhinoplasty.
   Constantian MB
   Plast Reconstr Surg. 1992 Sep;90(3):405-18, discussion 419-20

10) Correction of the pinched nasal tip with alar spreader grafts.
    Gunter JP, Rohrich RJ
    Plast Reconstr Surg. 1992 Nov;90(5):821-9

11) A newly designed minigraft to achieve angularity and projection of the nasal tip: the asymmetrical bipyramidal graft.
    De Carolis V
    Ann Plast Surg. 1993 Feb;30(2):122-30

12) Functional effects of alar cartilage malposition.
    Constantian MB
    Ann Plast Surg. 1993 Jun;30(6):487-99

13) Crushed cartilage grafts over alar dome reduction in open rhinoplasty.
    Hamra ST
    Plast Reconstr Surg. 1993 Aug;92(2):352-6

14) Cartilage grafts in open rhinoplasty.
    Arden RL, Crumley RL
    Facial Plast Surg. 1993 Oct;9(4):285-94

15) Transdomal suture refinement of the nasal tip: long-term outcomes.
    Tardy ME Jr, Patt BS, Walter MA
    Facial Plast Surg. 1993 Oct;9(4):275-84

16) The overprojecting nose: anatomic component analysis and repair.
    Tardy ME Jr, Walter MA, Patt BS
    Facial Plast Surg. 1993 Oct;9(4):306-16

17) Repositioning the lateral alar crus.
    Hamra ST
    Plast Reconstr Surg. 1993 Dec;92(7):1244-53

18) The lateral crural turnover graft: Correction of the concave lateral crus.
    McCullough EG, Fedok FC
    Laryngoscope. 1993 Apr;103(4):463-469

19) Aesthetic plastic surgery.
    Daniel RK, Regnault P, eds
    Boston: Little, Brown, 1993, pp 253-255

20) Nasal augmentation: inadequate tip projection and saddle nose deformity.
    Peck GC, Peck GC Jr
    In Gruber RP, GC, eds. Rhinoplasty: State of the Art. St. Louis: CV Mosby, 1993, p 116

21) Shaping and positioning the nasal tip without structural disruption: a new, systematic approach.
    Tebbetts JB
    Plast Reconstr Surg. 1994 Jul;94(1):61-77

22) Geometric sculpturing of the thick nasal tip.
    Hoefflin SM
    Aesthetic Plast Surg. 1994 Summer;18(3):247-51

23) Lateral crural strut graft: technique and clinical applications in rhinoplasty.
    Gunter JP, Friedman RM
    Plast Reconstr Surg. 1997 Apr;99(4):943-52, discussion 953-5

24) Double interdomal suture in nasal tip sculpturing.
    Mocella S, Bianchi N
    Facial Plast Surg. 1997 Jul;13(3):179-96

25) Nasal cartilage grafts: more than a decade of experience.
    Collawn SS, Fix RJ, Moore JR, Vasconez LO
    Plast Reconstr Surg. 1997 Nov;100(6):1547-52

26) Basic nasal tip surgery.
    Gunter JP
    Dallas Rhinoplasty symposium. 1997;14:101

27) Rhinoplasty: the Art & the Science.
    Tardy ME Jr
    W.B.Saunders Company.1997, pp374-571

28) An 18-year experience with the umbrella graft in rhinoplasty.
    Peck GC Jr, Michelson L, Segal J, Peck GC Sr
    Plast Reconstr Surg. 1998 Nov;102(6):2158-65, discussion 2166-8

29) Suture techniques in rhinoplasty by use of the endonasal approach.
    Gruber RP
    Aesthetic Surg J. 1998 Mar-Apr;18(2):99-103

30) Anatomic basis and clinical implications for nasal tip support in open versus closed rhinoplasty.
    Adams WP Jr, Rohrich RJ, Hollier LH, Minoli J, Thornton LK, Gyimesi I
    Plast Reconstr Surg. 1999 Jan;103(1):255-61, discussion 262-4

31) The anatomic tip graft for nasal augmentation.
    Gruber RP, Grover S
    Plast Reconstr Surg. 1999 May;103(6):1744-53

32) Nasal tip plasty using various techniques in rhinoplasty.
    Lee KC, Kwon YS, Park JM, Kim SK, Park SH, Kim JH
    Aesthetic Plast Surg. 2004 Nov-Dec;28(6):445-55

33) Accuracy of predissection assessment of the lower lateral cartilage configuration: a cadaveric study.
    Anari S, El Badawey MR, Carrie S
    Aesthet Surg J. 2010 Jan;30(1):36-8

34) Comparison of techniques used to support the nasal tip and their long-term effects on tip position.
    Dobratz EJ, Tran V, Hilger PA
    Arch Facial Plast Surg. 2010 May-Jun;12(3):172-9

35) The hemitransdomal suture for narrowing the nasal tip.
    Dosanjh AS, Hsu C, Gruber RP
    Ann Plast Surg. 2010 Jun;64(6):708-12

36) Versatility of three-dimensional total alar cartilage dissection in aesthetic rhinoplasty.
    Yun IS, Rah DK, Kim SM
    J Craniofac Surg. 2010 Nov;21(6):1922-5

37) Alar cartilage used as tip grafts in secondary silicone augmentation rhinoplasty in Chinese patients.
    Gao F, Yin NB, Ji Y, Song T, Li HD
    J Craniofac Surg. 2011 Mar;22(2):614-6

38) The "X-graft" for nasal tip surgery.
    Jung DH, Loh I
    Plast Reconstr Surg. 2011 Aug;128(2):79-80

39) A multilayer cartilaginous tip-grafting technique for improved nasal tip refinement in Asian rhinoplasty.
    Jang YJ, Min JY, Lau BC
    Otolaryngol Head Neck Surg. 2011 Aug;145(2):217-22

40) The crooked nasal tip.
    Warner J, Adamson P
    Facial Plast Surg. 2011 Oct;27(5):442-55

41) Primary nasal tip surgery: a conservative approach.
    Klinger M, Caviggioli F, Forcellini D, Bandi V, Maione L, Vinci V, Pagliari AV, Klinger F, Mazzola RF
    Aesthetic Plast Surg. 2012 Jun;36(3):485-90

42) Effect of nasal tip skin thickness on the outcome of tip refining surgery quantified previously.
    Tasman AJ
    Otolaryngol Head Neck Surg. 2011 Nov;145(5):881

43) Nasal tip contouring using lower lateral cartilages.
    Bilen B, Kilinc H, Tenekeci G
    J Craniofac Surg. 2011 Nov;22(6):2214-9

44) Nasal tip modifications.
    Schinkel ML, Nayak LM
    Oral Maxillofac Surg Clin North Am. 2012 Feb;24(1):67-74

45) The alar-spanning suture: a useful tool in rhinoplasty to refine the nasal tip.
    Perkins SW, Sufyan AS
    Arch Facial Plast Surg. 2011 Nov-Dec;13(6):421-4

46) Stabilization of nasal tip support in nasal tip reduction surgery.
    Sazgar AA, Most SP
    Otolaryngol Head Neck Surg. 2011 Dec;145(6):932-4

47) Does the open rhinoplasty incision decrease nasal projection?
    Coskun BU, Sozen E, Seneldir S, Ozkaya I, Yildirim O, Korkut AY, Dadas B
    Eur Arch Otorhinolaryngol. 2012 Mar;269(3):867-70

48) Mechanical analysis of the effects of cephalic trim on lower lateral cartilage stability.
    Oliaei S, Manuel C, Protsenko D, Hamamoto A, Chark D, Wong B
    Arch Facial Plast Surg. 2012 Jan-Feb;14(1):27-30

Chapter 3 鼻翼形成術
Alar Base Surgery

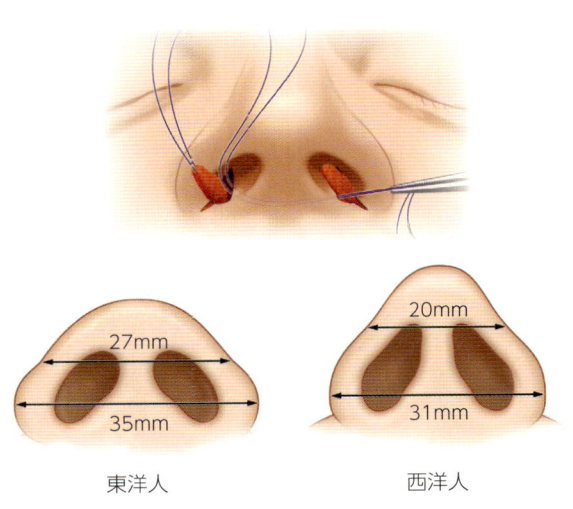

I 適応と手術計画

II 一般的に行われている鼻翼縮小術

III 筆者の行っている鼻翼形成術

IV 鼻翼形成術における合併症とその予防

東洋人　27mm / 35mm

西洋人　20mm / 31mm

鼻翼形態は人種的な特徴が表れる部位である。
西洋人と比較すると、東洋人では鼻翼が厚く、彎曲、張り出しが強く、鼻翼幅が広いという特徴がある。
わが国では鼻翼形態を改善したいという要望は非常に多いが、
一方欧米の鼻形成手術専門書を紐解いても鼻翼に関する章は取り扱いが小さく、
患者の需要がそれほど多くないことが伺える。

鼻翼手術を希望する患者の多くは、鼻翼を小さく（reduction）したいという要望である。
鼻翼縮小手術に際しては個々の患者に応じて切除部位、切除幅をデザインする柔軟なアプローチが要求される。
同一患者の左右の鼻翼で術式、切除部位、切除幅が異なることもしばしばある。
その点では"鼻翼縮小術"という画一的な手術法は存在しない。

Introduction

鼻翼形成が難しい理由

　鼻翼の形成は、数ある鼻形成術の中でも難易度が高いと考えられる。鼻翼には解剖学的に手術を阻害する多くの要因があり、それらが手術を困難なものにしている。

1. 鼻尖から鼻翼にかけては皮膚が厚く、皮脂腺が豊富に存在しているため感染を起こしやすい。また、鼻翼部の組織を切除する際には、皮脂腺が創面で切断されて小さい皮様嚢胞（dermoid cyst）をつくるために陥凹瘢痕を残すことがある。鼻翼部ではこのような解剖学的特性から、縫合テクニックの如何にかかわらず傷跡が目立つ可能性があり、さらにその傷跡は修正（scar revision）することが難しい。そのため、経験豊富な外科医ほど鼻翼外面での切開を躊躇する傾向が強く、手術効果は限られたものになるという悪循環に陥っているのである。

2. 鼻翼の解剖構造として、下端（尾側）は可動性があるが、中央より頭側では梨状孔縁と強固に付着しているため可動性がほとんどない。したがって、鼻翼縮小術の際に鼻翼全体の幅を狭めようとしても、鼻翼尾側は狭まるが頭側は狭まらないことになる。術前に患者の鼻翼形態を正しく評価したうえで手術適応を検討しないと、術後に不自然な鼻翼形態となる可能性がある。

3. 鼻翼幅を狭めるためには、鼻腔内から鼻孔底隆起（nostril sill）を超えて鼻翼基部に至る切開で皮膚・軟部組織を切除する。狭小効果を高めようとすると必然的に鼻腔底隆起部での組織切除幅が大きくなるが、それに伴って鼻孔は小さくなる。機能面を考慮すると鼻孔の大きさはできるかぎり維持すべきである。手術効果と相反する機能低下（鼻閉）、というジレンマが外科医を悩ますことになる。

　以上のように鼻翼形成を成功に導くためには、乗り越えなければならない障壁が多い。目指すゴールは、鼻全体のみならず顔全体の中で他部位とのバランスが取れており、手術の痕跡が目立たず、自然な形態で、左右対称の鼻翼を形成することである。鼻翼はその存在が目立つ場合には悪い状態を意味することが多く、"目立たない存在"を目指すのが究極のゴールであると筆者は考える。

理想的な鼻翼形態とは？

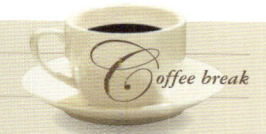

　この質問に明確に答えることができるでしょうか。
　鼻形成術にかかわるベテラン医師にとってもなかなか難しい質問だと思います。というのも、理想的な鼻翼形態というものが論じられることはないし、過去の論文を紐解いても明確な答えを見つけ出すことができないのが実情…であるためです。
　鼻翼形成術を希望する患者の多くは「小鼻（鼻翼）を小さくしたい」と表現するのですが、この表現自体が曖昧です。具体的な形態を尋ねても、「○○のような鼻翼にしてください」と希望を伝えてくることは皆無です。この点が隆鼻術、鼻尖形成術など明確な希望をもつ鼻形成術とは大きく異なるところです。
　その理由として、鼻翼はその部位だけを単独で評価するわけではなく、周囲組織との調和が大切であり、自然な形態であることが好まれるためと筆者は考えています。
　「鼻先が細くてツンとして綺麗」とか「鼻が高い、鼻筋が通っている」など理想的な鼻の形態に関して多くの表現がありますが、「あの人は小鼻が○○で素敵」といった表現を聞くことはありません。人々の意識の中には、美しい鼻翼という概念はなく、逆にあぐら鼻など短所として思いつくことがあるくらいです。結局は、鼻翼手術に期待されるのは、その短所を人並みに目立たなくしてほしいということが多いようです。
　したがって、隆鼻術、鼻尖形成術などの鼻形成術とは異なり、"理想的な鼻翼"という明確なゴールがないままに、医師・患者とも手術に臨むことになります。
　理想的な鼻翼とは？　答えは、極論になりますが
"その存在を意識させないような、目立たない存在である"
　ということになるのではないか、と筆者は考えます。
　あなたは自分の小鼻の形、大きさを意識したことがありますか？　鏡を見ないで自分の小鼻の形を思い出せるでしょうか。もし、意識したことがない、思い出せないというのであれば、まさしくそれが"理想的な小鼻"であるかもしれません。

Section I 適応と手術計画

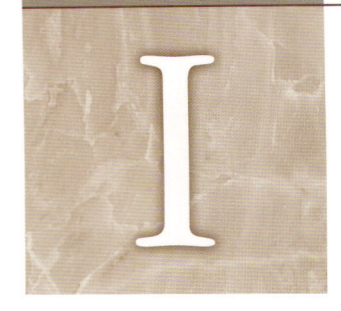

1. 術前評価

　診察の際には、鼻翼だけを単独で評価するのではなく、顔全体における鼻のバランスをチェックする。外鼻における鼻長、鼻幅、鼻の高さを確認し、そのうえで鼻翼と鼻尖との大きさの比率、鼻翼と鼻柱との位置関係など相対的評価を加える。

　以下に、重要チェック項目を挙げる。

1 鼻翼幅 (Interalar distance：IAD)

　正面で鼻翼の最外側点は、鼻翼基部の場合もあれば鼻翼中央部の場合もある。

　鼻翼幅（鼻翼間距離）を評価するには、内眼角間距離（intercanthal distance：ICD）との比較を行う。筆者の経験では日本人女性の内眼角間距離は平均35mmであり、鼻翼幅はほぼ同等で平均35mmである。40mmを超えると明らかな広鼻翼broad（wide）alar baseという状態である。

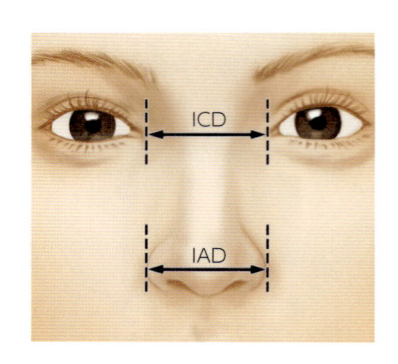

理想的にはIAD≒ICD

2 鼻翼側壁 (alar-sidewall) の大きさ

　鼻翼サイズの評価としては、鼻尖-鼻翼境界部である鼻翼溝（alar groove）から鼻翼顔面溝（alar-facial groove）までの鼻翼側壁の距離を計測する。計測部位としてそれぞれの中央部を（鼻孔縁に沿って）結び、その距離を"鼻翼長"（alar-sidewall length）とする。この"鼻翼長"という用語は筆者が本書で便宜上考案したものであり、一般的には用語として理解されないのでご了承いただきたい。

　なお筆者の経験では、日本人の平均鼻翼長は、女性で15±2mm、男性で20±2mmほどである。ただし、理想的な鼻翼長は鼻尖、鼻長などとの相対評価によるために、何mmと特定することはできない。

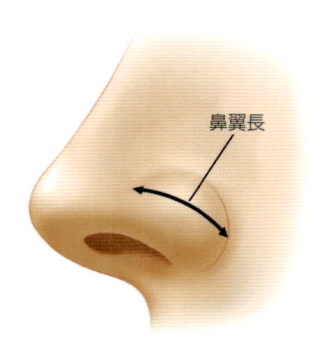

鼻翼側壁の大きさの一つの指標

3 Alar flaring

　Alar flaringとは鼻翼最外側点と鼻翼基部外側点との差のことをいい、女性平均では2mmとされる。
　鼻翼幅を縮小する場合の術式選択に際して以下の点を評価する必要がある。
1. 鼻翼基部間距離が大きい：鼻腔底皮膚切除が必要となる。
2. Alar flaringが大きい：鼻翼側壁（基部）皮膚切除が必要となる。

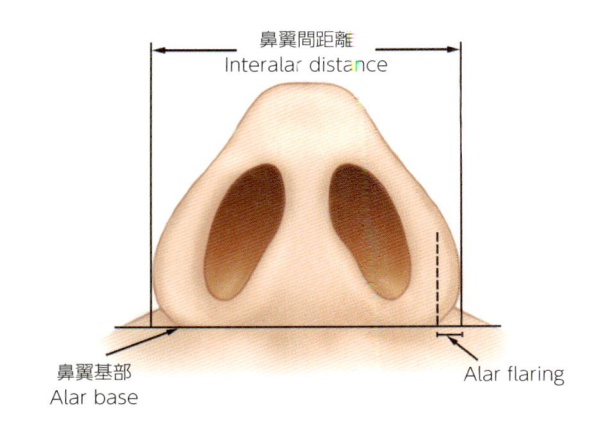

4 鼻孔の大きさ、形態（縦長、横長など）

　鼻翼幅を狭める際に、鼻孔底で皮膚・軟部組織を切除するため鼻孔は必ず小さくなる。術後に鼻閉などの機能低下を起こさないように、鼻孔の大きさは術前に必ず評価しておく必要がある。鼻孔がかなり小さい症例では切除幅を控えめにするか、手術適応外とするかの判断が必要となる。
　また、鼻孔形態も評価したうえで、術後に鼻孔形態が悪化する可能性がある場合には患者に説明しておく。

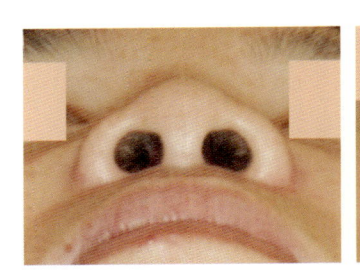

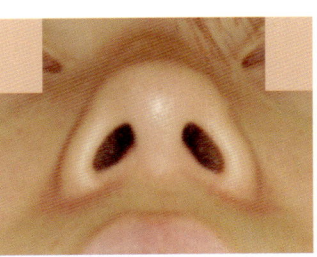

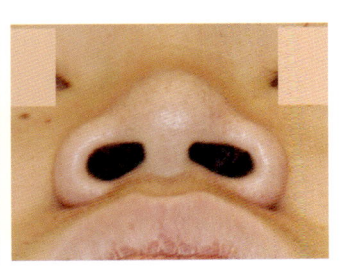

正円　　　　　楕円（ハの字型）　　　　楕円（横長型）

さまざまな鼻孔形態

5 鼻孔底隆起（nostril sill）

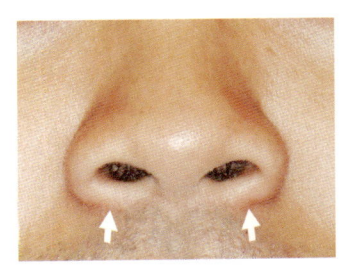

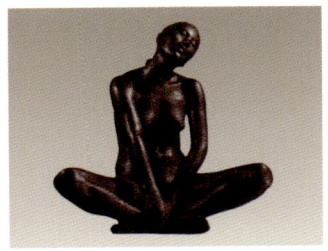

鼻孔底隆起　　　あぐらを組んでいる脚の形状に類似するため"あぐら鼻"と呼ばれる。

　鼻孔底隆起とは鼻翼基部で側壁のカーブに連続した隆起である。この隆起部が高く、長い（long nasal

sill)症例は、いわゆる"あぐら鼻"と呼ばれ、鼻翼の大きさ、彎曲が強調される。この隆起はしばしば内側隆起(footplate)につながることもある。

6 鼻翼側壁の厚み、垂れ下がり (hanging ala)

鼻翼が厚く、垂れ下がっている症例は決して多くはない。Hanging alaとは、側面から観察すると垂れ下がった鼻翼により鼻柱基部が隠れた状態である。改善手術としては、Millard法が代表的であるが、術後の形態が不自然になりがちで傷も目立つことが多く、鼻尖、鼻柱などの手術を組み合わせることによるカモフラージュ手術を検討すべきである。

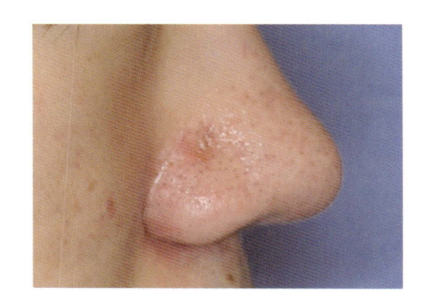

hanging ala

さらに鼻翼形成術の際には、以上の評価に併せて、鼻翼・鼻尖・鼻柱を外鼻の下1/3として、1つのユニットとしてとらえて観察することが重要である。

7 鼻尖幅

鼻尖の幅は明確に規定することができない。鼻尖−鼻翼境界部である鼻翼溝(alar groove)が明瞭な場合には、その左右の最大幅で測定することができる。また、不明瞭な場合にはinfratip lobuleの連続性でおよそ鼻翼との境界にあたりをつけることになる。東洋人の平均鼻尖幅は27mmであるが、実際はその計測部位の特定が難しい。

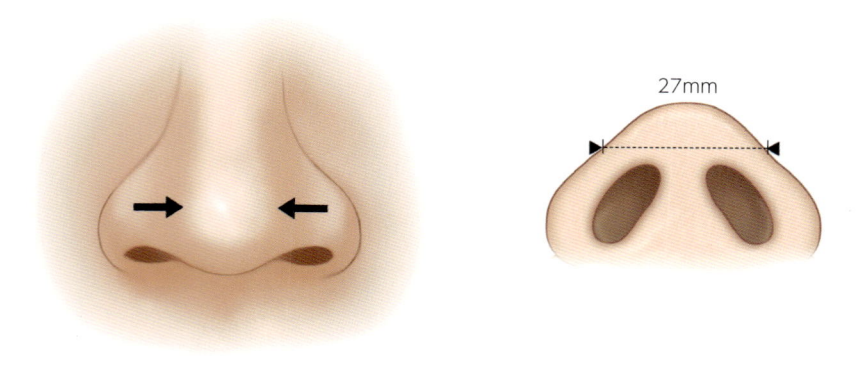

鼻翼縮小術に際しては、鼻尖幅、鼻翼幅の数値的な評価は難しいが、相対的なバランスは必ず評価する。

8 鼻翼基部と鼻柱基部との位置関係（垂直方向）
(alar-columellar relationships：ACR)

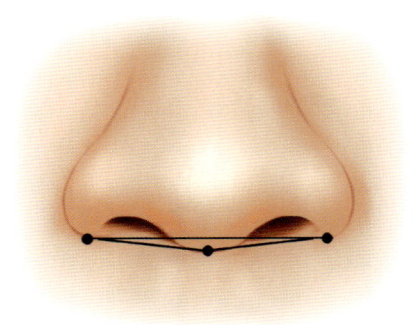

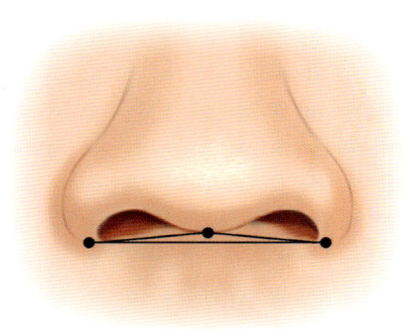

　Alar-columellar triangleは左右鼻翼基部と鼻柱基部の3点で結ばれる三角形を意味する。この三角形が下向きであることが美しい鼻のプロポーションとして必要条件である。鼻翼形成術では、そのデザインによっては鼻翼基部の位置が下降することがあり（後述）、その結果ACRを悪化させることになるので注意する。

2. 手術計画

　鼻翼縮小術を計画する場合には、1. 鼻翼幅の縮小と、2. 鼻翼サイズ（膨らみ）の縮小、とに分けて考える。

1 鼻翼幅の縮小：nasal sill excision

　鼻翼幅が35mmを超えるようであれば、手術適応があると考えてよい。ただし、鼻孔が小さい場合には、手術適応を慎重に判断する。
　鼻尖幅と鼻中央1/3（上外側鼻軟骨）での鼻幅もチェックしておかないと、鼻全体でとらえた場合には術後にバランスを崩す可能性がある。
　また、鼻翼形態では、鼻翼の上端の下端に対する位置関係が非常に重要であり、術式選択の際の重要な要素である（後述）。

2 鼻翼サイズの縮小：alar wedge excision

　鼻翼長を計測し、鼻翼側壁の組織切除の適応を検討する。鼻翼長に関する平均値の報告は過去の文献には見られない。筆者の経験では女性で12〜15mm、男性で16〜18mmを理想値と考え、それより大幅に大きければ手術適応があると考える。理想値に近づけるべく切除幅を決定するが、実際には鼻翼組織の切除幅は3〜4mmを上限とし、それを超えないことが鼻翼側壁、鼻翼顔面溝の自然なカーブを保つために重要である。これらの数値を頭に入れて、症例に応じた適切な切除幅を決定することになる。
　また、本術式は、鼻翼長に関係なく鼻翼形態的改善を目的に、鼻翼側壁の外側への張り出し、彎曲が

強いalar flaring症例にも適応される。

なお、鼻翼手術では、術後の傷跡が問題になることがあり、鼻翼の皮脂腺の発達状態を見極めたうえで適応を判断する。

これら2種類の手術方法は目的が異なるが、実際にはそれぞれの手術を単独で行うこともあるし、併用で行うこともある。ただし、単独で行う際にはさまざまな問題が起こり得るので、術前の詳細な評価でこれらを避けなければならない。

3. 手術適応の検討

1 鼻翼幅縮小(鼻孔底組織切除)の単独手術のpitfall

1) 鼻翼側壁の中央から頭側で外側への張り出しが強い症例に対して

本術式だけを単独で行った場合には、鼻翼基部(尾側)だけが中央に引き寄せられる。このため、頭側はいっそう張り出しが強調される結果となり、術後形態は悪化する。

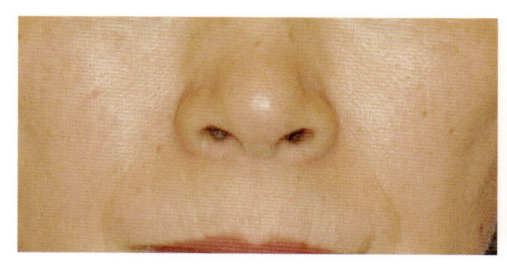

術前　　　　　　　　　　術後1カ月

術後に鼻翼は不自然な形態となっている。

術前に鼻翼の張り出している部位を特定することが重要である。鼻翼頭側が張り出している症例では、鼻翼側壁の組織切除あるいは鼻尖縮小術を併用しなければならない。

2) 術前より鼻孔縁にくびれ(notching)がある症例に対して

単独手術を行った場合には術後にくびれが強調され、鼻孔縁が不自然に見えることが多い。術後に患者のクレームになることは少ないが、対策として鼻孔縁軟骨移植(alar rim graft)などを検討するとよい。

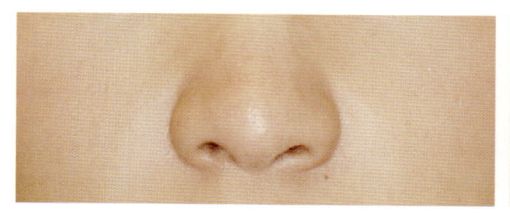

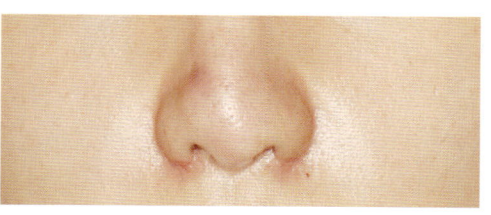

術前　　　　　　　　　　術後5カ月

術後に鼻孔縁のくびれ(notching)が強調されている。

2 鼻翼サイズ縮小（鼻翼側壁組織切除）の単独手術のpitfall

　鼻尖と鼻翼は鼻翼溝によって境界されるが、鼻翼溝の深さは個人差がある。鼻翼溝の浅い患者に本術式を単独で行った場合には、鼻翼側壁の彎曲（膨らみ）が平坦化するために鼻翼溝がさらに不明瞭になることが多い。

　鼻尖‐鼻翼境界が不明瞭になると、鼻尖は太く、平坦に見える。

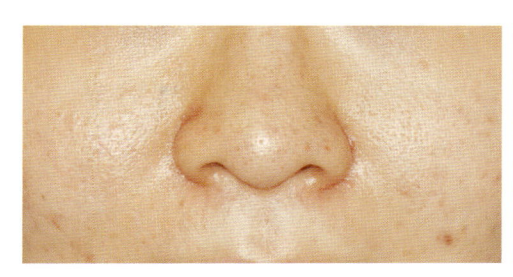

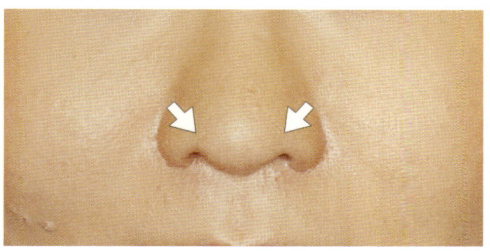

術後に鼻翼と鼻尖のバランスは悪化し、鼻尖は太くなったように感じられる。

　術前に鼻翼溝の深さを評価し、浅い場合には鼻尖縮小術の併用が有効である。

4. 併用手術の検討：aesthetic complicationの予防

　鼻翼は他部位とのバランスが重要な部位であるため、バランスを考慮しないで鼻翼手術を単独で行った場合には術後の鼻形態がしばしば悪化する。とりわけ以下のポイントは必ず抑えておく必要がある。

1 鼻尖幅

　鼻翼手術を計画する場合には、つねに鼻尖手術併用の可能性を念頭に入れておく。というのも鼻翼縮小術を単独で行った場合には、両側から鼻翼が引き寄せられることになり、術後に鼻尖が丸く太く見えることがあるためである。底面からnasal vaultを観察すると全体の形状が三角から四角になり、プロポーションとして美容的には好ましくない。

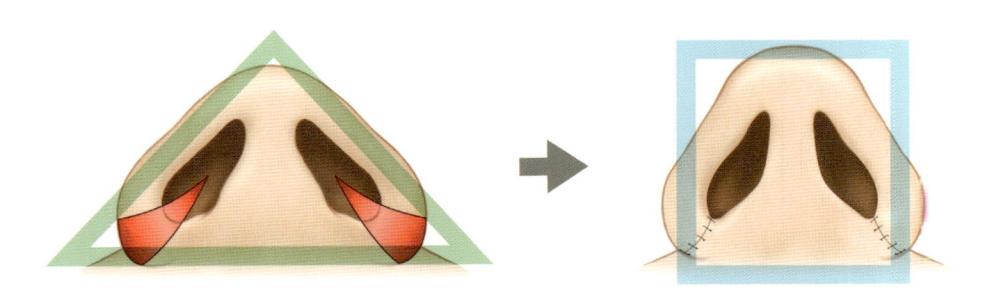

　鼻尖幅と鼻翼幅のバランスを術前に評価することは非常に重要で、必要に応じて両者の縮小術を同時に行う。ちなみに、現在では筆者は鼻翼幅縮小術を単独で行うことはほとんどなく、実際にはほぼ全例で鼻尖縮小術を併用している。

2 鼻翼-鼻柱の位置関係（ACR）

　鼻孔底隆起で皮膚・軟部組織を切除する際には、通常は鼻翼基部のつけ根より尾側（上口唇）の皮膚を切除することになる。その結果、術後に鼻翼基部は尾側に移動し、鼻柱基部との位置関係（ACR）が悪化することが少なくない。

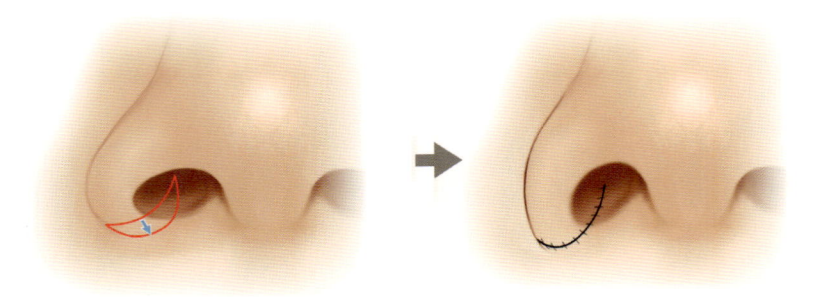

一般的な鼻翼基部切除デザイン
術後に鼻翼基部は尾側に移動するため、ACRは悪化する。

　そこで、筆者は現在、鼻翼基部において基部が下降することのないデザインで鼻翼縮小を行っている。

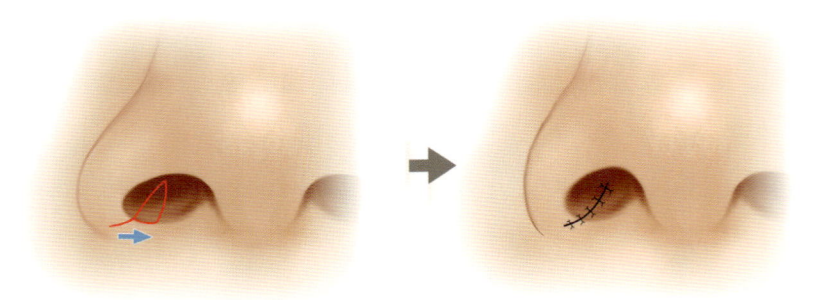

筆者のデザイン
術後に鼻翼基部は尾側に移動しない。

　また、特に術前より鼻翼基部が鼻柱基部より尾側に位置している症例では、ACRを改善するために、鼻柱下降術、鼻翼挙上術などの併用を検討すべきである。

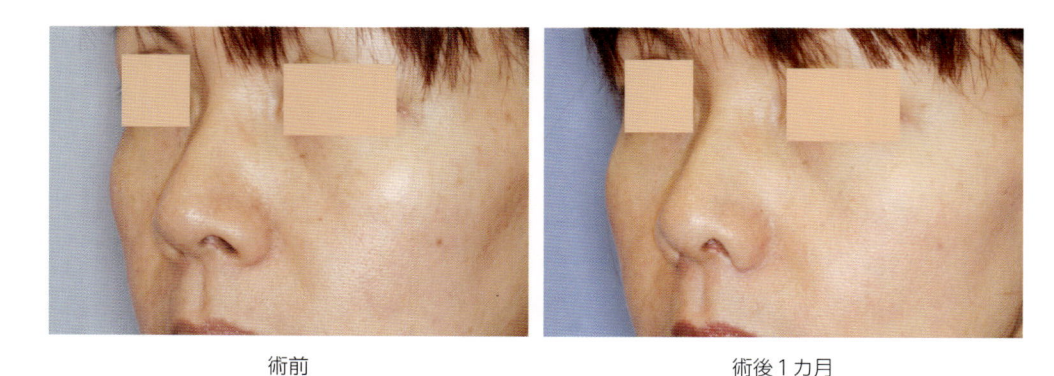

術前　　　　　　　　　　　　　　術後1カ月
術後鼻翼基部が尾側に下降しており、ACRは悪化した。

Section II 一般的に行われている鼻翼縮小術

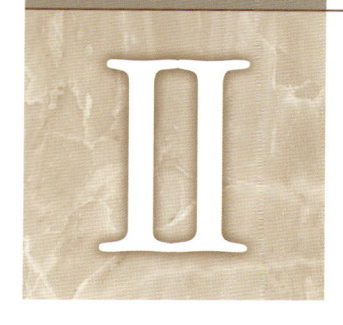

鼻翼縮小術はその目的によって下記の2つに大別される。
1. 鼻翼幅を狭める目的で鼻腔底の皮膚・軟部組織を切除（nasal sill excision）
2. 鼻翼サイズを縮小、あるいは側壁の強い彎曲を改善する目的で鼻翼基部の皮膚・軟部組織を切除（alar wedge excision）

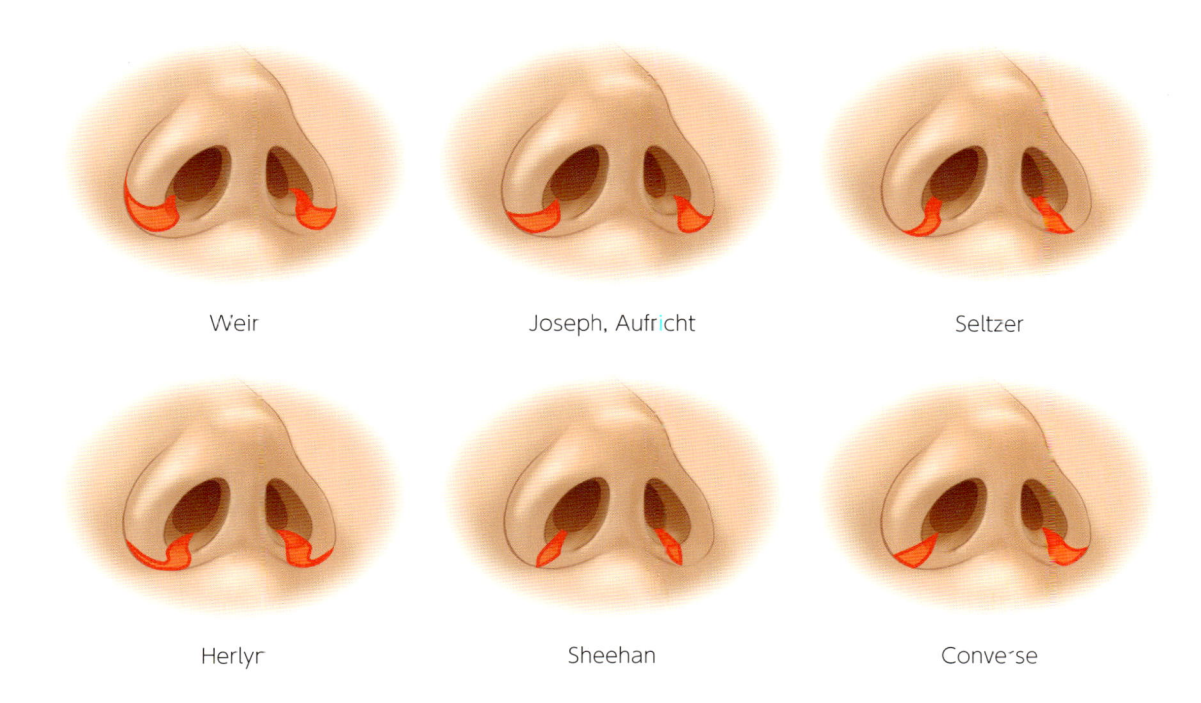

Weir　　　　　Joseph, Aufricht　　　　　Seltzer

Herlyr　　　　　Sheehan　　　　　Converse

　歴史的にさまざまな術式が報告されているが、いずれの術式も基本概念に大きな違いはなく、切開部位、切開線の位置が多少異なる程度である。

術式の問題点

1 鼻翼幅縮小術

　鼻翼形成術の中では最も要望が多い手術である。鼻孔底の組織切除により、鼻孔を縮小しながら鼻翼幅を縮小する術式が広く行われている。

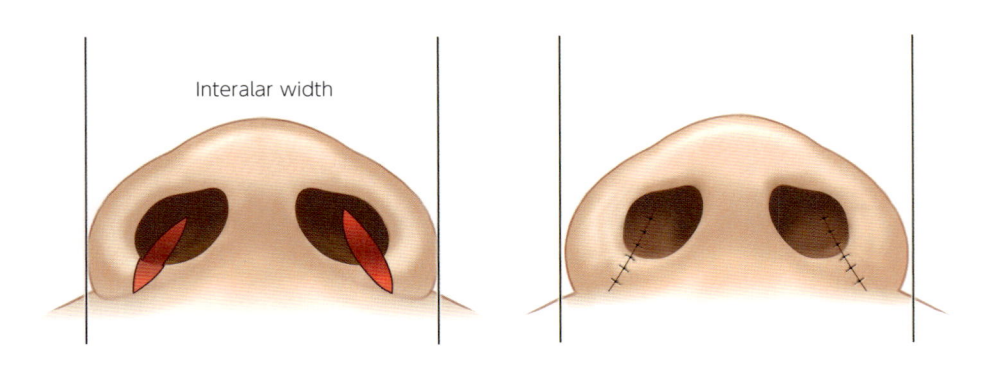

　この術式の問題点は、鼻孔は切除幅に応じて狭くなるが、鼻翼幅は実際にはあまり狭くならない。組織切除幅に比して鼻翼幅が狭くならない理由は、切開線より中央側（鼻柱側）の皮膚は可動性が良いが、外側（頬側）の皮膚は頬部と連続しているため可動性に乏しく、縫縮すると鼻翼が内側に引かれる作用は弱く、可動性の良い鼻柱側皮膚断端が外側に引かれる作用が強いためである。

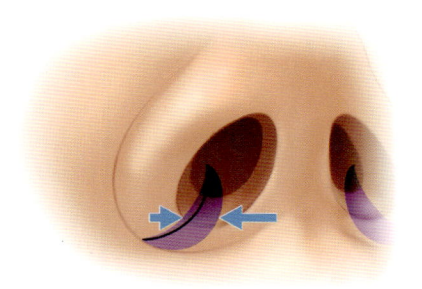

> 鼻孔底組織を紡錘型に切除・縫合した際には、鼻翼側（外側）の皮膚が中央に寄る（→）作用よりは鼻柱側（内側）の皮膚が外側に寄せられる（←）作用が強い。これは各々の部位の組織の可動性を考えると明らかである。したがって、鼻孔が狭くなるわりに鼻翼幅径は軽度狭くなる程度であり、手術効果に乏しい。

　筆者はこの難問を解決する新しい術式としてalar base flap法を考案した。手技は多少煩雑ではあるが、鼻翼幅を確実に狭くする効果的な術式である（後述）。

2 鼻翼サイズ縮小術

　鼻翼サイズが大きく、その側壁の彎曲、張り出しの強い症例では、鼻翼顔面溝で鼻翼組織を切除する。通常は鼻腔内に至るまで全層で組織を切除する。

　問題点として、縫合テクニックの如何にかかわらず手術後に瘢痕が目立つ可能性があり、特に皮脂腺の発達している患者では要注意である。また、皮膚の切除量を適確に判断するのは難しく、過剰切除により鼻翼の自然な彎曲が消失し、平坦化して不自然な形態になることもある。

　また、全層に切除することによって、術後に底面から観察すると、鼻腔底隆起部にnotchingができやすく、鼻翼側壁の頬部への入射角が直角に近く、不自然な形態になりやすい。これらを理由に筆者は全層切除を行っていない。

Section III 筆者の行っている鼻翼形成術

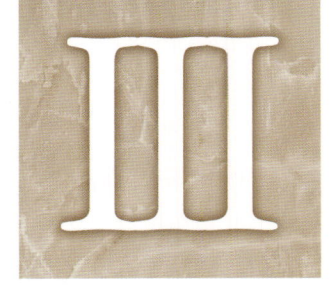

1. 鼻翼幅縮小術：alar base flap（ABF）法

　鼻翼幅を縮小するために、一般的には鼻孔底の皮膚・軟部組織を紡錘形に切除するが、前述したように効果的な術式とはいえない。

　そこで筆者の考案した鼻翼幅縮小術であるalar base flap（以下、ABFとする）法を紹介する。手技はやや煩雑ではあるが、術後の後戻りも少なく鼻翼幅縮小効果が確実に得られる。

1 手術手技

①デザイン：組織切除デザインが非常に重要である。術後に鼻翼基部が下降（尾側移動）しないように切除部位をデザインする。切除幅は鼻孔底隆起部で通常3～4mm幅である。この数値は鼻翼幅の大きさだけにとらわれることなく、鼻孔の大きさも考慮して決定する。
②ABF法では組織は紡錘形に切除せず、外側下方の基部をpedicleとするdeepithelized flapとして挙上する。その際にflapが薄いと、のちに引っ張る際にちぎれてしまう可能性があるため、できるがぎり厚めに挙上することが肝要である。
③鼻翼顔面溝を越えて頬部に向って1cmほど皮下を剝離して、頬部（鼻翼顔面溝付近）の皮膚に可動性をもたせる。
④左右同様の操作を行った後に、対側の鼻翼基部に通じる皮下トンネルをつくる。flap先端に5-0PDSをかけて皮下トンネルを通して対側に引き出し、flap先端を対側鼻孔底の皮下組織に縫合する。強く締めすぎると上口唇の突出が目立つため、突出度合いを見ながら張力を調整する。
⑤反対側も同様に行った後に正面から左右差を確認する。
⑥閉創に際して、中縫いは5-0PDS、皮膚は7-0黒ナイロンで行う。

2 適応に関する注意点

　鼻翼側壁の彎曲が強く、外側に張り出している（alar flare）症例では次に述べる鼻翼側壁組織切除も併用しないとかえって張り出しを強調してしまう結果となる。

> 本術式では鼻翼の中央から下端までの鼻翼幅の縮小効果は強いが、鼻翼頭側の鼻翼幅は変化がないため、単独手術では鼻翼形態が不自然となることも少なくない。そこで、筆者はほとんどの症例で鼻翼頭側を中央に引き寄せるために鼻尖縮小も同時に併用している。

Chap.3 Alar Base Surgery

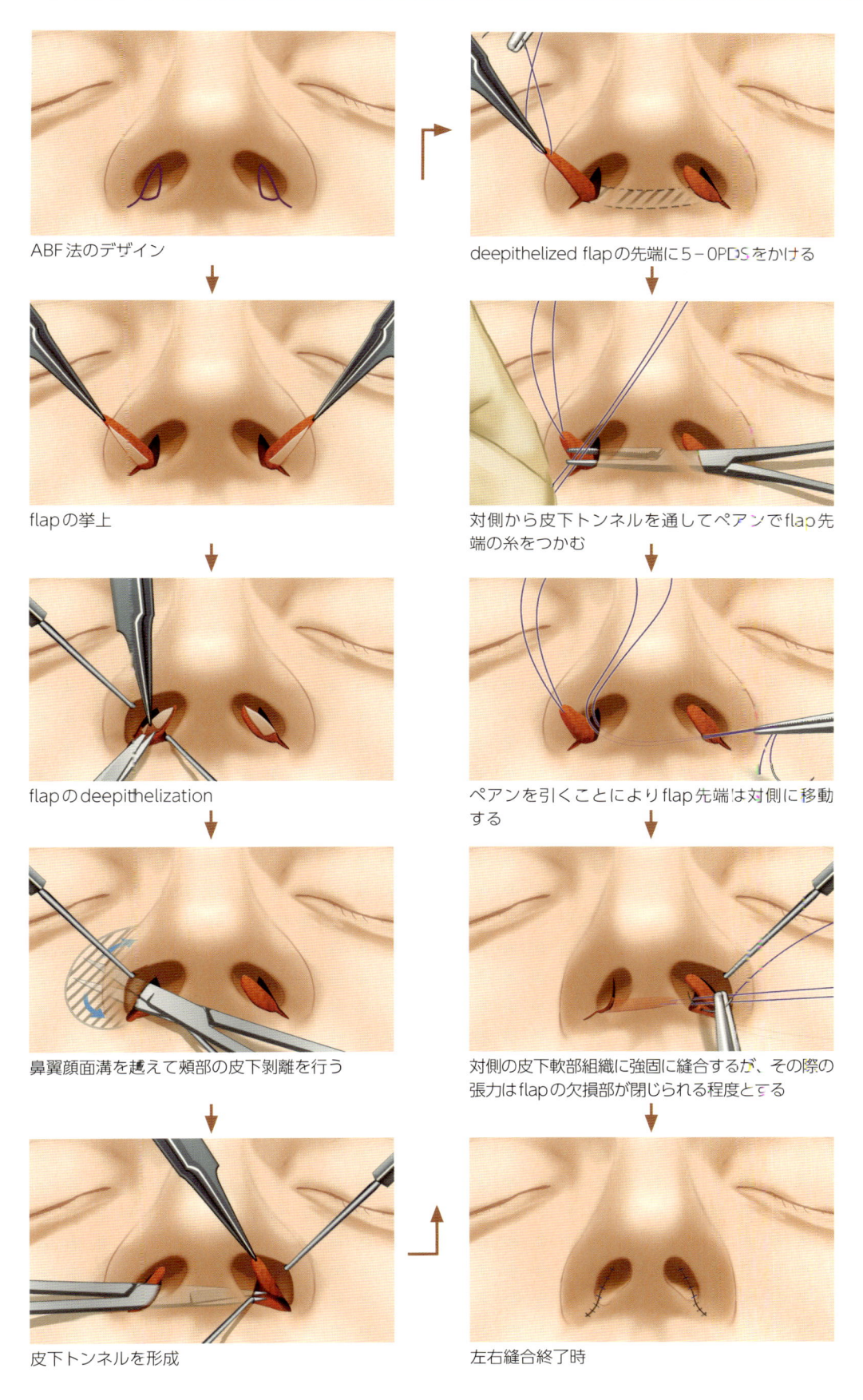

ABF法のデザイン	deepithelized flapの先端に5-0PDSをかける
flapの挙上	対側から皮下トンネルを通してペアンでflap先端の糸をつかむ
flapのdeepithelization	ペアンを引くことによりflap先端は対側に移動する
鼻翼顔面溝を越えて頬部の皮下剥離を行う	対側の皮下軟部組織に強固に縫合するが、その際の張力はflapの欠損部が閉じられる程度とする
皮下トンネルを形成	左右縫合終了時

ABF法の手術手技

第3章 鼻翼形成術

3 症　例

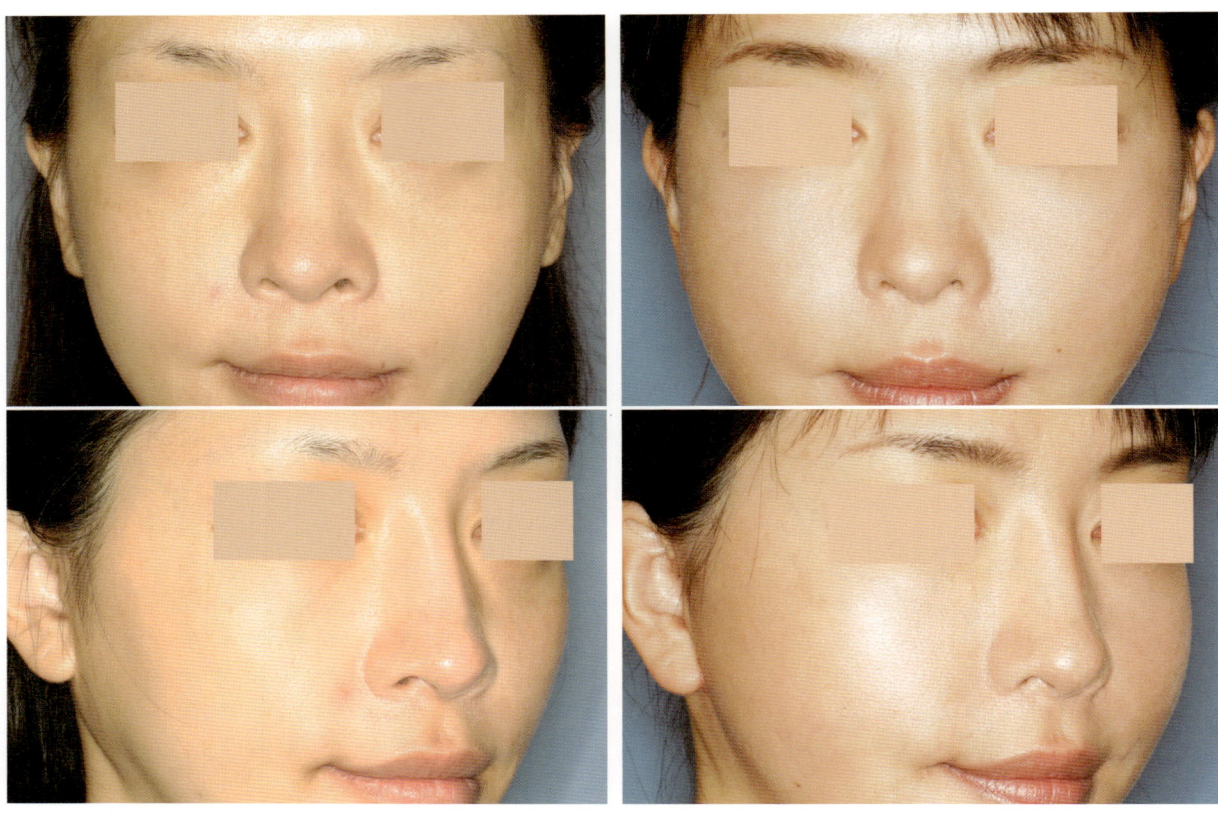

術前
鼻翼幅の大きさ (40mm) だけを改善希望した。鼻孔の左右差が目立っていた。

術後1年9カ月
鼻翼幅は40mmから37mmに縮小した。左右差は残っているが、鼻尖の太さも気にならない程度であった。

37歳　女性　鼻翼縮小術（ABF法）
局所麻酔下にABF法を施行した。

術前 術後4カ月

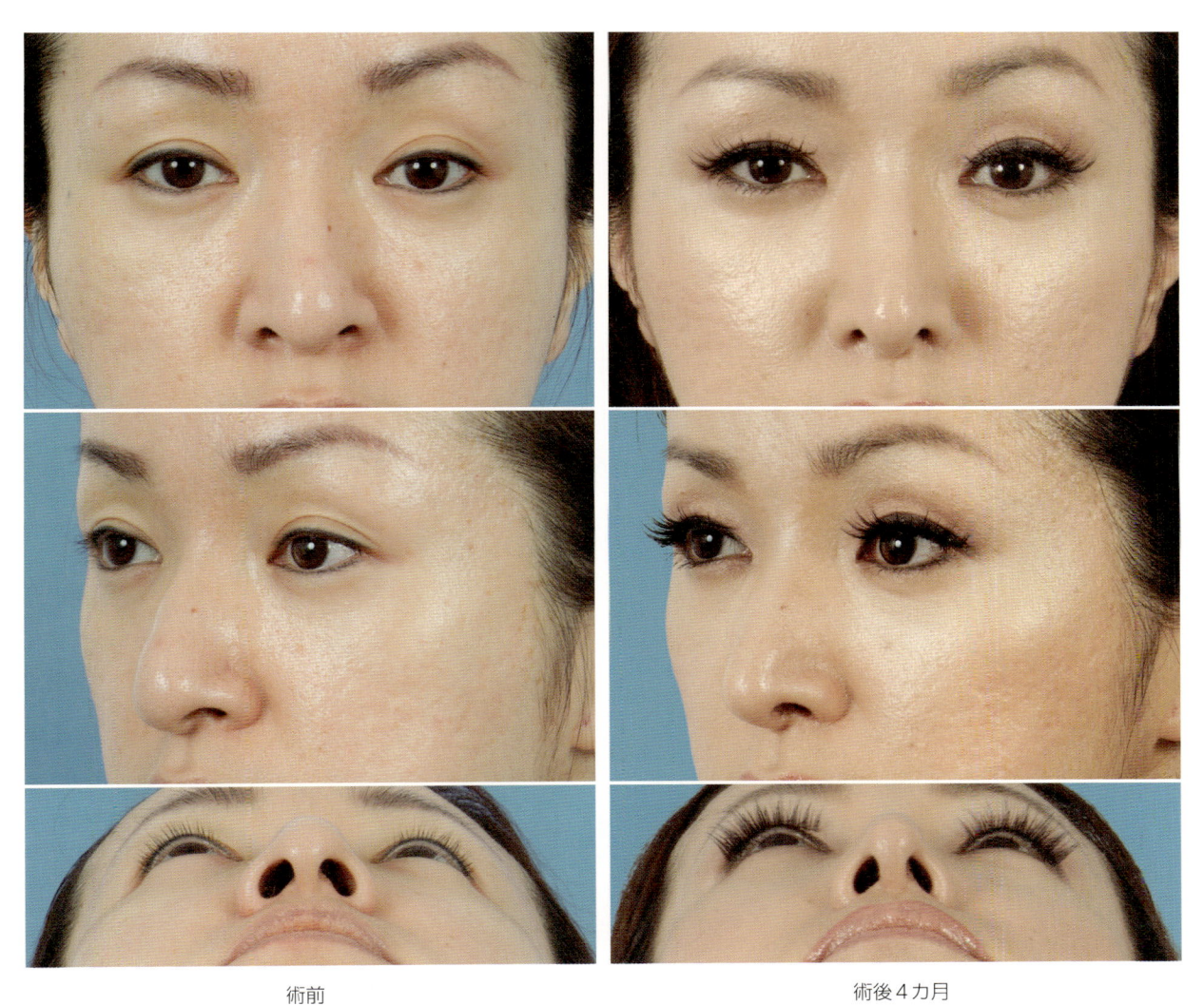

正面では鼻尖は太く、鼻翼幅は39mmと幅広であった。どちらかというと鼻尖幅がより太く目立っていたが、外鼻1/3の縮小を希望した。

正面では鼻尖、鼻翼ともに縮小効果が顕著であった。鼻翼幅は35mmに減少した。

25歳　女性　鼻翼縮小術（ABF法）＋鼻尖縮小術

鼻翼縮小は、鼻翼基部から鼻孔内までのABF法を行った。Flap基部の幅は左右ともに4mmでデザインした。
鼻尖はTardy変法による縮小手術を行っている。

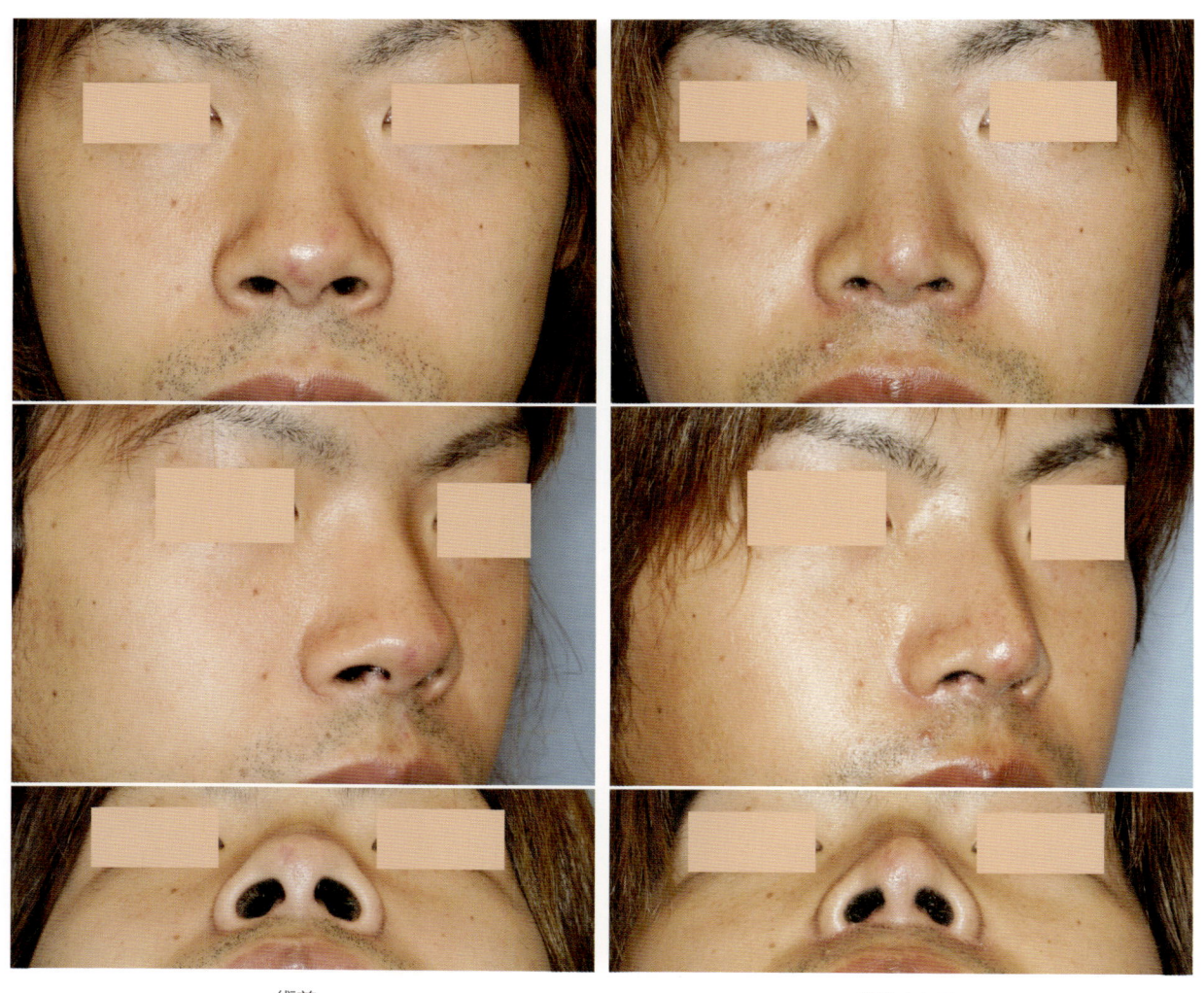

術前
正面では鼻尖・鼻翼が太く、鼻孔も丸く大きく目立っていた。鼻翼幅は42mmであった。鼻翼縮小を希望していたが、バランスを考慮して鼻尖縮小術も併用した。

術後4カ月
鼻尖・鼻翼はひとまわり細くなり、鼻翼幅は37mmとなった。正面ではnostril sillは目立たなくなり、鼻孔の大きさも改善された。底面では鼻翼基部でnotchingも見られず自然な鼻孔形態が保たれている。

21歳　男性　鼻翼縮小術（ABF法）＋鼻尖縮小術
ABF法でflap基部の幅は左右ともに5mmでデザインした。鼻尖はTardy変法による縮小術を行った。

2. 鼻翼サイズ縮小術：alar wedge excision

　鼻翼側壁が大きい症例、彎曲が強い症例に対しては、鼻翼基部外側の皮膚・軟部組織を切除する。デザインとしては、鼻翼溝（alar groove）と鼻翼顔面溝（alar-facial groove）との距離を計測し、組織切除後に鼻翼側壁が左右で同じ長さ（Y）が残るように切除幅（X）を計算する。ポイントは、"何mm皮膚を切除するか"ではなく、"術後に何mmの側壁を残すためには、切除量が何mmになるのか"という考え方である。左右差が少なくかつ自然な鼻翼形態を残すためには、残存量から逆算して切除量を決定するという考え方が重要である。

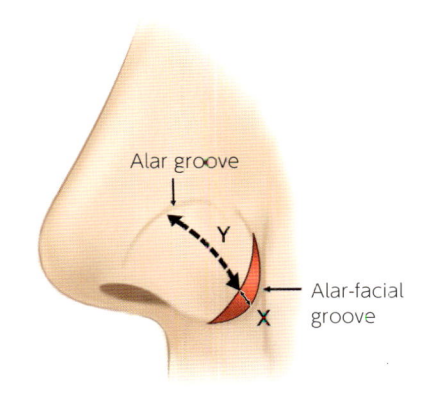

手術手技

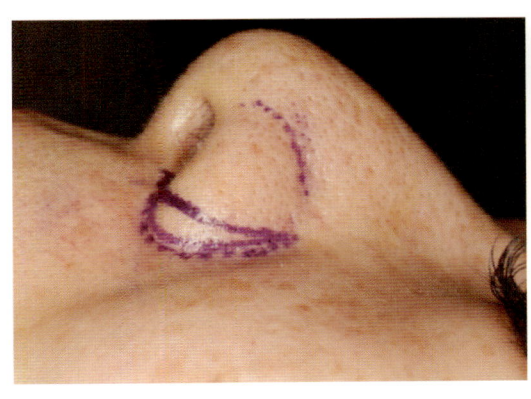

①鼻翼顔面溝より1mm離して、外側の切開線をデザインする。

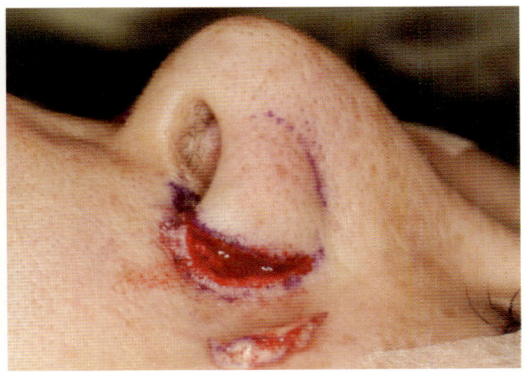

②鼻翼形態にもよるが、通常は鼻翼顔面溝に沿って全長にわたり三日月型（およそ3〜4mm×12〜15mm）に皮膚・軟部組織を切除する。筆者は鼻翼組織を全層で切除しないため、前庭部（鼻腔内）皮膚は無傷のままである。

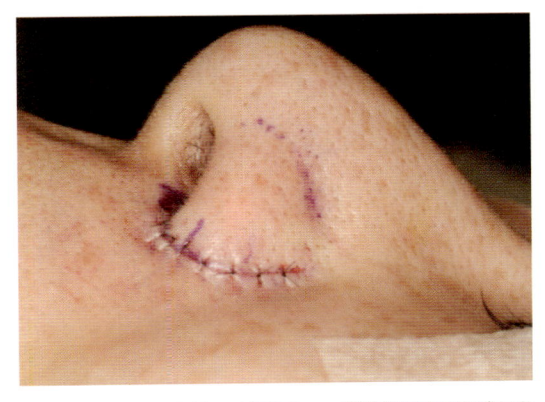

③閉創の際には中縫いが重要で、切除断面のほぼ中央で行うが、創縁に段差ができないように5-0PDSで2〜3針縫合する。皮膚は7-0黒ナイロンで閉創する。

> 鼻翼顔面溝に一致した縫合線は段差が目立つことが少なくない。切開は鼻翼顔面溝に一致させずに1mm離したほうが、難が少ない。

3. 鼻翼幅縮小術＋鼻翼サイズ縮小術

1 デザイン

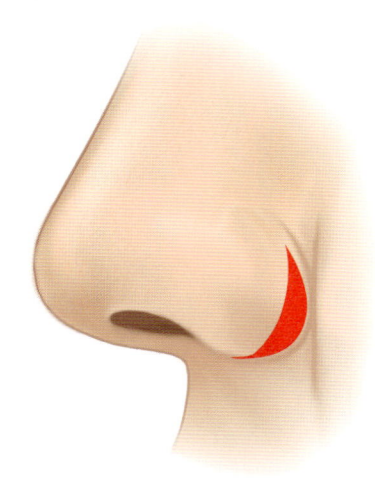

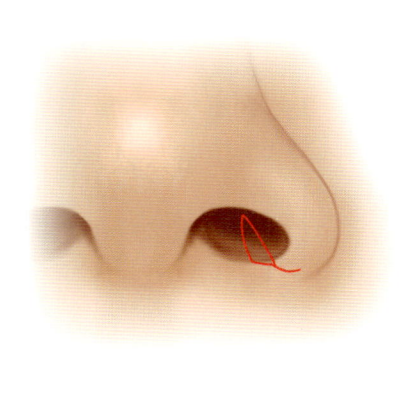

鼻翼側壁の皮膚切除デザイン　　　　ABF法の皮膚切除デザイン

　鼻孔底組織切除と鼻翼側壁の組織切除の2つの手技はしばしば組み合される。筆者は、鼻翼の張り出しや彎曲が大きく、かつ鼻翼幅が大きい症例では、鼻翼側壁の皮膚・軟部組織切除に加えて、前述のABF法を同時に行う。その際には側壁と鼻孔底の皮膚切除デザインは必ず別々に行っている。両者の切開線は鼻翼基部で必ずしも連続するわけではなく、症例によっては連続しないこともある。
　デザインの特徴は、鼻翼基部の水平部（最低部）の皮膚はほとんど切除しないことであり、これが自然な鼻翼形態を維持するのに大変重要である。
　筆者の提案するデザイン法では術後形態の予想がつきやすいため、安定した良好な結果が得られやすい。

> 過去の論文、専門書などでは、この2つの異なった目的に対する手技を切り離してデザインするという報告は見当たらない。Weir、Josephらの術式では、連続したデザインで組織切除を行っているが、術後の鼻翼形態は不自然になりがちである。

2 症例

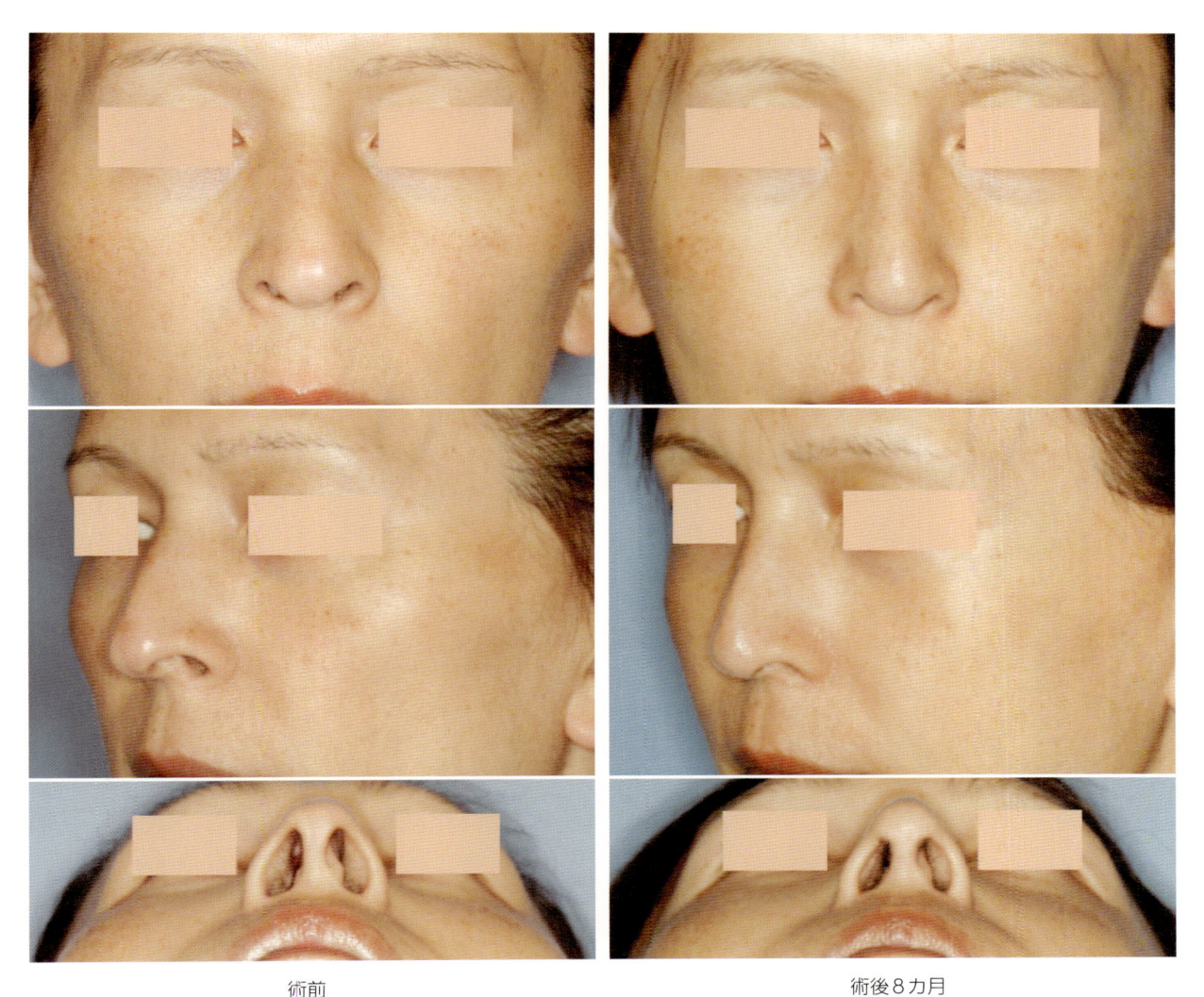

術前 / 術後8カ月

鼻翼幅は38mmとやや広く、鼻孔縁は外側をピークに切れ上がったハイアーチの症例で、斜位では鼻孔内が見えすぎることを気にしていた。底面では鼻孔はかなり大きかった。

正面では鼻翼幅は35mmに改善され、鼻翼縁の形態も自然である。斜位では鼻孔内もあまり見えなくなり、底面では鼻孔が小さくなった。また、鼻孔形態はnotchingもなく自然である。

34歳　男性　鼻翼（幅＋サイズ）縮小術、鼻骨骨切り術（ハンプ切除）

鼻翼幅、鼻孔を小さくする目的でABF法（5mm幅）を行った。また、鼻孔縁のハイアーチを改善し、鼻翼サイズを縮小するために鼻翼側壁の皮膚、軟部組織を3mm幅で切除した。なお、本症例は鼻翼骨切り、ハンプ切除も行っている。

術前 術後7カ月

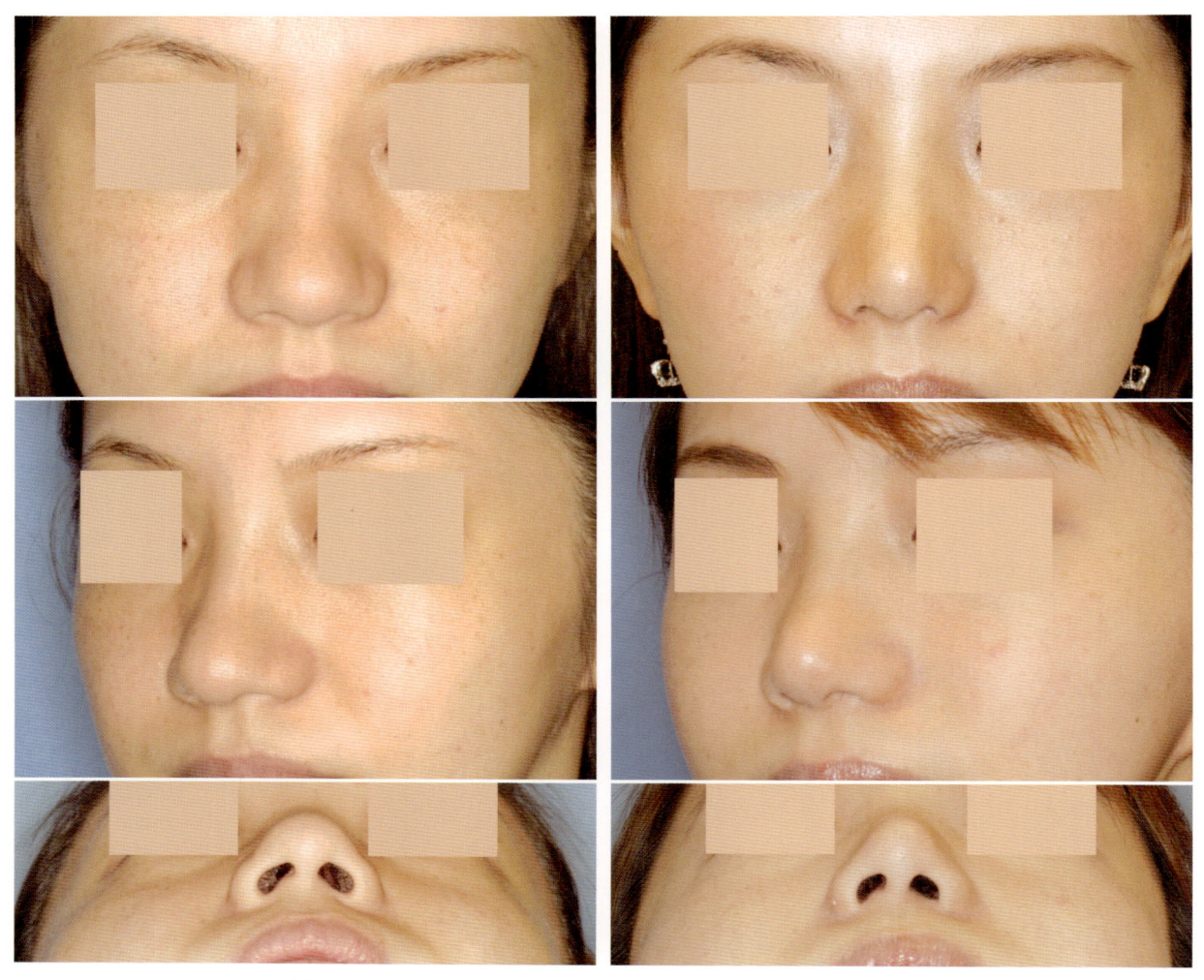

正面では鼻尖は太く、鼻尖幅は26mmであった。また、鼻翼幅も40mmと幅広であった。鼻翼は中央部が最も幅が広いが、頭側も幅広で術後形態を考慮すると鼻翼縮小が難しい症例であった。底面では鼻孔形態に左右差があった。

正面では鼻尖、鼻翼ともに縮小効果が顕著であった。鼻尖幅は16mm、鼻翼幅は36mmとなった。鼻翼頭側で鼻翼幅が縮小したのは、主に鼻尖縮小術による効果である。

28歳　女性　鼻翼(幅＋サイズ)縮小術、鼻尖縮小術

　鼻尖・鼻翼縮小術を行った。鼻翼はABF法で4mm幅でflapを挙上した。鼻尖はTardy変法による縮小手術を行っている。

術前　　　　　　　　　　　　　　　　　　　　　　術後9カ月

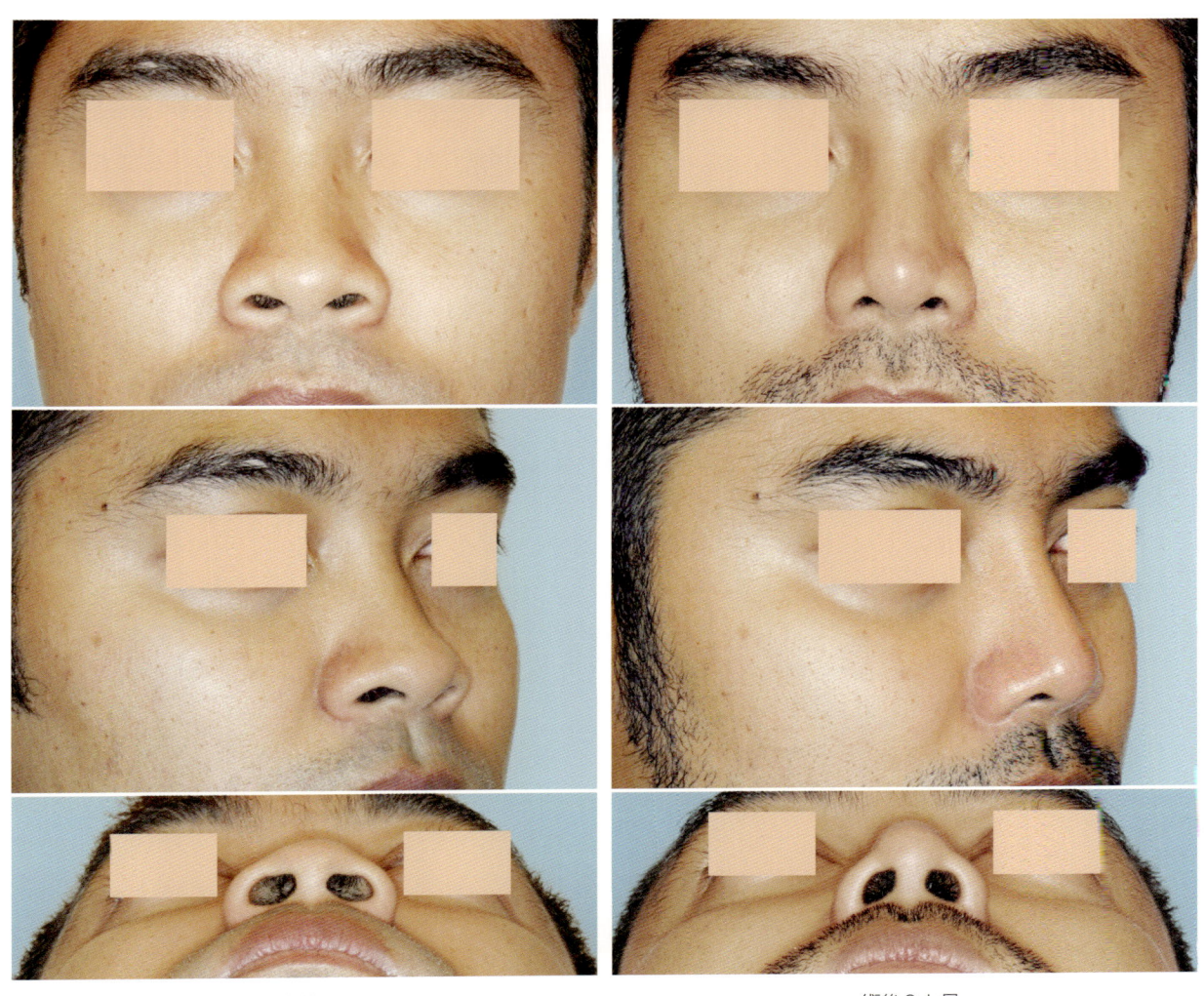

正面では鼻翼はいわゆる"あぐら鼻"であり、鼻翼幅は42mmであった。側面では鼻翼の張り出しは強く、底面では鼻孔は横長でサイズも大きかった。

正面では鼻翼幅は35mmに縮小した。底面では鼻尖縮小効果とともに鼻孔形態は横長であったものが楕円に改善した。

33歳　男性　鼻翼（幅＋サイズ）縮小術、鼻尖縮小術、隆鼻術（シリコン・インプラント）

鼻翼の幅、鼻孔サイズの縮小を目的にABF法を行った。Nostril sillでの組織切除幅は5mmとした。また、鼻尖縮小はTardy変法で行った。鼻翼長（鼻翼サイズ）の縮小を目的に鼻翼顔面溝で4mm幅で皮膚・軟部組織の切除を行った。

4. 鼻翼挙上術

　理想的な鼻翼・鼻柱の位置関係（alar-columellar relationships：ACR）は鼻翼基部が鼻柱基部よりも頭側に位置することである。鼻翼基部が鼻柱基部より尾側に位置している場合には、美容的には手術適応となる。

1 手術計画

　ACRの改善のために、以下の術式を選択する。
1. 鼻全体のプロポーションを見て、鼻長が短い（short nose）場合には、鼻柱を尾側に下降させるために鼻中隔延長術が良い適応となる。
2. 鼻長は標準的で、鼻の下（白唇）が長い症例には、鼻柱基部を下降させる目的で、鼻下長短縮術（lip lift）の適応を検討する。
3. 鼻の長さが標準あるいはそれ以上の症例、または鼻下長が短い症例で、鼻翼が外側下方に広がっている場合には、鼻翼幅縮小と同時に挙上術も併用して鼻翼基部を内側上方に移動させる。

　しかし、実際には鼻翼基部を頭側に移動させるのは内側に移動させるよりも難しい。Guyuronは、鼻翼基部から鼻唇溝にかけてV-Y advancementを報告しているが、術後の瘢痕を考えると東洋人には適応しがたい。
　そこで、筆者の考案した鼻翼挙上術を紹介する。鼻翼基部の形態にもよるが頭側移動量として2mm程度まで可能と考える。また、鼻翼の左右差を改善するのに片側だけに本法を行うこともある。

2 手術手技

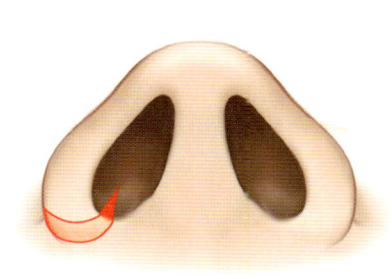

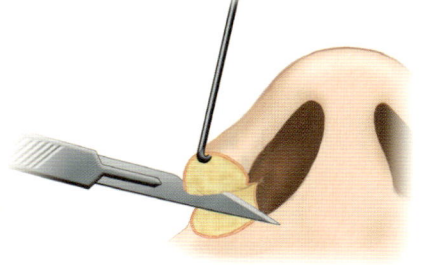

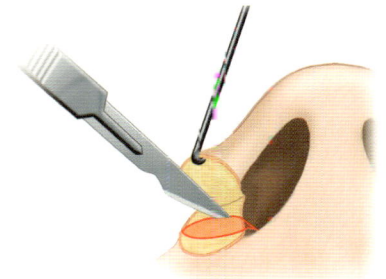

①手術デザイン

②外側下方に位置する鼻翼基部の尾側の皮膚・軟部組織を幅2mmほど切除し、切除断端をスキンフックで保持しながら底面（頬部）から頭側に向って剥離挙上していく。

③底面側で最大幅3mm（一部鼻腔内に切開は伸びる）で軟部組織を水平方向に紡錘型に切除する。

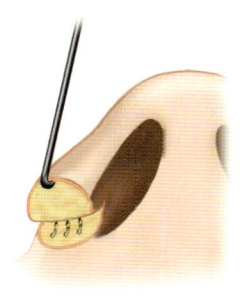

④垂直方向（頭側－尾側方向）にマットレス縫合をかけて底面を頭側に移動するように縫縮する。その際、4-0PDSを使用し、水平マットレスで2針縫合している。縫合時に左右の鼻翼基部の高さに差が出ないように注意する。

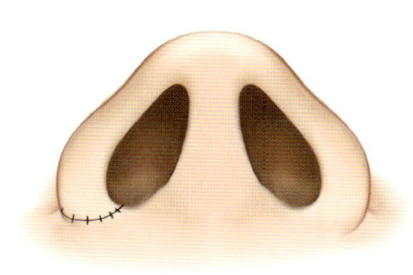

⑤閉創は2層に行う。

　本術式の欠点として、術後、鼻翼基部で鼻翼がわずかに厚くなる。このため、術前に鼻翼の厚みは評価しておく必要がある。

3 症例

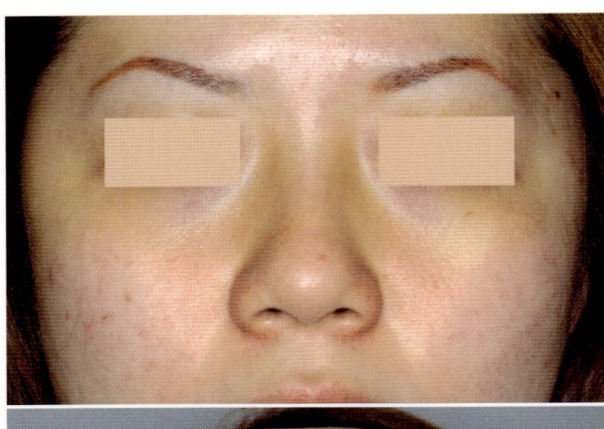

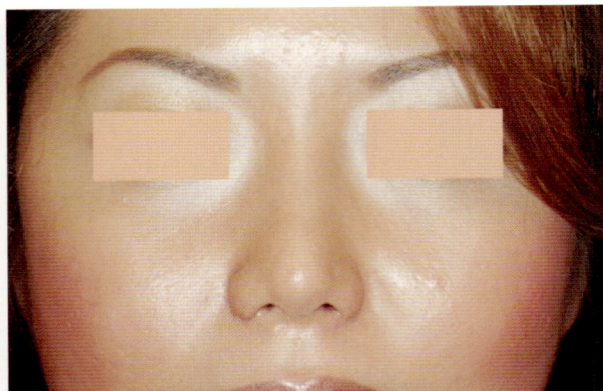

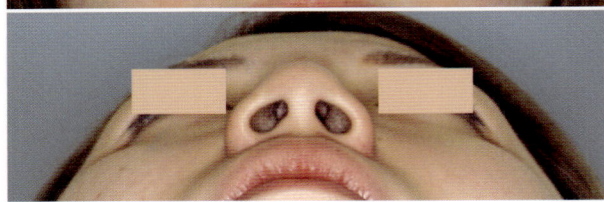

術前	術後7カ月
正面では鼻尖、鼻翼ともに幅広く、外鼻の下1/3の縮小を希望した。ACRにおいてはnostril sillが目立っていることもあり、鼻柱基部は鼻翼基部より頭側に位置 (retracted columella) していた。	鼻尖、鼻翼幅は顕著に縮小した。底面では鼻翼基部にnotchingはみられない。鼻翼基部は2mmほど頭側に引き上げられており、ACRは改善されている。

24歳　女性　鼻翼縮小・挙上術、鼻尖縮小術

鼻翼縮小術はABF法に加えて鼻翼側壁の皮膚軟部組織を4mm幅で切除した。その際に鼻翼基部底部で3mm幅に紡錘型に組織を切除し、基部を頭側に引き上げた。鼻尖はTardy変法で行っている。

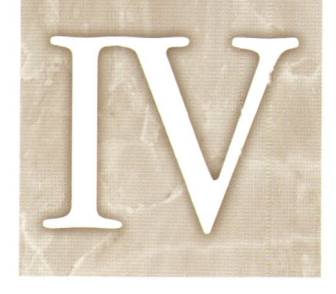

Ⅳ 鼻翼形成術における合併症とその予防

難易度が高い手術であるせいか、術後に多くの整容的合併症(aesthetic complication)が起こり得る。

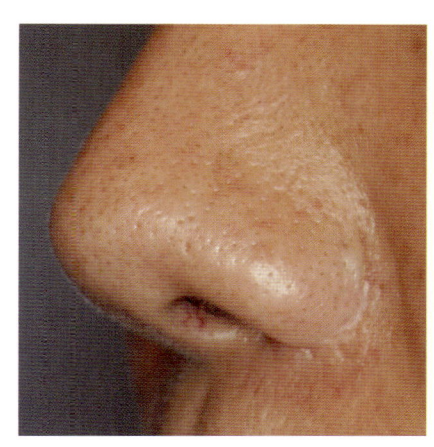

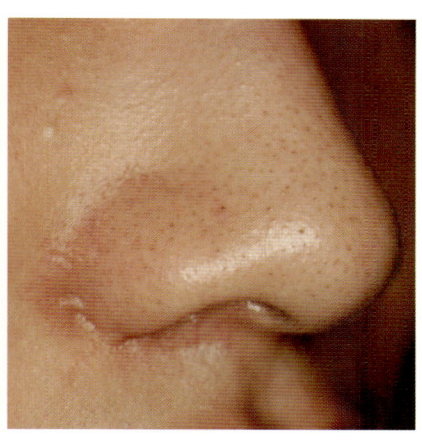

1 瘢　痕

鼻翼基部の醜状瘢痕

　皮脂腺の分泌が盛んな患者では、皮脂腺が創面で切断されて小さい類皮嚢胞をつくるため、凹凸のある醜状瘢痕を残すことがある。ひとたび凹凸のある瘢痕を残した場合には外科的修正(scar revision)は難しく、非外科的な治療(フラクショナルレーザーなど)を行うことになる。

2 鼻翼 (alar lobule) の平坦化

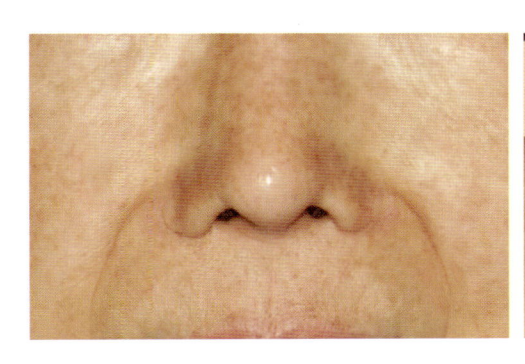

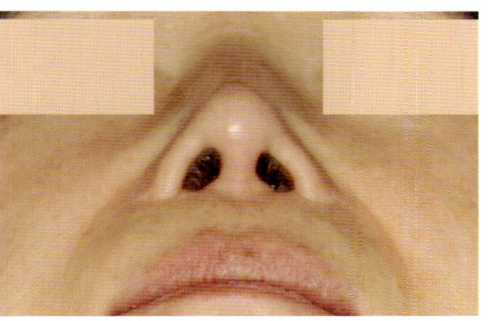

　鼻翼基部の皮膚・軟部組織を過剰に切除すると、鼻翼側壁の自然なカーブがなくなって平坦化し、不自然な形態となる。皮膚切除量は、最大幅で3mmを一つの目安にするとよい。ひとたび平坦化した鼻翼は修正することが極めて難しいことを肝に銘じる。

3 鼻孔底隆起部でのnotching

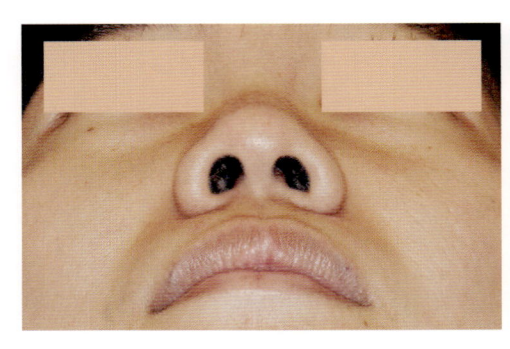

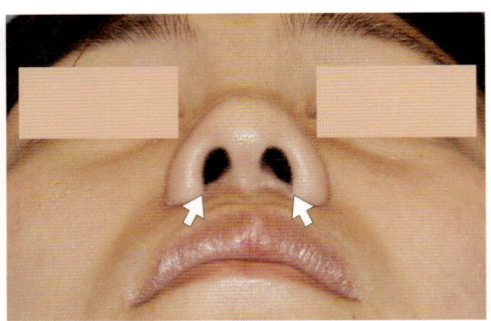

　Notchingは、鼻孔を軸位から見た際に目立つが、時に正面からでも鼻翼基部にnotchingを認めることもある。不自然な鼻孔形態となるため、手術したことが他人の目からもわかりやすい。Nostril sillでの切開位置、切除幅によりその程度は異なるものの、仕上がりをイメージして切除位置を注意することによりnotchingは避けられる。

　Sheenはmedial flapが自然な鼻孔形態を維持するのに役立つと報告している。直線での閉創を避けるため、内側buttressをつくって傷の方向を変えて、皮膚の断端を外反させnotchingを回避して良好な結果を出している。

4 鼻孔の過度の狭小

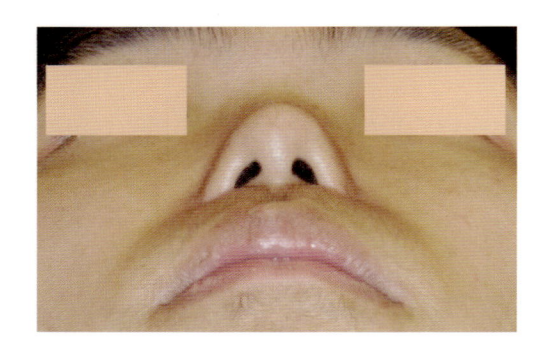

　術前に鼻孔の大きさを評価したうえで、鼻孔底での皮膚・軟部組織切除量を控えめとすることで過度の狭小化は回避できる。術前に極端に小さい鼻孔症例は手術適応がないものとする。

　術後の合併症として、鼻孔が狭くなりすぎた場合には、修正としては耳介からのcomposite graftあるいはConstantianが報告したように周辺の頬から皮弁をもってくることになる。いずれも美容的に満足な結果は得られないため、このような合併症を回避するように症例を選択するしかない。

鼻翼形態の差による適応手術の選択

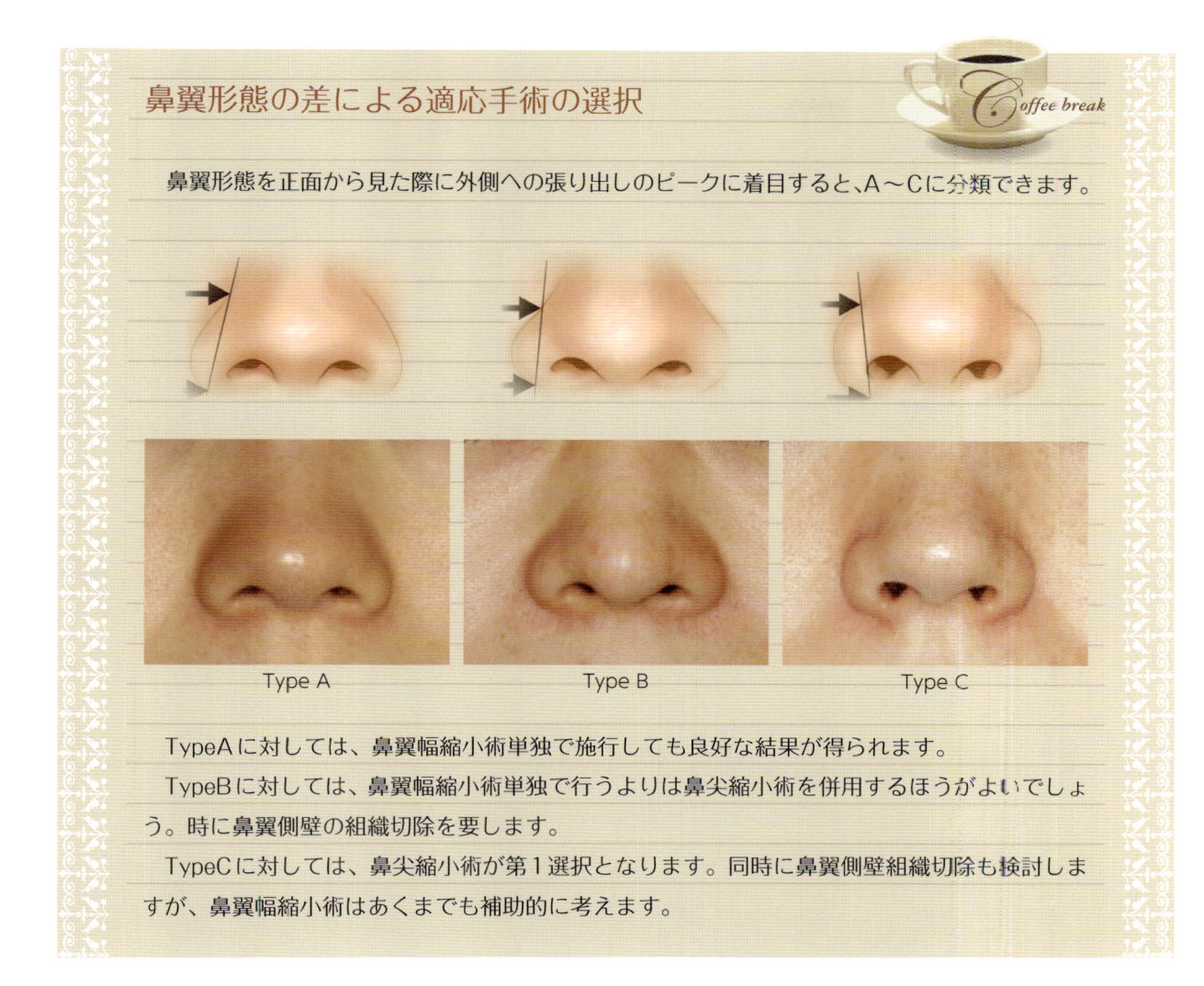

鼻翼形態を正面から見た際に外側への張り出しのピークに着目すると、A～Cに分類できます。

Type A　　　　　　　　Type B　　　　　　　　Type C

　TypeAに対しては、鼻翼幅縮小術単独で施行しても良好な結果が得られます。

　TypeBに対しては、鼻翼幅縮小術単独で行うよりは鼻尖縮小術を併用するほうがよいでしょう。時に鼻翼側壁の組織切除を要します。

　TypeCに対しては、鼻尖縮小術が第1選択となります。同時に鼻翼側壁組織切除も検討しますが、鼻翼幅縮小術はあくまでも補助的に考えます。

■ Suggested Readings

1) Alar margin sculpturing.
   Millard DR Jr
   Plast Reconstr Surg. 1967 Oct;40(4):337-42

2) The versatility of a chondromucosal flap in the nasal vestibule.
   Millard DR Jr
   Plast Reconstr Surg. 1972 Dec;50(6):580-7.

3) The geometry of alar base resection.
   Ellis DA, Dindzans L
   J Otolaryngol. 1987 Feb;16(1):46-8

4) Aesthetic rhinoplasty, 2nd ed.
   Sheen JH, Sheen AP
   St. Louis: Quality Medical Publishing, 1998,pp252-282(reprint of 1987 ed)

5) Treatment of the Negroid nose without nasal alar excision: a personal technique.
   Santana PS
   Ann Plast Surg. 1991 Nov;27(5):498-507

6) Aesthetic plastic surgery.
   Regnault P, Daniel RK, eds
   Boston:Little,Brown, 1993,p145

7) Alar base abnormalities. Classification and correction.
   Guyuron B, Behmand RA
   Clin Plast Surg. 1996 Apr;23(2):263-70

8) Clinical study of alar anatomy and surgery of the alar base.
   Becker DG, Weinberger MS, Greene BA, Tardy ME Jr
   Arch Otolaryngol Head Neck Surg. 1997 Aug;123(8):789-95

9) An alar base flap to correct nostril and vestibular stenosis and alar base malposition in rhinoplasty.
   Constantian MB
   Plast Reconstr Surg. 1998 May;101(6):1666-74

10) A simplified approach to alar base reduction: a review of 124 patients over 20 years.
    Kridel RW, Castellano RD
    Arch Facial Plast Surg. 2005 Mar-Apr;7(2):81-93

11) Alar base reduction.
    Adamson PA
    Arch Facial Plast Surg. 2005 Mar-Apr;7(2):98

12) Nasal base narrowing: the combined alar base excision technique.
    Foda HM
    Arch Facial Plast Surg. 2007 Jan-Feb;9(1):30-4

13) Nasal base reduction by alar release: a laboratory evaluation.
    Gruber RP, Freeman MB, Hsu C, Elyassnia D, Reddy V
    Plast Reconstr Surg. 2009 Feb;123(2):709-15

14) Nasal base reduction: a treatment algorithm including alar release with medialization.
    Gruber RP, Freeman MB, Hsu C, Elyassnia D, Reddy V
    Plast Reconstr Surg. 2009 Feb;123(2):716-25

15) Nasal base narrowing: the alar flap advancement technique.
    Ismail AS
    Otolaryngol Head Neck Surg. 2011 Jan;144(1):48-52

16) Alar base reduction: the boomerang-shaped excision.
    Foda HM
    Facial Plast Surg. 2011 Apr;27(2):225-33

Chapter 4 鼻骨骨切り術
Nasal Osteotomies

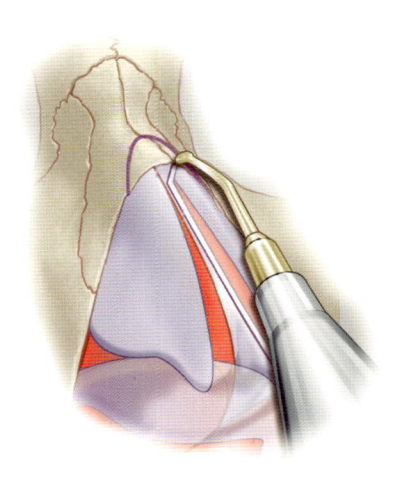

I	鼻骨骨切り術
II	ハンプ（hump、鉤鼻）
III	広　鼻（wide nose）
IV	斜鼻（deviated nose）、彎曲鼻（crooked nose）

鼻骨骨切り術は、Josephにより報告されて以来、
欧米では鼻形成術における有用な手技の一つとなった。
わが国では適応症例が少ないこともあり、いまだポピュラーな手術とはいえない。

しかしながら生活習慣の欧米化に伴って日本人の体型も欧米化してきており、
外鼻形態も徐々に西洋人に近づいてきている現実を考えると、
今後は需要が増えてくることが予想される。

本章では鼻骨骨切り術の概念をわかりやすく解説し、実践的な手術法を解説する。
特に日本人にも多いとされるハンプ（鉤鼻）に関しては、
術前評価から手術に至るまで
手術の成功率を高めるための工夫を詳述する。

Introduction

1）目 的

鼻骨骨切り術はハンプ切除後のオープンルーフを閉じる手段として考案されたが、今日では下記の目的で施行される。

1. ハンプ（hump）切除後の鼻梁の再構築
2. 広鼻（wide nose）の改善
3. 斜鼻（deviated nose）、彎曲鼻（crooked nose）の改善

本章ではそれぞれの外鼻形態に対する骨切り術について詳述する。

なお、Sheenは、骨切り手術の禁忌として鼻骨が短い人、老人、重いメガネをつける人、skin sleeve が大きくて厚い人を挙げている。

2）分 類

鼻骨骨切り術は、その骨切りラインによって下記のように分類されるが、本章では以下の順で、それぞれの骨切り術について解説していく。

・外側骨切り術（lateral osteotomy）
・内側骨切り術（medial osteotomy）
・横断骨切り術（transverse osteotomy）

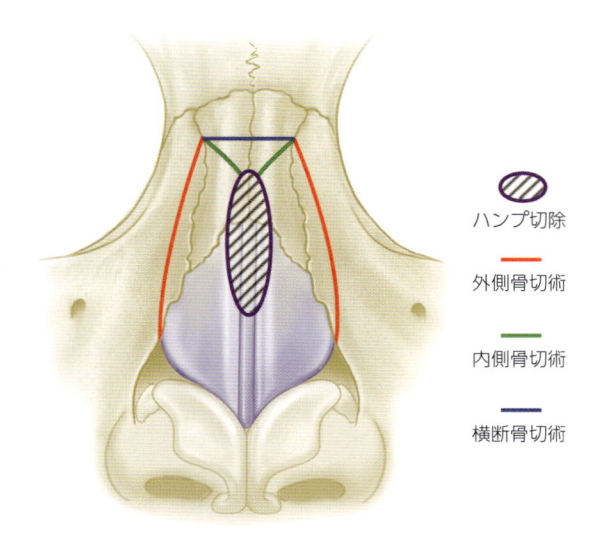

Ⅰ 鼻骨骨切り術

1. 外側骨切り術 (lateral osteotomy)

　外側骨切り術は、ハンプ切除症例、広鼻症例では鼻幅を減じる目的で、斜鼻症例では鼻骨を適切な位置に調整する目的で行われる。

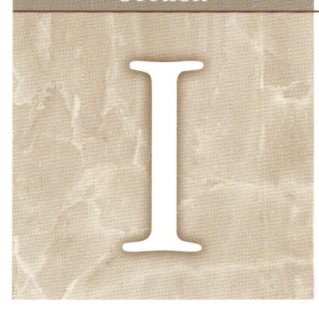

　骨切り線としては、low to low（低位－低位）、low to high（低位－高位）などが報告されている。外側骨切り術という名称は紛らわしいが、実際には鼻の外側の立ち上がりである"上顎骨前頭突起"で骨切りをする。さらに、頭側は前頭鼻骨縫合部まで骨切りすると誤解されていることが多いが、内眼角レベルより頭側への骨切りは禁忌である。

　外側骨切り術はそのアプローチ法により、梨状孔縁切開（鼻腔内）アプローチ法と経皮アプローチ法に分類される。以下に2種類のアプローチ法による骨切り術を解説し、最後に筆者が近年好んで用いるコンビネーション・アプローチ法を紹介する。

梨状孔縁切開アプローチ法

1 切　開

鼻腔内で下鼻甲介の前方に5〜8mm程度の小切開を加え、梨状孔縁に至る。

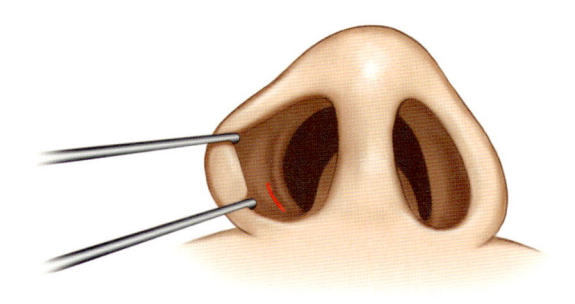

2 剥　離（骨膜、粘膜）

　梨状孔縁から頭側に向って骨切りラインに沿って数mm幅で骨膜下剥離を行っていく。術後の骨固定を安定させるため、周囲の骨膜は可及的に温存するべきである。次に剥離子を翻転させて骨の裏面である鼻腔側の粘膜・骨膜を同様に剥離する。粘膜、骨膜の損傷は術後にcollapse（骨、軟骨などの支持組織が後方に落ち込む）を引き起こし鼻閉の原因となる。また、形態的には陥凹変形、鞍鼻変形などを起こすことがある。したがって、一連の操作では骨膜を愛護的に扱うことに細心の注意を払う。

3 外側骨切り

　骨切り器具としては、オステオトーム（直、曲、ガード付き、ガードなし）またはレシプロケーティングソーが代表的である。ちなみに筆者は以前にはガード付き曲オステオトームを使用していた。手技的には右手でガード付きオステオトームを保持し、常に左手の指で皮下での刃先の位置を確認しながら助手にハンマーで叩いてもらって（two-tap technique）予定線に沿った骨切りを行う。

外側骨切りの際のラインに関して

　骨切り線は、梨状孔の最外側点（梨状孔の基部から3〜4mm上方で下鼻甲介のheadの近接である）に始まり、上顎骨・前上行枝に沿って内眼角の高さまでhigh to low to high（low）が基本となる。

　はじめのhigh to lowの意図は、梨状孔の基部で小さな三角の骨（Webster's triangle）を温存することによりinternal nasal valve（INV）側の上顎骨前頭突起の三角部を温存することになり、airway collapseを防止するということである。

　一般的に骨切り線を論じる際には、はじめのhigh to lowは省略されることが多く、それに続くlow to highないしはlow to lowとだけ表現されることが多い。

1) low to high（低位－高位）

　（梨状孔縁からopen dorsumまで）
　・軽度ハンプ（小さいオープンルーフ）
　・軽度の広鼻

　骨の厚さが普通であれば指で内方骨折（digital fracture）させることができるが、厚くて硬い場合にはsuperior oblique（斜上方）骨切りを追加する。

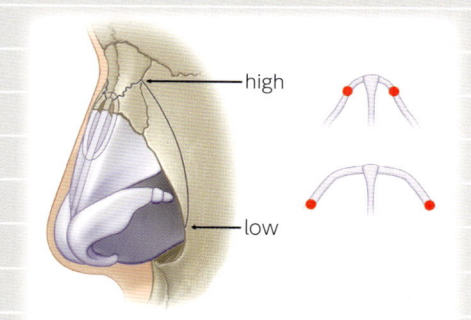

外側骨切り術（low to high）

2) low to low（低位－低位）

　・重度ハンプ（大きなopen roof）
　・重度の広鼻

　low to lowの場合には、transverse（水平方向に横断）ないしはsuperior oblique（斜上方）などの骨切りを必ず追加する必要がある。

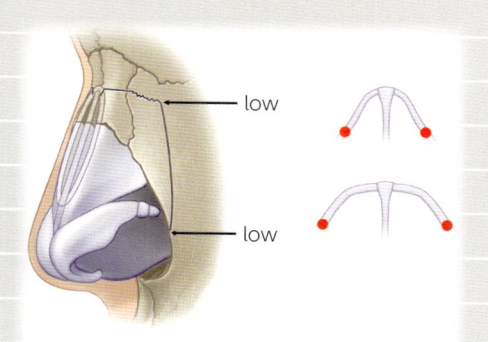

外側骨切り術（low to low）

経皮アプローチ法

1 切 開

　眼窩下縁の高さで、両側上顎骨前頭突起の立ち上がりに11番メスにて2mmの微小切開(stab)を置く。

2 剝 離

　剝離は一切行わない。

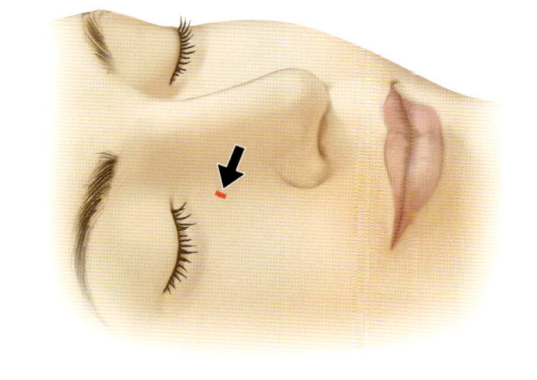

3 外側骨切り

　幅2mmの鋭いオステオトームを刺入する際は、いきなり骨に当てるのではなく、皮膚をずらして鼻背側で骨に当て、その後スライドさせながら骨切りラインまで移動させるのがコツである。これによって眼角動脈を外側に避けることができ、術中出血を最小限に抑えることができる。本アプローチの利点の一つであり、術後の腫張、内出血は軽減する。

①骨切りは鼻腔内アプローチの際のように連続的ではなく、1～2mm間隔にて破線状態で進めていく。はじめに刺入部から尾側の梨状孔縁に向い、その後は上顎骨前頭突起の立ち上がりに沿って頭側に向かい、内眼角の高さまで進める。
②術者はしっかりとオステオトームを刺入部の骨にほぼ垂直に保持し、助手にハンマーで叩いてもらう。
③オステオトームが鼻腔側に抜けたらそれ以上は打ち込まず、裏側の骨膜、鼻粘膜を可及的に傷つけないように細心の注意を払う。このことにより術後のcollapse(骨片の後方への過度の落ち込み)を防止する。
④骨切り予定線に沿って全長にミシン目を入れたらdigital fractureで骨切りを完了する。

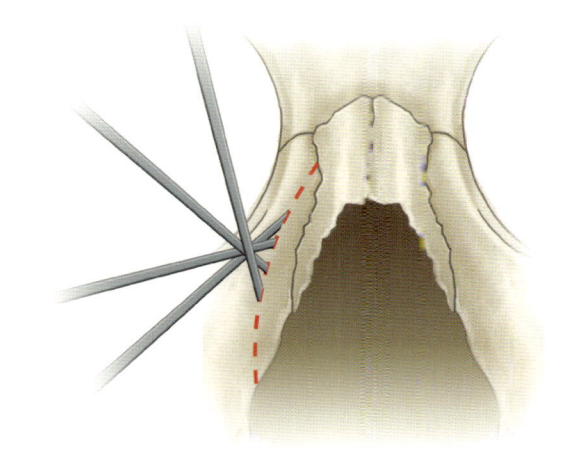

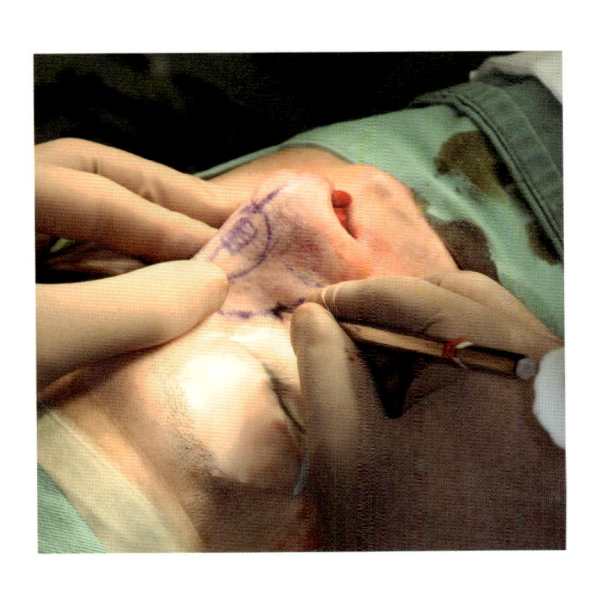

経皮アプローチ法の利点

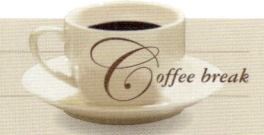

1) 術者の意図したとおりに骨切り線をコントロールしやすい

　これが最大の利点です。鼻腔内アプローチでは、実際にはオステオトームが骨切り予定線上にあるかどうかがわかりにくいものです。また、ノミ先端が内眼角・眼球の方向に向かっていくため重大な合併症を避けようと本能的に内側に寄っていく傾向があり、結果として予定より高い位置(low to high)での骨切りとなることが多いのです。

2) 非連続的な骨切りを行うために、骨膜・鼻粘膜の損傷が少なく、collapseなどの重大な合併症を起こしにくい

　一切剝離しないために骨片は皮膚側に付着したままの状態であり、術後の外鼻形態は安定しており、陥凹変形、鞍鼻変形などを起こしにくくなります。そのため、術後に鼻腔内にパッキングなどの内固定を必要としません。

　一方、鼻腔内アプローチでは、剝離を要するため骨切り後に遊離骨片となる可能性もあり、術後形態が不安定になりがちです。

3) 眼角動脈損傷を避けることができるため、術中出血も少なく、術後の腫脹、内出血も最小限に抑えることができる

　皮膚側の2mmの傷跡は短所と考えられます。しかし、実際には、ほとんどの症例で1カ月以内に目立たなくなります。化粧をしない男性でも傷跡は早期に目立たなくなるため、安心です。

筆者の行うコンビネーション・アプローチ法
（梨状孔縁切開アプローチ法＋経皮アプローチ法）

　筆者の外側骨切りのアプローチ法は、はじめは梨状孔縁切開法で始まり、結果の不安定性から次第に経皮法に移行していった。経皮法ではだいぶ安定した結果が得られるようになったが、より高い完成度を目指して最近では以下のアプローチ法を選択している。

　経皮アプローチ法では、一カ所の微小切開から全長にわたって骨切りを行う。Stab付近ではミシン目状に骨孔を開けられるが、頭側端、尾側端では骨切りが意図しないうちに完了してしまうことも多く、これはstabより遠位では連続的な骨切り線となることを示唆している。特に梨状孔縁付近では骨切り線がコントロールできないためにWebster's triangleを損傷している可能性もあり、また骨膜の損傷程度も把握できない。この部位は術後の重大な合併症である鼻閉に大きく関与する部位である。
　このリスクを回避すべく、筆者は現在では2つのアプローチ法を組み合わせて各々の長所を生かしている。

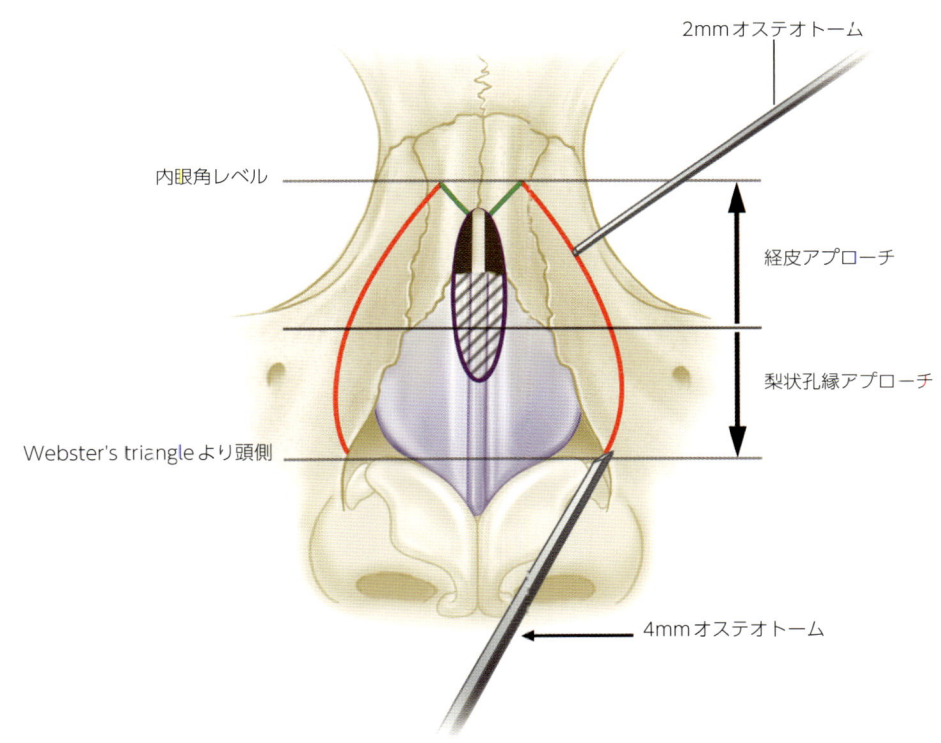

コンビネーション・アプローチ法

　下半分は梨状孔縁切開から、上半分は経皮的に骨切りを行っている。梨状孔縁切開から表側と裏側の骨膜剥離を行った後に4mmオステオトームで頭側に向って骨切りを行っていくが、予定骨切り線全長の中間に達したあたりが一区切り（容易に骨切り線をコントロールできる範囲）である。続いて上半分の骨切りは経皮的に行うが、微小切開の位置としては残る骨切り範囲の中間におくことにより上端まで正確な骨切りを行うことができる。
　筆者の行う外側骨切りアプローチ法は結局、両者の長所を組み合わせたことになる。梨状孔縁アプローチの長所は、collapseを防止すべく裏側の粘膜を剥離できること、Webster's triangleを温存できること、

下半分の骨切りに関しては経皮アプローチよりも正確に施行できることである。
　上半分の骨切りに関しては、正確なラインで骨切りを行うことができることをはじめ、術後の回復が早いこと、裏側の粘膜への侵襲が少なく骨片と皮膚が分離されていないことによる形態の安定性などを考慮すると、経皮法が数段優れている。

2. 内側骨切り術 (medial osteotomy)

　鼻骨と骨性中隔との間の骨切りを内側骨切り（medial osteotomy）と称する。通常は外側骨切りの補助的な役割で行われる。
　筆者はハンプ切除後、広鼻に対する骨切り術に際して、外側骨切りに先立って内側骨切りをルーチンに行っている。その理由は、続いて行う外側骨切りが、この内側骨切り線の先端に連続した瞬間に骨の可動性が容易に確認できる。またそのことにより、外側骨切りが両内眼角を結ぶラインより頭側に進むのを防止するためである。

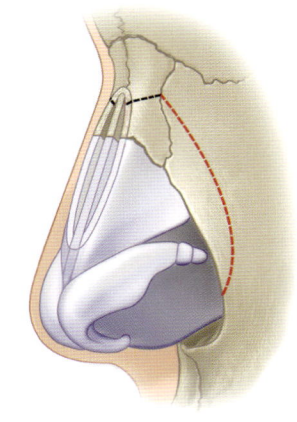

--- 内側骨切り
--- 外側骨切り

①オープン法で行うため、直視下にハンプ切除（オープンルーフ）後の鼻骨尾側端に4mm幅のオステオトームを差し込み、左右ともに斜め上向き（superior oblique）に骨切りを行う。
②術者は左手の母指、示指を骨切り予定線上に当てて、皮膚上からオステオトームの先端の位置を確認しながら、助手にハンマーを叩かせ（two-tap technique）、皮膚上に記された骨切りデザイン線に沿って骨切りを行う。なお、骨切り線の上端は、両内眼角を結ぶライン上にほぼ一致させる。

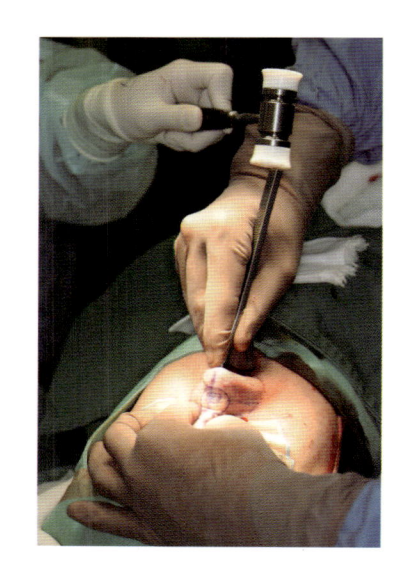

（内側・外側骨切りともに）左右の内眼角を結ぶラインより頭側に進んではいけない理由
1. Radix部では鼻骨は非常に厚い骨となり、骨切りしても細くはならない
2. Rocker deformity：もし高位で内側骨切りと外側骨切りがつながったとしても、鼻骨の尾側は内側に入り込むが、頭側は外側にはねてしまう。いわゆるrocker deformityとなる

3. 横断骨切り術 (transverse osteotomy)

　重度のハンプ、重度の広鼻に対してlow to lowの外側骨切りが行われるが、頭側の骨切り上限は両側内眼角を結ぶ線上までとする。その際には左右の外側骨切り線を結ぶ水平方向の骨切りが必要になり、これを横断骨切りと称する。

　筆者は横断骨切りが必要な際には、あらかじめ外側骨切りの微小切開（両端2カ所）を内眼角レベルに置いているので、そのstabから外側骨切り、横断骨切りの両方を行うことになる（下半分の外側骨切りは梨状孔縁切開から行っている）。鼻骨中央部では骨が非常に厚く硬いため、骨切りはゆっくり慎重に行う。

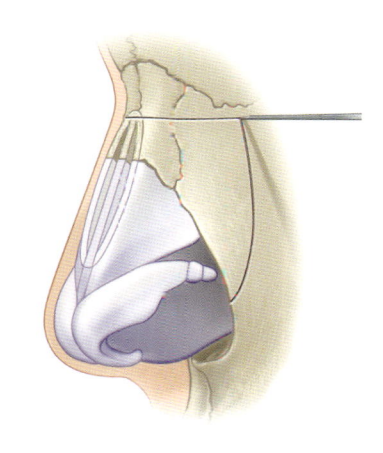

4. 後療法

　外鼻形成の基本的な概念は、土台の骨、軟骨から軟部組織を剥がして、新たに理想の位置で再構築することである。そのためには術後に死腔をなくし、出血、腫脹を減じる目的でテーピング、スプリント固定を行う。

　筆者はサージカルテープを貼る前に皮膚に安息香酸チンキを塗るが、テープの刺激が弱まり、張り付きもよくなる。

　骨切り後にはスプリント固定が必要となるが、大きくて厚いものはフィットせず繊細な形成ができないため、使う意味がない。経皮的に骨切りが行われた場合にはスプリント固定は必要ないとの意見もあるが、筆者はルーチンに薄いアルミニウム製のスプリントを使用して行っている。スプリントは骨切り線に沿って最小限にカットして、適確に圧迫、成形するように固定する。

　額まで含めたギプス固定は、適切な部位に適度な圧力での固定を求めるという点では、不適当である。

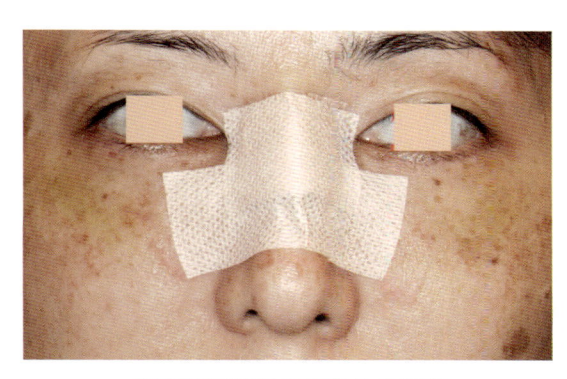

鼻骨骨切り術後のスプリント固定

Section II ハンプ (hump、鉤鼻)

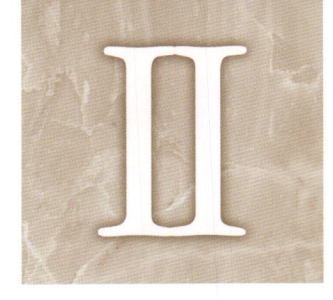

1. 鼻背の解剖

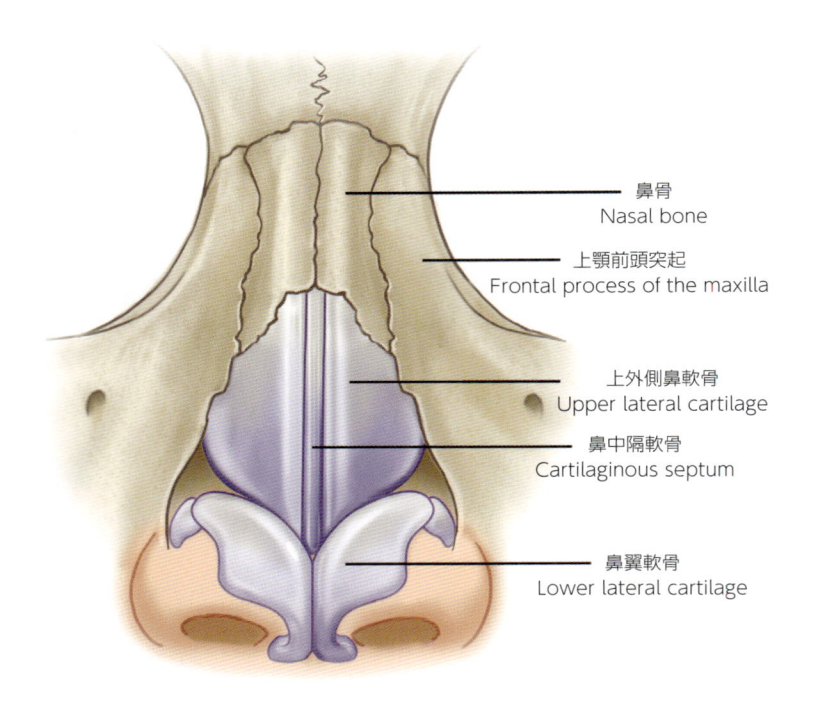

- 鼻骨 Nasal bone
- 上顎前頭突起 Frontal process of the maxilla
- 上外側鼻軟骨 Upper lateral cartilage
- 鼻中隔軟骨 Cartilaginous septum
- 鼻翼軟骨 Lower lateral cartilage

　ハンプの治療法を紹介する前に鼻背の解剖を簡単に復習する。

　鼻背部は、構造的には頭側は鼻骨、上顎前頭突起という骨性組織に支持され、尾側は上外側鼻軟骨、鼻翼軟骨、鼻中隔軟骨により軟骨性に支持されている。正面から見ると、鼻根部から鼻尖部にかけて直線的というより幅が徐々に広がっていく傾向がある。

Keystone area

　鼻背の骨・軟骨接合部は"keystone area"と呼ばれ、臨床的に重要な部位である（☞序章p.8）。鼻骨の尾側部分は外側鼻軟骨の頭側を数mm覆っており、お互いに結合組織で結合している。Keystone areaは複合的な解剖構造と独特な形態から、その形態を調整することは難しく、さらに鼻背において最も皮膚の薄い部位であるため、ハンプ切除後に不整、変形が目立ちやすい。

2. ハンプの分類と治療法

　Keystone areaでは鼻背の前方・外側への顕著な突出がよくみられ、ハンプと呼ばれる。一般的には骨のみの突出と誤解されている傾向にあるが、実際にはほとんどの症例で骨・軟骨（鼻中隔軟骨、上外側鼻軟骨）の両方が突出の原因となっている。

　ハンプはその大きさにより3つに分類されている。

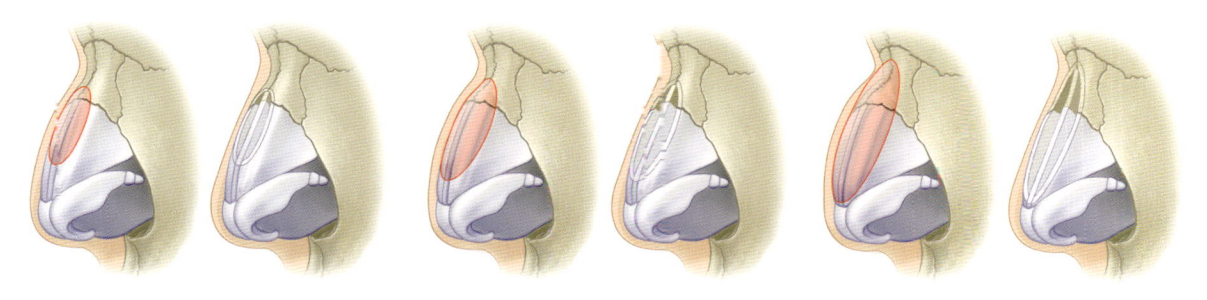

軽度ハンプ
内眼角を結ぶラインを超えない。

中等度ハンプ
内眼角を結ぶラインまで伸びる。

重度ハンプ
Radixまで広がる。

　治療法はその重症度によって以下のようになる。

1） 軽度ハンプ（厚み2mm以下）の場合

　日本人では軽度ハンプが圧倒的に多い。ハンプ切除だけ行う場合と、骨切りを併用する場合がある。
①ハンプ切除のみ
　鼻梁（鼻すじ）がもともと細い症例、または術後に鼻梁が多少太くなることを了承している症例では、ハンプ切除後に骨切り（外側、内側）を行わないこともある。
②ハンプ切除＋骨切り
　外側骨切り（low to high）、あるいは内側骨切り＋外側骨切り（low to high）を行う。

2） 中等度、重度ハンプ（厚み2mm以上）の場合

　ハンプ切除＋骨切りを行う。骨切りは症例に応じていろいろなパターンが考えられるが、内側骨切り＋外側骨切り（low to low）、横断骨切り＋外側骨切り（low to low）などを行う。

3. ハンプ切除法 (humpectomy)

　ハンプ切除には2つの方法があり、composite reductionとcomponent reductionに分類される。
　Composite reductionとは、鼻中隔、上外側鼻軟骨、鼻骨などのハンプの構成要素を一塊として切除する方法である。

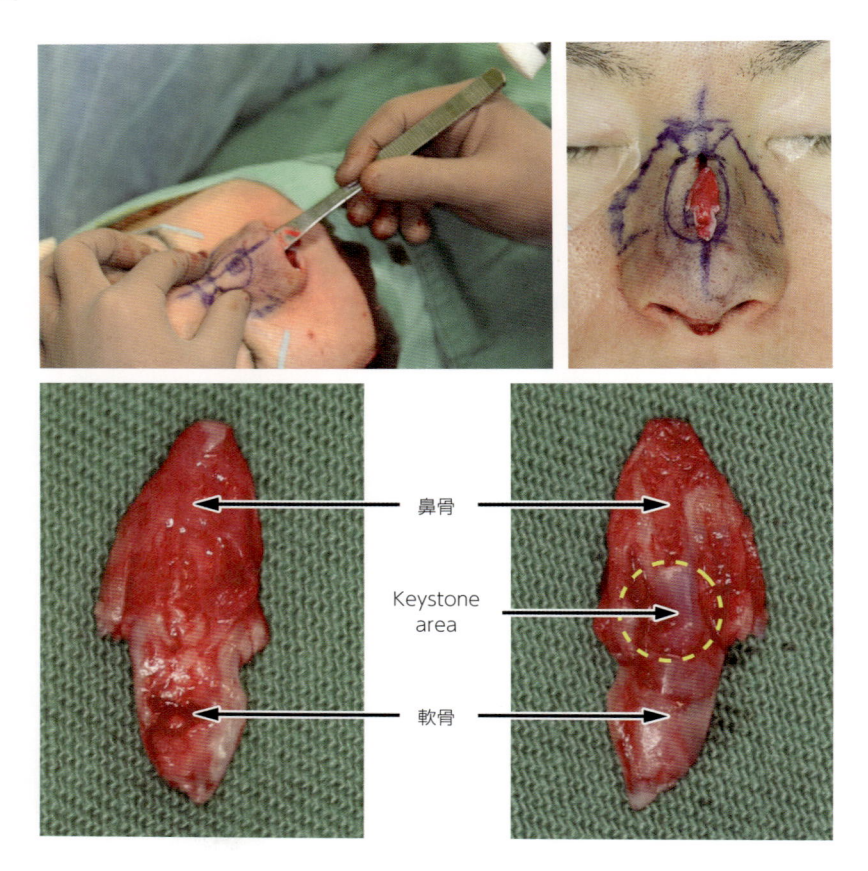

　一方、component reductionは、ハンプの構成要素を分離したうえで、個々に切除する方法である。
　わが国において広く一般的に行われているのはcomposite reductionである。Component reductionに関してはその報告は少ないがたいへん優れた方法で、筆者は全例この方法でハンプを切除している。

1 Composite reduction

　アプローチはオープン法を選択し、直視下にハンプ切除を行うべきである。2mm以下のハンプであれば裏側の粘膜は剥離する必要はない。
　術前に鼻背皮膚上にハンプの輪郭をマーキングしておくが、それを参考にして、軟骨、鼻骨上に直接切除範囲のマーキングを行う。
① はじめに骨・軟骨移行部に切除予定幅で15番メスを水平に入れる。
② 軟骨性鼻背上のマーキングに沿って突出部を鼻尖に向かって切除していく。切除されるのは鼻中隔軟骨の水平部分と外側鼻軟骨も含まれることが多い。なお、尾側から頭側に向かって切除していく

ことも可能であるが、切除幅の調節が難しい。
③ 続いてオステオトーム（12mm幅の両側ガード付きオステオトーム）で直視下に鼻骨突出部を切除する。決して深く切り込まないように方向を調整しながら、慎重に助手にハンマーを叩いてもらう。骨切りが完了したら骨・軟骨性ハンプはen blocに取り除く。最後にリトラクターで周囲組織を保護しながら、骨の不整をpower burr（3mmラウンドバー）またはラスパで丹念に均す。

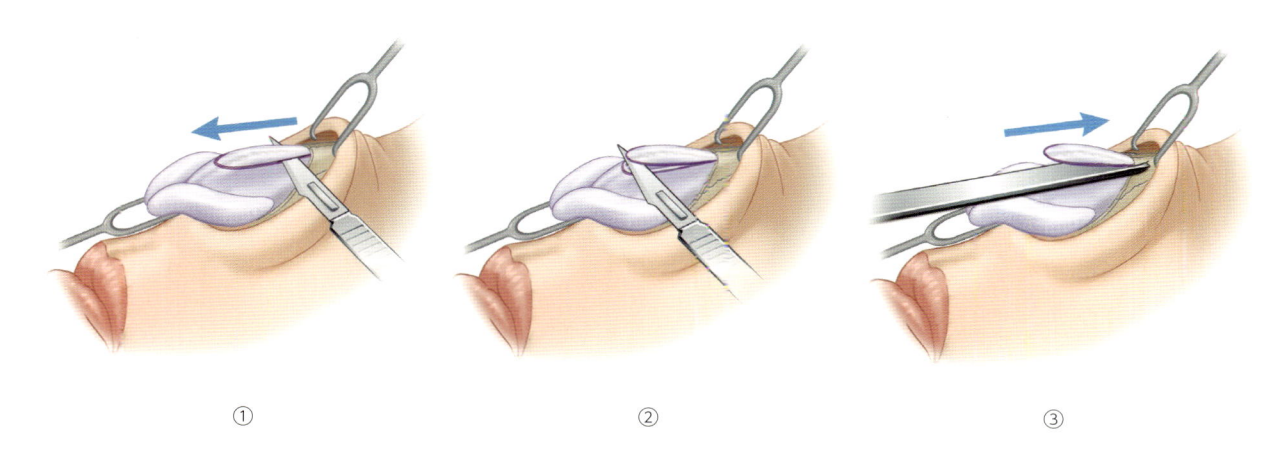

① ② ③

　Keystone areaは構造が複雑であるため、微妙な不正も妥協を許さず均していくことが肝要である。その際に注意すべきこととして、術野を展開するのにリトラクターを強く引き上げすぎると軟骨も少し持ち上がることになり、骨-軟骨の高さ調節を誤りやすい点が挙げられる。リトラクターの引きは必要最低限にする配慮が必要となる。

2 Component reduction

　鼻中隔、外側鼻軟骨、鼻骨という鼻背のハンプ構成要素を個々に切除する方法である。本法の利点は、おのおのの要素に微調整が効くため、手技が正確になることである。
　ハンプ切除に先立って鼻中隔軟骨から鼻粘膜を剥離し温存することにより、internal nasal valve（INV）部位で鼻中隔と上外側鼻軟骨の位置関係は良好に保たれる。また、剥離の際には、可能なかぎりskin supportを維持してハンプ切除後も構造的な強さを保つことを心がける。これらにより外側鼻軟骨の内下方へのcollapseの危険性を減らし、術後変形や合併症を大幅に減らすことができる。

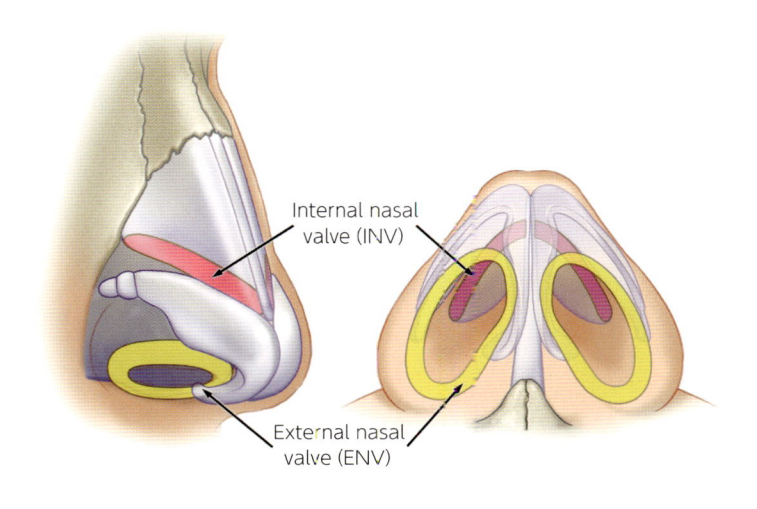

Internal nasal valve (INV)
External nasal valve (ENV)

4. 一般的なハンプ治療と問題点

　一般的なハンプ切除術の流れは以下のようである。術前に患者の鼻にハンプの輪郭をマーキングする。そこでハンプ切除手術の際は、この皮膚上のマーキングを頼りにメス、オステオトームなどでハンプを切除する。その後、ラスパなどで平坦に均して、皮膚上から指で凹凸の変形がないか確認したうえで手術を終了する。

　しかし、実際にはこの方法では安定した結果を出すことが難しい。筆者は以下の2点の問題点を提起する。

1）ハンプ（骨・軟骨）の大きさの評価

　ハンプ切除術で最も重要なことは"切除するハンプの大きさ"であることは間違いない。ところが皮膚上にデザインされたのは突出している骨・軟骨の実寸大ではなく、それに厚みのある皮膚をかぶせた状態での評価である。これでは1mm以下の精密さが要求されるハンプ切除術のデザインとしては大雑把すぎる。

2）オステオトームによる骨性ハンプ切除

　オステオトームの刃はそれなりに厚みがあり、1mm以下で切除骨片の厚みを調整することが不可能である。また、手技的には鼻骨下端から頭側に向って術者がオステオトームの鼻骨への入射角度を適宜調整しながら勘で切り進むことになる。骨を切除しているときには骨片の厚みは把握できず、摘出された切除片を計測して初めて何mmの高さが減少したかがわかるといった具合である。

　この方法では、手術としての正確性、安定性、再現性など論じることはできない。そこで、この難題を克服した筆者のハンプに対する治療戦略を紹介する。

5. 筆者のハンプに対する治療戦略

切除すべきハンプの大きさは術前に正確に評価できる。

1 術前評価

　ハンプ切除に際して最も重要なことは、切除すべきハンプのサイズ（長さ、幅、厚さ）を手術前に正確に把握しておくことである。

1）ハンプの長さ

　ハンプの上下端に関しては、皮膚上から触診、視診であたりをつけることができる。

　鷲鼻のように鼻尖のprojectionが不足している症例では下端の位置決めが難しいが、通常は前鼻中隔角まで切除することが多い。

2) ハンプの幅

切除幅に関してはあまりこだわらなくてもよい。その理由はハンプ切除後に行う骨切りにより骨・軟骨とも中央に寄せるため、切除幅が術後形態に反映されるわけではないからである。

3) ハンプの厚み

最も重要なのは切除片の厚み（高さ）である。術後変形の多くはハンプの取りすぎ、あるいは取り残しであり、切除片の厚みが適切でなかったことが原因となる。

そこで筆者は以下のような方法でハンプの大きさを評価し、精密な手術を実践している。

2 術前写真（定規入り）による評価法

ハンプの厚さ（高さ）を評価する簡便な方法を紹介する。

はじめに患者の鼻骨下端を鼻に直接マーキングする。左の母指、示指で鼻骨の左右をつまむようにすると鼻骨の下端は容易に確認できる。

次に患者の写真を撮影するが、側面が最も重要である。筆者は完全な側面を撮るためにセファロ撮影装置の頭部固定装置を使用している。

患者は坐位として頭部固定装置のイヤロッドを外耳孔に挿入しFrankfort平面は水平とする。

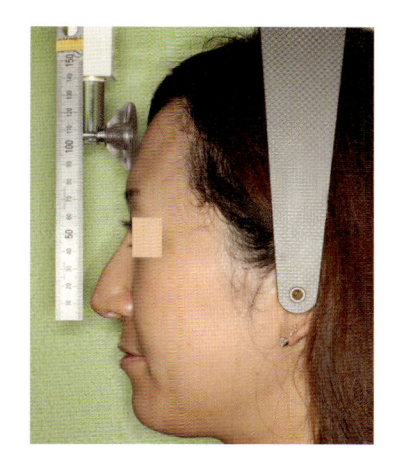

両側イヤロッドの中心を通り、カセッテに対して垂直に患者側面写真を撮影するが、その際には患者の鼻の正中線に合わせてスケールを入れておく。スケールは前額固定装置に貼り付けるか、患者に持ってもらうのもよい。

なお、セファロ撮影装置がない場合には、側面を撮影する際に患者に定規を持ってもらう。定規は鼻の前で中心線に合わせて上下方向に持ってもらう。側面写真は微妙な角度でハンプの見え方が変わるため数枚撮影する。

撮影後は写真データをパソコンに取り込み、写っているスケールの目盛りを参考に鼻の大きさを実寸大に拡大する。次に側面で理想的な鼻背ラインを描くことにより、切除すべきハンプの厚さ（高さ）が決定する。最大切除部位が鼻骨・鼻中隔軟骨のどこに相当するかはマーキングした鼻骨下端から計測できる。オープン法で手術する際には鼻骨下端は術中に最もわかりやすい基準点であり、そこから何mm頭側まで、何mm尾側まで切除する、また最大切除部位は鼻骨下端から何mm頭（尾）側である、などと詳細にプランできることになる。

スケール入りの写真撮影とパソコンによるサイズ計測は非常に有用な術前評価となる。

3 三次元実体模型（軟部組織付き）による評価法

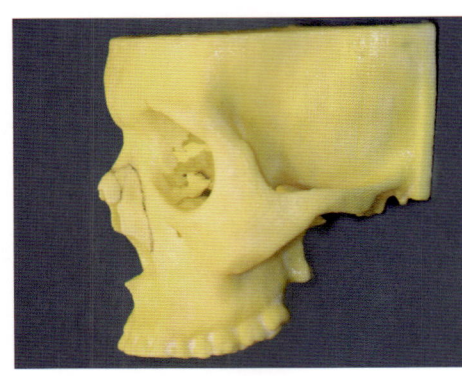

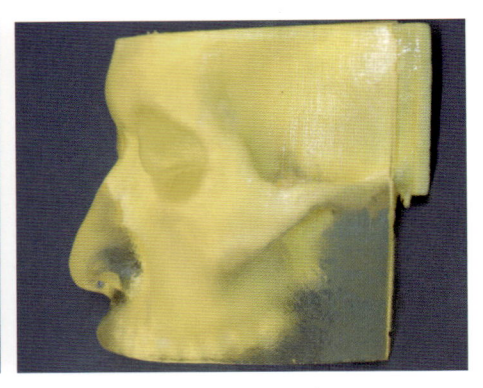

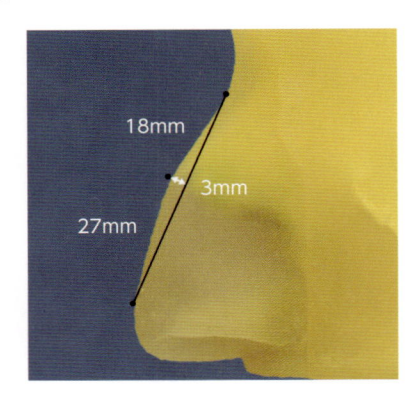

骨モデル　　　　　　　　　　骨＋軟部組織モデル

　さらに精度を高めるために、筆者は最近では術前にCTを撮影して、三次元実体模型を作成している。模型は骨模型と骨・軟部組織付き模型（Salt 3D medical model：株式会社ソニー、富田製薬株式会社）があるが、ハンプ症例では後者が役立つ。軟部組織は透明のシリコンでできているため、骨の状態を透視出来るようになっている。

　この模型からハンプの厚み、ハンプの最突出点と鼻骨下端との位置関係などを正確に把握できる。さらにハンプ切除後の外側骨切りに際しても、骨切り線である上顎骨前頭突起の立ち上がりの様子が透明な皮膚を通してわかるため、外側骨切り線の設定にも有用である。

6. 手術手技：component reduction

　Component reductionにて精密なハンプ切除手技を行えるからこそ詳細な計測が意味をなすのである。そのため、筆者は現在ではハンプの大きさ如何にかかわらず、すべて以下の方法で行っている。

　正確な評価が得られた次の段階は、"適切なサイズのhumpectomyを行うことができるか"という手技の精確さが問われる。ハンプのあるkeystone areaは、鼻骨と鼻中隔　軟骨・外側鼻軟骨複合体は通常2〜3mm重なり合っており、複雑な構造であるがゆえに直視下に切除すべきである。したがって、アプローチはオープン法（IF incision＋経鼻柱切開）を選択する。

1 剝　離

　ハンプ切除の際には、上外側鼻軟骨膜上、鼻骨骨膜下で剝離を行う。重要なことは外側の剝離はむやみに広げることなく、必要最小限とする。ハンプ切除後の骨切りを考えると、鼻骨が皮膚、軟部組織から剝離されていないほうが術後の骨安定性につながるからである。

2 鼻中隔分離

　剝離後は、左右の鼻翼軟骨間より鼻中隔下端を露出する。鼻中隔軟骨の軟骨膜を同定して軟骨膜下に剝離子を挿入し、頭側に向って幅1cmほどで軟骨との間を剝離し、鼻骨下端まで到達する。鼻粘膜は非常に薄くて損傷しやすいため、鼻中隔軟骨に剝離子を常に接触させながらていねいに剝離していく。

　メス刃を上向きにして剝離腔に挿入し、鼻中隔にメスを接触させながら上向きに上外側鼻軟骨を裏側から表側に向って鼻中隔ルーフから切離する。左右同様に行い鼻中隔は完全に分離される。裏側の粘膜は温存され、連続性が保たれることにより感染、上外側鼻軟骨のcollapseの危険性を減らすことになる。

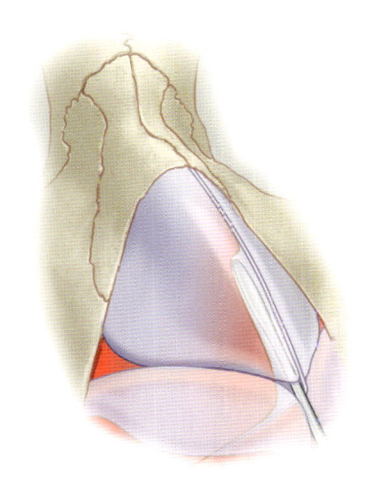

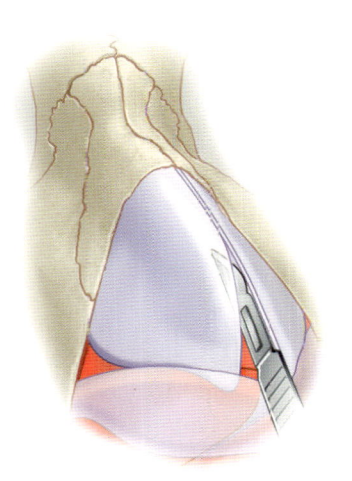

3 軟骨性ハンプ切除（鼻中隔軟骨切除）

　鼻中隔軟骨に直接切除デザインをマーキングする。術前の写真、三次元模型よりあらかじめ決められた切除幅を、はじめに骨、軟骨移行部でマークし、尾側に向って予定切除線を引いていく。下端の位置は模型があれば、透明軟部組織を通して骨・軟骨接合部からの距離が正確にわかる。ただ、模型が用意できない場合には、術前に患者のハンプの全長に皮膚に直接マーキングすればおよそ正確に切除可能である。

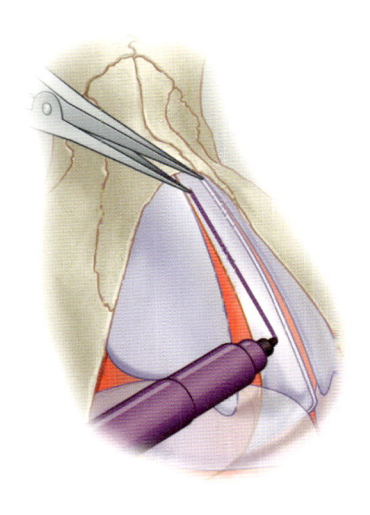

鼻中隔軟骨の余剰部分を15番メスにて切除する。
　この時点では外側鼻軟骨の余剰部分は切除せずに、骨切り後の手術の最終段階でトリミングする。

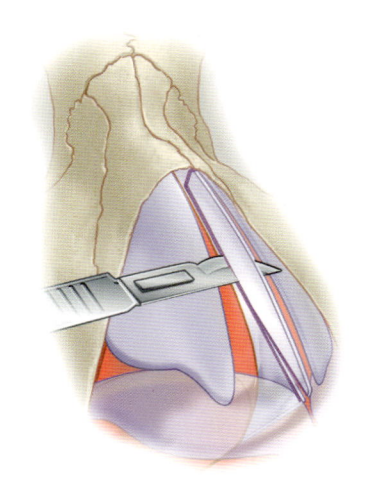

4 骨性ハンプ切除（鼻骨削り）

　次に骨性ハンプの切除に移るが、使用する器械としてオステオトーム、ラスパ、電動ラウンドバーなどが一般的である。しかし、筆者の行う精密ハンプ切除法にこれらは不向きである。特にオステオトームは切除する骨片の厚みをコントロールすることができないため、過剰切除がしばしば起こる。
　そこで筆者が使用しているのが超音波削骨器（ピエゾサージェリー®）であるが、これは歯科・口腔外科用に開発されたものであり、微調整が効くため鼻骨ハンプを削るのにも有用である。

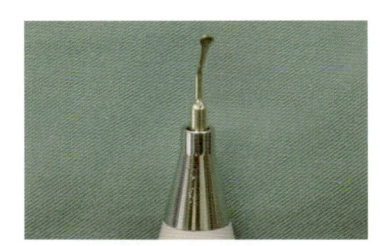

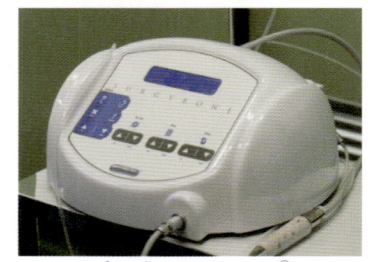

ピエゾサージェリー®

　鼻骨上に直接削骨範囲と鼻骨正中線をマークする。一般的な日本人のハンプであれば1〜2mm程度の厚みのreductionがほとんどである。削り方は正中線のすぐ横で、削った量を確認できるように正中部は残しながら、正中より左側鼻骨から骨・軟骨移行部で予定量の鼻骨を削る。この部位では、先の鼻中隔軟骨切除端と高さを合わせる。
①頭側に向かって予定上端まで左側鼻骨の骨削りを行う。ピエゾサージェリー®は奥から手前に引っ掻くように骨を少しずつ削るため、過剰切除の心配はない。
②右側鼻骨も同様に行い、
③最後に鶏冠のように残った中央部を削って均一に全体を均す。
　鼻骨自体は薄い骨であるため、時にオープンルーフとなることがある。

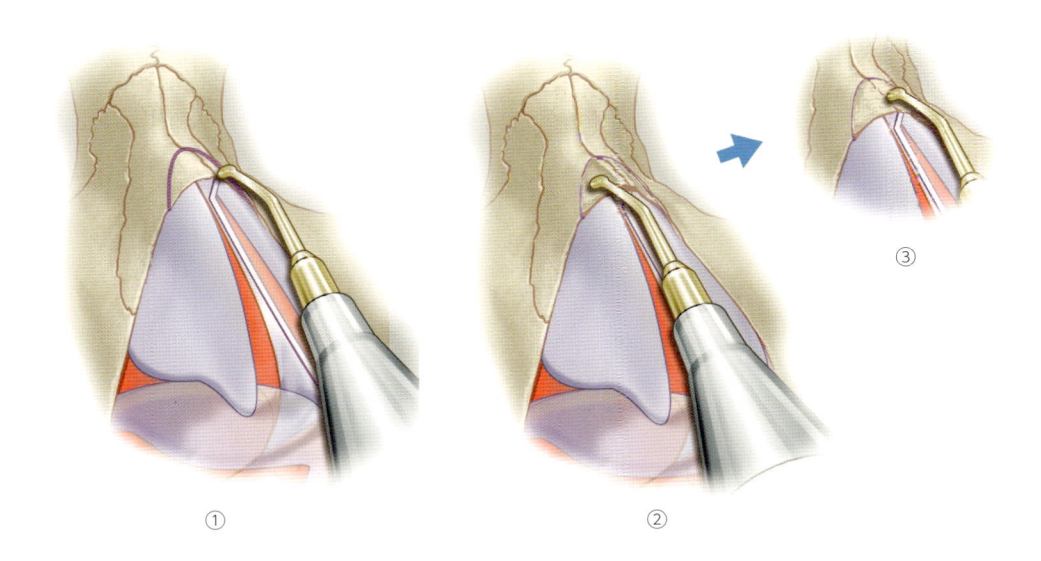

5 内側骨切り

　ハンプ切除後は骨切りに移行するが、筆者は外側骨切りに先立って内側骨切りを行う。3mm幅オステオトームを使用して、ハンプの上端から斜め上方向(重症例では水平方向)に内眼角の高さまで骨切りを行っている。これにより外側骨切りの際に内眼角を超えて頭側に骨切りを行うのを防止できる。

6 外側骨切り

　筆者は梨状孔縁切開と経皮アプローチを組み合わせている。
　はじめに鼻腔内梨状孔縁切開から4mm幅オステオトームを用いて下半分の外側骨切りを行う。次に残る骨切り線の中央にstabを入れて、2mm幅オステオトームで破線状に上半分の骨切りを行うが、頭側は先の内側骨切り線に、尾側は先の外側骨切り線に合流することにより骨切りは完了する。

7 上外側鼻軟骨切除・縫合

　骨切り終了後は鼻背に戻り、鼻中隔から分離された上外側鼻軟骨のトリミングを行う。筋鈎などで鼻背の皮膚を強く引き上げた状態でトリミングすると、上外側鼻軟骨自体も一緒にやや持ち上げられており、過剰切除になりやすいので注意する。通常は左右とも切除した鼻中隔と同等の量(1～2mm程度)を目安に切除するとよい。その後左右の上外側鼻軟骨は4-0PDSで鼻中隔に3～4針縫合する。

8 閉　創

　最後に止血、洗浄後に閉創する。術後のテーピング、スプリント固定は重要である。なお、筆者は、鼻腔内ガーゼパッキングなど術後の内固定を一切行っていない。

ハンプはいわゆる"鼻骨削り"で改善するか

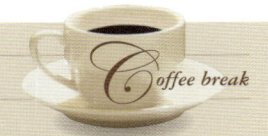

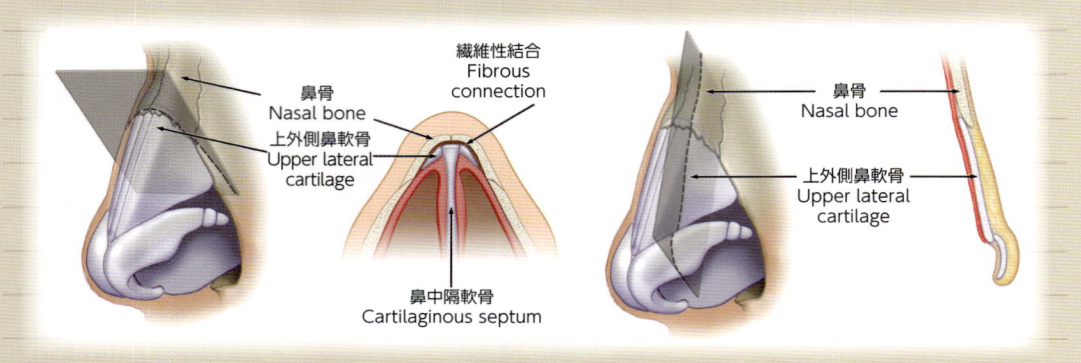

　ハンプの構成要素は骨だけではなく、鼻中隔軟骨、外側鼻軟骨も要因であることが圧倒的に多いものです。

　患者の中には、過去に鼻の骨を削ったことがあるが「腫れが引いてみるとほとんど変化がなかった」と言う方がいます。手術方法を尋ねると、局所麻酔下でヤスリのようなものでゴリゴリされた…ということのようです。わが国ではハンプに対しては"鼻骨削り"という手術法を適応するのが一般的ですが、ヤスリでは骨は削れても軟骨は削れないため、治療法としては不十分であることがわかります。

7. 症 例

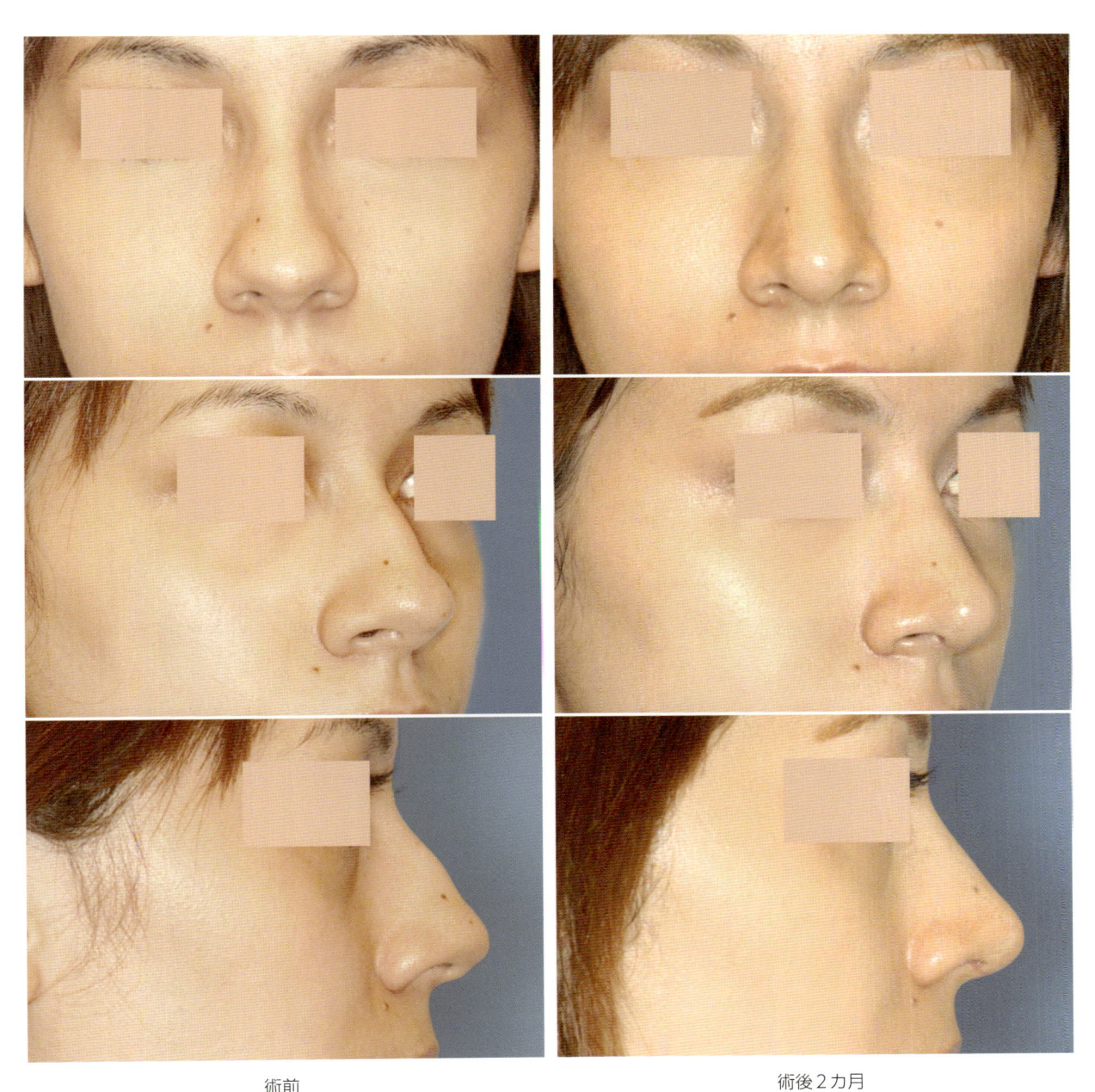

術前
アメリカ人女性で、軽度ハンプと鼻尖のboxy tipの改善を希望した。正面では鼻根から鼻背は細く、鼻骨骨切りによる幅寄せは希望しなかったため、ハンプ切除だけを計画した。鼻尖はアメリカ人特有のboxy tipであったため軟骨操作による鼻尖縮小を施行した。

術後2カ月
正面では鼻尖は細く小さくなった。鼻背では骨切りを併用しなかったため、鼻梁は太くなった。側面、斜位ではハンプが正確に切除されて、ほぼ段差のないなめらかな鼻背ラインが形成された。

26歳　女性　ハンプ切除術、鼻尖縮小術
オープン法により骨－軟骨性ハンプを直視下に切除した。鼻尖は鼻翼軟骨の頭側切除、ドーム間縫合を行った。

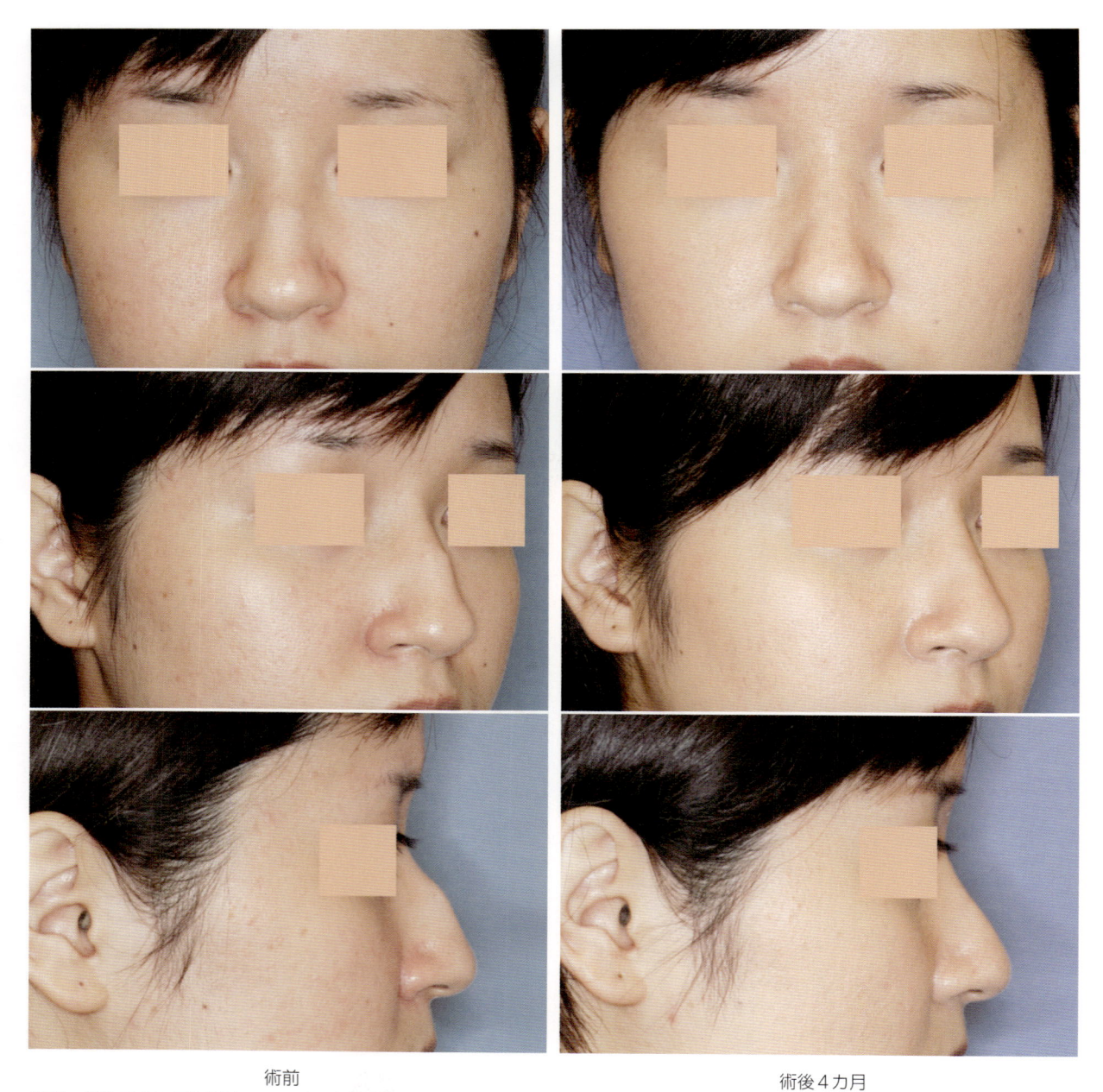

術前
側面、斜位でハンプが目立っていた。正面での鼻筋も今より太くなるのは避けたいとの意向であった。中等度のハンプであり、計測上2mmのhumpectomyと、内側・外側骨切りを同時に施行することとした。

術後4カ月
側面、斜位ではハンプが正確に切除されており、段差のないなめらかな鼻背ラインが形成された。

25歳　女性　鼻骨骨切り術（ハンプ切除術）

オープン法により骨−軟骨性ハンプを直視下に切除した。Keystone areaで予定通り2mmのhumpectomyを行った。内眼角を上限として内側骨切りを行った後に、外側骨切りは経皮アプローチ法で行った。

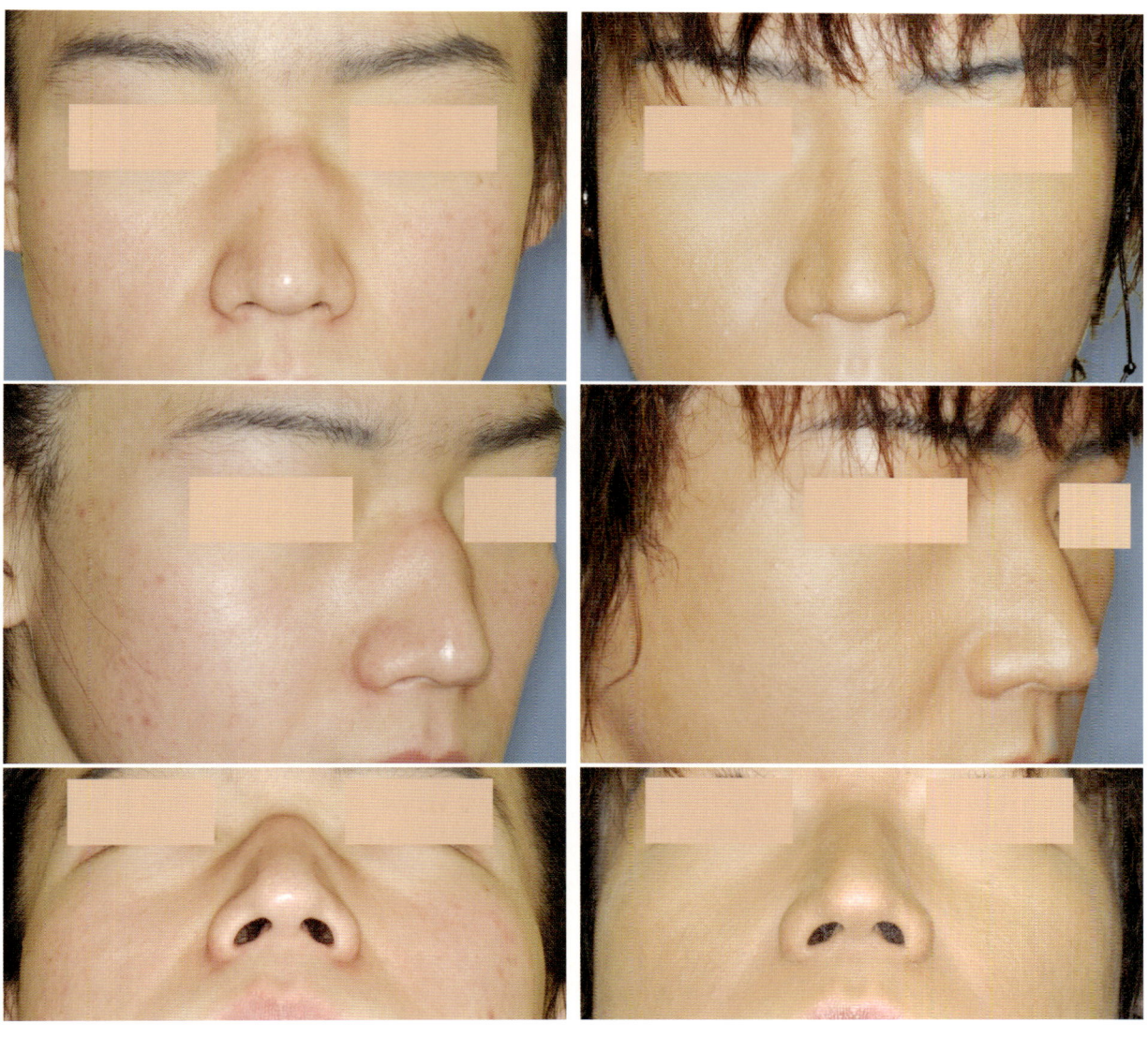

術前　　　　　　　　　　　　　　　　　　　　　　　　術後8カ月

骨性ハンプは前方だけではなく、側方にも突出が強かった。ハンプは中等度であるが、軟骨成分が関与しない骨性ハンプで珍しいタイプである。外傷の既往はなかった。

正面では外側に張り出した鼻骨は外側骨切りによるinfractureで幅の細い鼻梁となった。斜位でも鼻背ラインはなめらかである。底面では外側骨切りによる幅寄せがうまく行われており、ハンプ切除後のオープンルーフが閉鎖されているのがわかる。結果として三次元的にハンプは目立たなくなっており、患者満足度が高かった症例である。

16歳　男性　鼻骨骨切り術（ハンプ切除）

オープン法により骨性ハンプを直視下に切除した。Keystone areaで予定どおり3mmのhumpectomyを行った。内眼角を上限として内側骨切りを行った後に、外側骨切りは梨状孔縁切開アプローチで行った。

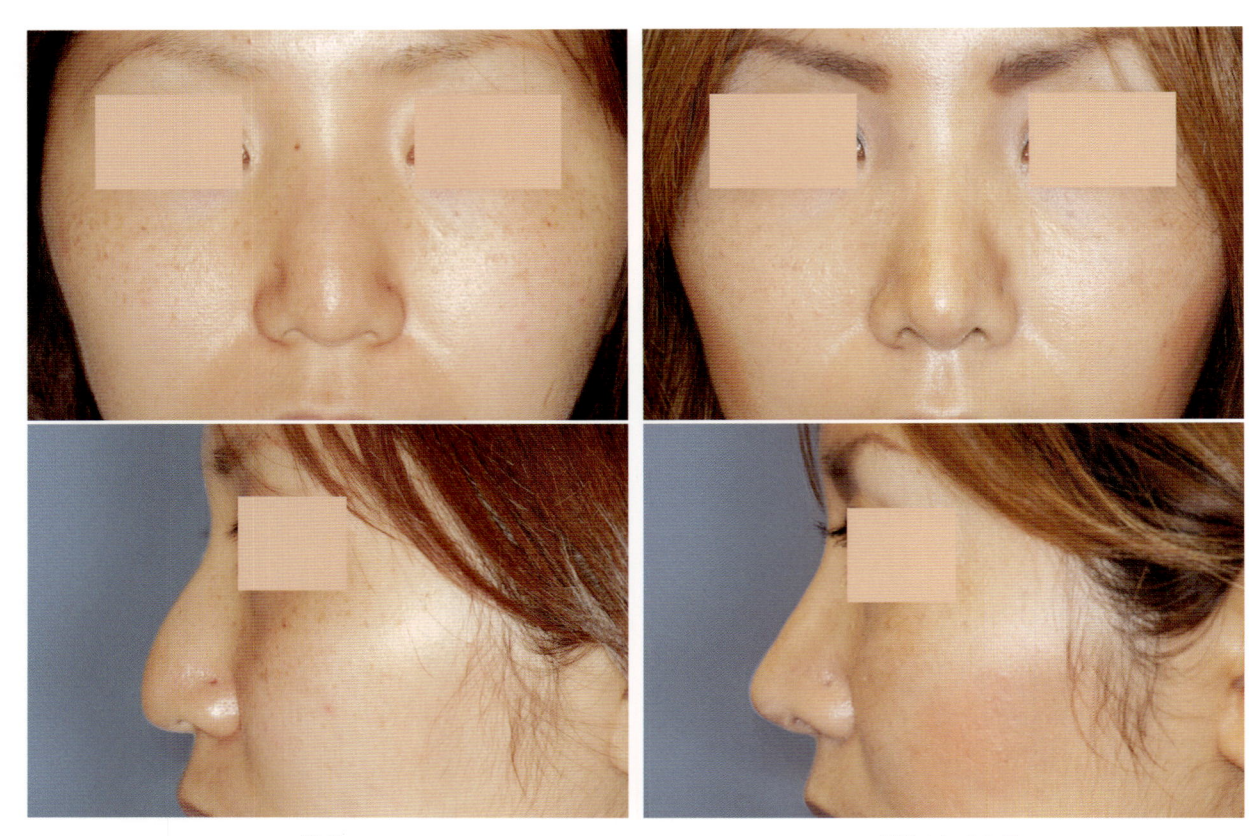

術前
側面ではいわゆる鷲鼻であり、ハンプの存在と、鼻尖のprojectionが不足していた。正面では鼻尖から鼻尖上部の幅広さが気になっていた。

術後1年4カ月
正面では鼻尖幅が縮小し、外側骨切りの効果で上外側鼻軟骨部でも鼻梁幅は減少している。側面ではハンプ切除量は適正であり、鼻尖増高、挙上効果でややアップノーズ気味の女性的な鼻背ラインが形成されている。

25歳　女性　鼻骨骨切り術（ハンプ切除）、鼻尖縮小・増高術
オープン法により骨-軟骨性ハンプを直視下に切除した。ハンプは中等度であり、keystone areaで2.5mmのhumpectomyと、内眼角を上限として内側・外側骨切りを同時に施行した。内側骨切りを行った後に、外側骨切りは経皮アプローチ法で行った。

8. 合併症とその予防

1 鼻背変形

1）ハンプの取り残し（under-resection）

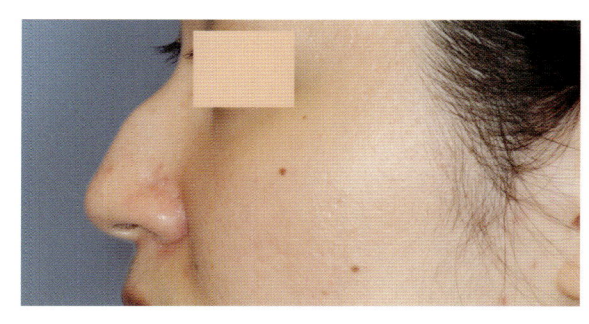

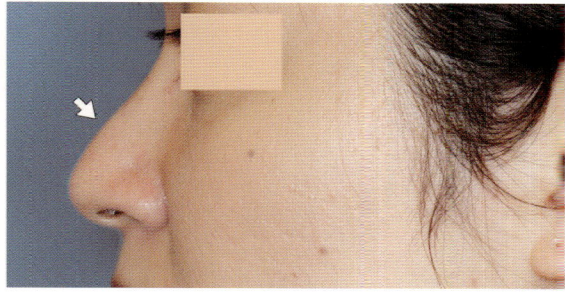

術前　　　　　　　　　　　　　　　　　術後1カ月

　ハンプの取り残しはしばしば問題となる。術前に長期的にハンプが突出していたことにより皮膚自体が薄くなっていることが多く、わずかな凹凸不整が目立つことがある。
　この変形は必ずしも手術時の取り残しが原因とは限らず、bone dustや軟骨新生が原因のこともある。
　Humpectomy後に鼻骨下に存在していた軟骨（オーバーラップしている部分）が数mm残ることになり、これが変形の原因となることもある。しかし、このわずかな突出は術中には腫脹や局所麻酔の影響でわからず、腫脹が引いた後日に明らかになることもあり厄介である。
　予防としては、オープン法で直視下にkeystone areaの軟骨の突出を接線方向にメスで均して、調整する以外にない。

2）ハンプの過剰切除（over-resection）

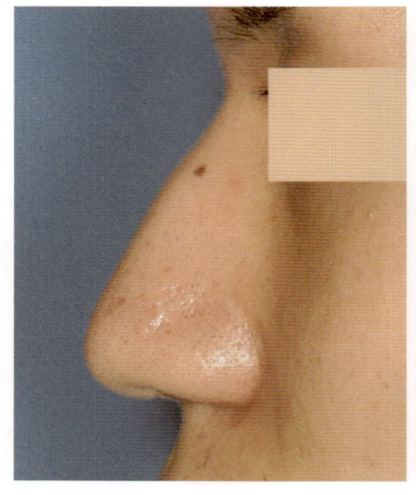

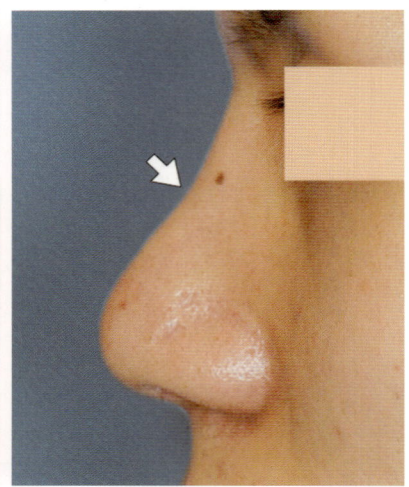

術前　　　　　　　　術後1カ月

　Composite reduction法では、骨性ハンプはオステオトームで切除するが、時にオステオトームの角度が深く入りすぎて、過剰切除となる。常に骨性ハンプは控えめな切除を心がけてオステオトームで控えめに切除し、後はラウンドバーないしラスパで削り足していくのが確実である。もし術中に過剰切除と判断した場合には、一塊として切除した骨・軟骨性ハンプの表面側をラウンドバーで削って、元の位置に戻すことも考えるべきである。

　過剰切除に対する二次修正手術では、裏側の粘膜まで切除されていることが多い。その場合はシリコンなどの人工物は使用できず、軟骨、筋膜などの自家組織移植による修正を要することになる。

2 Inverted-V変形

　骨切り後に鼻骨が適度に後方に落ち込んだとき（collapse）に起こる。また、鼻中隔より外側鼻軟骨を過度にリダクションした際に起こる。梨状孔縁切開アプローチでの外側骨切りの際に、鼻骨から軟部組織を広く剥離しすぎると、術後に骨片が不安定となりやすい。また、骨切りの際に粘膜を損傷して軟部組織のサポートがなくなると、鼻骨と連続している上外側鼻軟骨も同時に後方に落ち込み鼻中隔のみ突出することになる。そこで鼻中隔だけが鼻背で目立ち、逆Vの頂点となる。後方に落ち込んだ鼻骨、上外側鼻軟骨ともにinverted-Vの形態となる。実際には正面で鼻梁が過度に細く、鼻背を左右にゆすってみると鼻中隔であるため、動揺性が大きいのがこの変形の特徴である。

Section III 広 鼻 (wide nose)

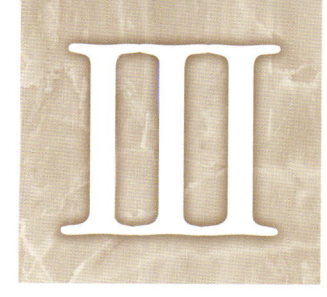

1. 治療法

鼻背部が幅広の広鼻に対しては3つの治療法が考えられる。
1. シリコン・インプラント挿入
2. 上顎骨前頭突起部骨削り
3. 鼻骨骨切り術

1 シリコン・インプラント挿入

鼻背を細く、高くしたい患者にはシリコン・インプラント挿入が第一選択となる。鼻背中央部に鼻すじを細く通すことにより広鼻をカモフラージュするものである。"鼻背部が低く、軽度広鼻の症例"に適応を限定すれば、ある程度効果はみられる。一方、重度の広鼻、鼻背が高い症例などに適応を無視してインプラントを挿入した場合には、かえって"鼻が大きく見える"と不満を訴えられることになる。

2 上顎骨前頭突起部骨削り

患者が術後に2週間もスプリント固定をできないなどの理由で、鼻骨骨切り術を受けられない事情がある場合に適応は限定される。

広鼻症例で幅広の部位は鼻骨ではなく、上顎骨の前頭突起である。この部位の骨を削ることにより鼻幅を細くすることができるが、この部位の骨は非常に硬く、ラスパなどで削るのは到底不可能である。著者は上口前庭切開により、眼窩下神経を確認したうえで、その内側で上顎骨前頭突起を露出し、2mm、3mmラウンドバーを用いて鼻幅が狭くなるように骨削りを行う。本術式では骨の厚みにより手術効果が限定されてしまうため、大きな改善は望めない。外側骨切りと比較してのメリットは、手技が容易で、合併症、後遺症がほとんどなく、術直後のスプリント固定を必要としないことである。しかし、腫脹に関しては大きな差はなく、むしろ遷延することもある。

3 鼻骨骨切り術

鼻背の高さは変えずに、鼻梁を細くしたい患者には骨切り法が第一選択となる。軽度の広鼻ではlow to high、中程度、重度の広鼻ではlow to lowの外側骨切りを行う。

2. 手術手技：鼻骨骨切り術 (low to low)

　骨切り範囲が広いため、一つ一つの手技を確実に行わないと骨の可動性は得られない。本法では骨切りの順番と、アプローチが重要である。

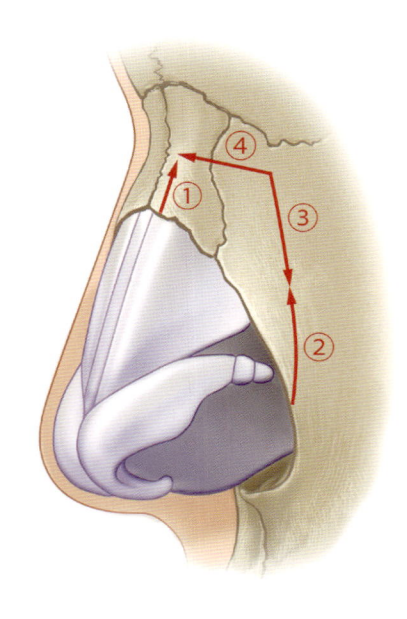

方 法

①鼻腔内アプローチで、軟骨間切開（IC incision）より傍正中骨切り（paramedian medial osteotomy）を行う。
②梨状孔縁切開より外側骨切り（下半分）を行う。
③経皮アプローチ（内眼角付近）で尾側に向かって外側骨切り（上半分）を行い、先の外側骨切り線と連続させる。
④最後に横断骨切りを行い、先の内側骨切りと連続させて骨切り完了となる。

3. 症 例

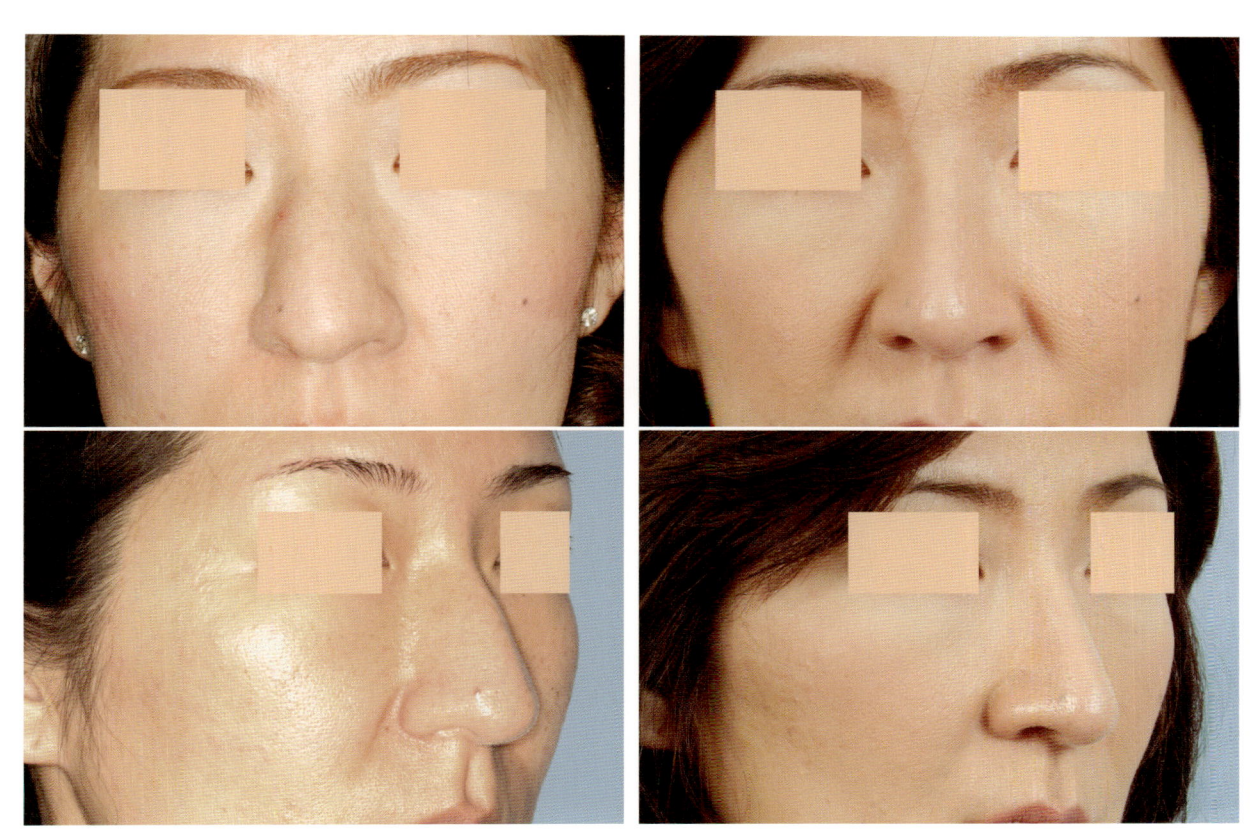

術前
広鼻、斜鼻と鼻尖の太さが気になるとのことであった。

術後5カ月
鼻梁は細く、真っすぐとなり、患者の満足度は高かった。

41歳　女性　鼻骨骨切り術（ハンプ切除）、鼻尖縮小術
マイルドなhumpectomy後、内側・外側骨切り術を施行した。スプリント固定は3週間とした。鼻尖部はTardy変法により縮小手術を行った。

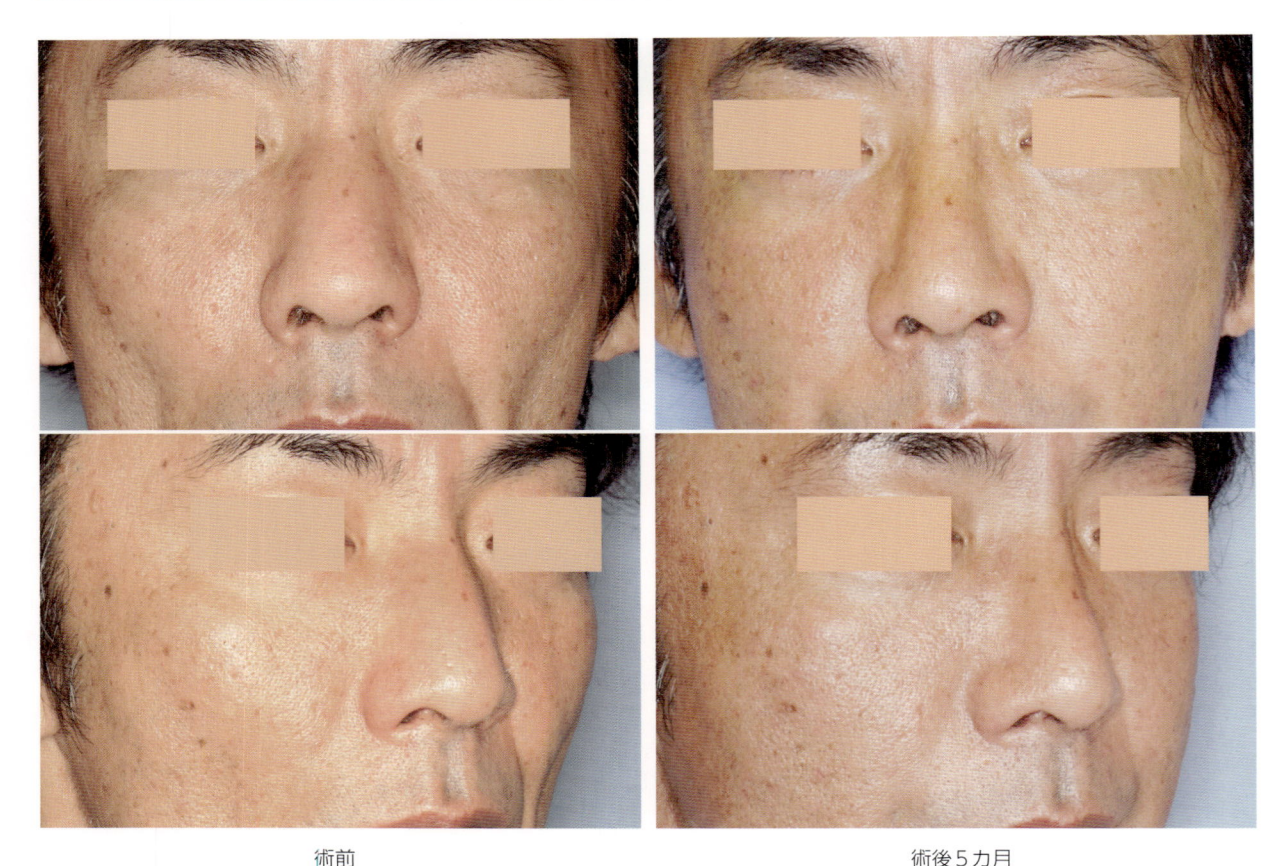

術前
ハンプの存在はほとんど気にならなかったが、鼻全体の幅（広鼻）の改善を希望した。

術後5カ月
正面では鼻幅が全体的に狭くなっている。外側骨切りの効果で鼻骨部分だけではなく、上外側鼻軟骨部でも鼻梁幅は減少している。術後鼻閉などの機能障害は訴えていない。

49歳　男性　鼻骨骨切り術（ハンプ切除）、鼻尖縮小術

オープン法により骨-軟骨性ハンプを直視下に切除した。ハンプはごく軽度であり、1mmのhumpectomyと内眼角を上限として内側・外側骨切りを同時に施行した。外側骨切りは経皮アプローチ法で行った。鼻根部でのスプリント固定は3週間とした。

鼻尖はTardy変法で鼻翼軟骨中間脚を3mm反転させて、支柱として鼻翼軟骨移植を行った。

矯正の方法としては、鼻中隔の彎曲部位にメスで割を入れたり、変形が強い場合には鼻中隔軟骨を一部切除したり、また切除した鼻中隔軟骨をspreader graftによる斜鼻矯正に利用したりする。鼻中隔軟骨の処理を適切に行わなければ、彎曲軟骨構造の記憶により再び術前の位置に後戻りしやすいことを肝に銘じる。また、鼻中隔軟骨の整復に成功したからといって必ずしも鼻が真っすぐになるわけではない。このため、鼻尖をはじめ、ほかの部分にさらなる手技を加えなければならないかどうかの判断が重要となる。

3. Spreader graftについて

本法はSheenが提唱した方法で、鼻幅が過度に細くなるのを防ぎ、上外側鼻軟骨upper latelal（nasal）cartilageのcollapseを防いで、internal nasal valve（INV）を維持して機能的な鼻閉を予防する手段である。

> **Spreader graftの主たる目的**
> - Dorsal nasal roofの維持・再建
> - INVの維持、温存
> - 鼻中隔彎曲の矯正・直線化
> - Dorsal aesthetic lineの形成

太い鼻梁を好む欧米人では鼻骨骨切り術とほぼセットで考えられているほど一般的な術式である。
一方、日本人の場合には鼻の高さが足りないため平面的に見えるのを嫌い、鼻梁を細くしたいと望む患者がほとんどであり、本術式は適応しにくい。

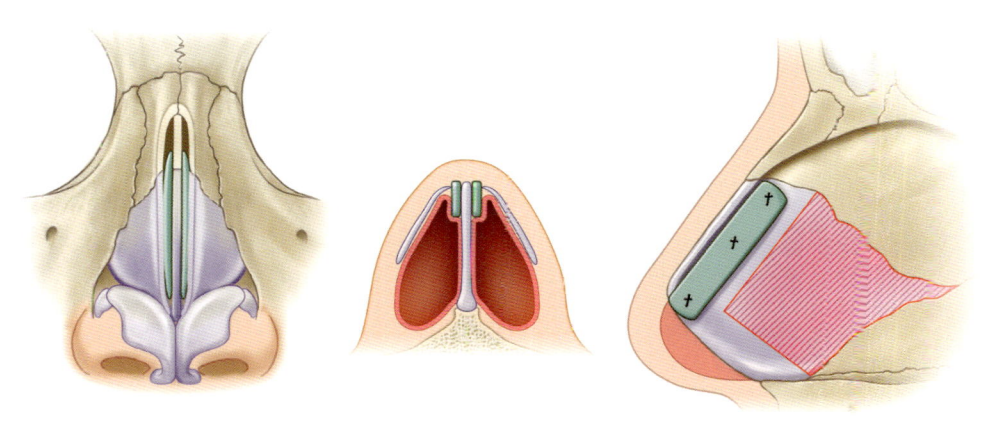

Spreader graft

筆者の行うSpreader graft

斜鼻・彎曲鼻では鼻中隔が曲がっていることも多く、その場合には鼻中隔の鼻背側の曲がりの矯正としてspreader graft（片側ないし両側）は有用である。
筆者はこのような目的にのみspreader graftを行っている。通常、移植軟骨（ドナーは鼻中隔軟骨）は高さ5mm、長さ20mm程度で片側または両側に行う。
その後、外側鼻軟骨はspreader graft / septal complexに再度縫合するが、外側鼻軟骨は不整がない限りは切除しない。

4. 症　例

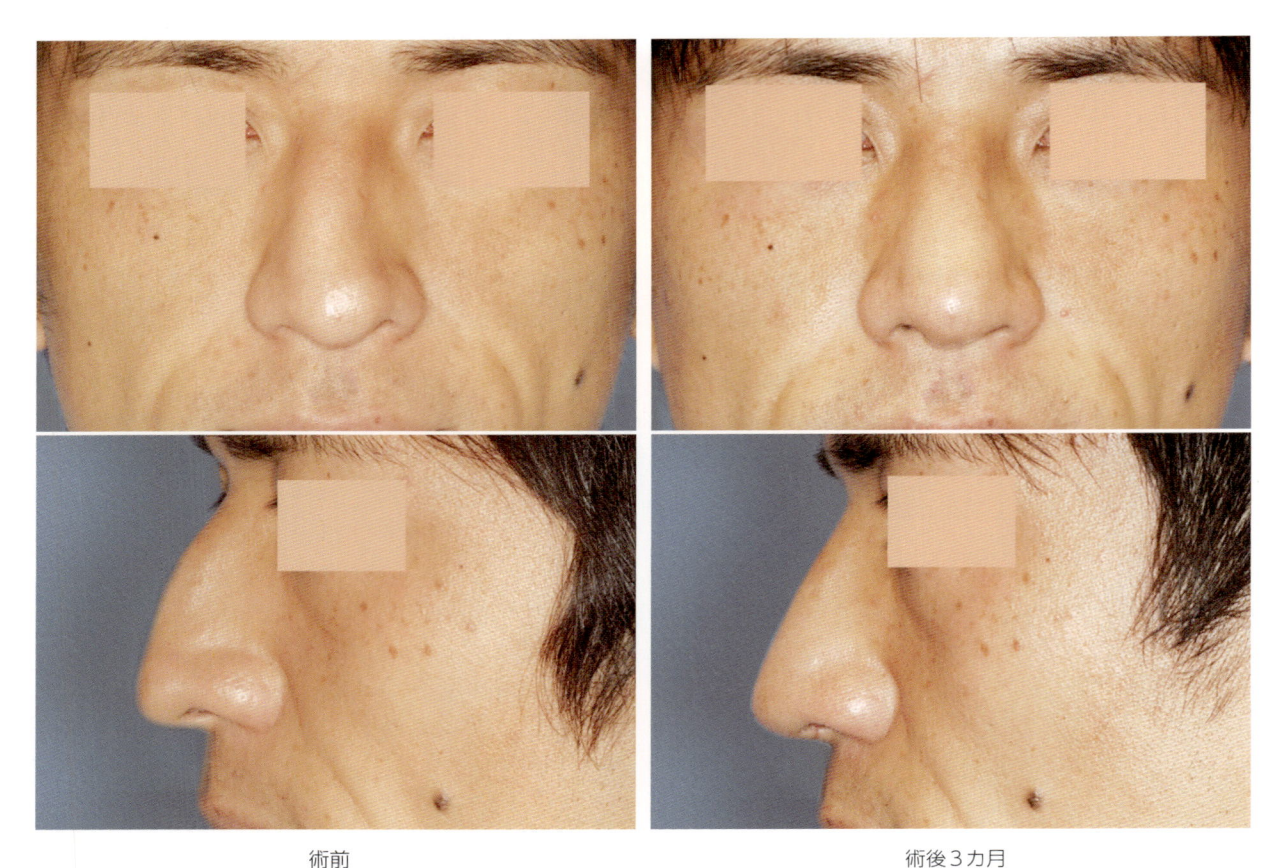

術前　　　　　　　　　　　　　　　　　　　　　　　　　術後3カ月

正面では鼻すじは軽度C型に彎曲していた。左側の鼻閉感を訴えていた。側面ではいわゆる鷲鼻変形で、ハンプの存在、鼻尖部の下垂の改善を希望した。

正面で鼻すじはほぼ真っすぐに改善された。左上外側鼻軟骨は鼻骨骨切りとspreader graftの効果で適正な位置に整復され、鼻閉も改善した。
側面では鷲鼻変形は改善され、総合的にみても良好な結果が得られている。

34歳　男性　鼻骨骨切り術（ハンプ切除）、鼻中隔彎曲矯正術（spreader graft）、鼻尖形成術
オープン法でcomposite reduction 法により骨－軟骨性ハンプを直視下に切除した。ハンプは中等度であり3mmのhumpectomyと、内側・外側骨切りを施行した。外側骨切りは梨状孔縁切開＋経皮アプローチ法で行った。また、鼻中隔軟骨は8mm幅でL字型に残して奥の軟骨は切除した。この軟骨を鼻中隔軟骨の左側に移植している（spreader graft）。鼻尖部はTardy変法で増高している。

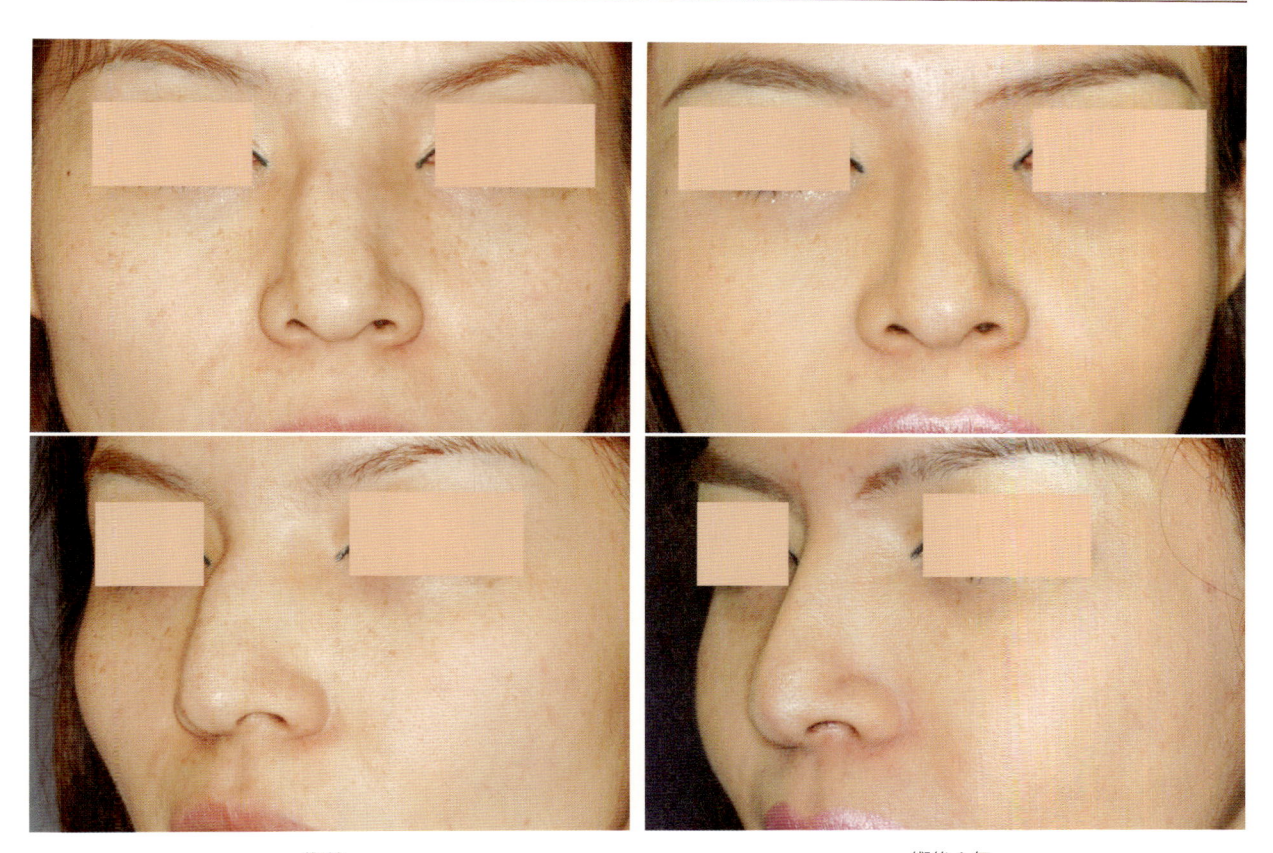

術前
正面では鼻すじは軽度C型に彎曲していた。鼻閉の訴えはなかった。斜位では軽度のハンプが認められた。

術後1年
正面で鼻すじは真っすぐに改善された。右上外側鼻軟骨切除と鼻骨骨切りとの効果で鼻中央1/3は細く、適正な位置に整復された。斜位ではなめらかな鼻背ラインが得られている。

32歳　女性　鼻骨骨切り術（ハンプ切除）、鼻中隔彎曲矯正術

オープン法でcomposite reduction法により骨-軟骨性ハンプを直視下に切除した。ハンプはごく軽度であり1mmのhumpectomyと、内側・外側骨切りを同時に施行した。外側骨切りは梨状孔縁切開＋経皮アプローチ法で行った。右上外側鼻軟骨の内側を3mm幅で切除した。
また、鼻中隔彎曲を矯正するため8mm幅でL字型に軟骨を残して奥の軟骨は切除した。

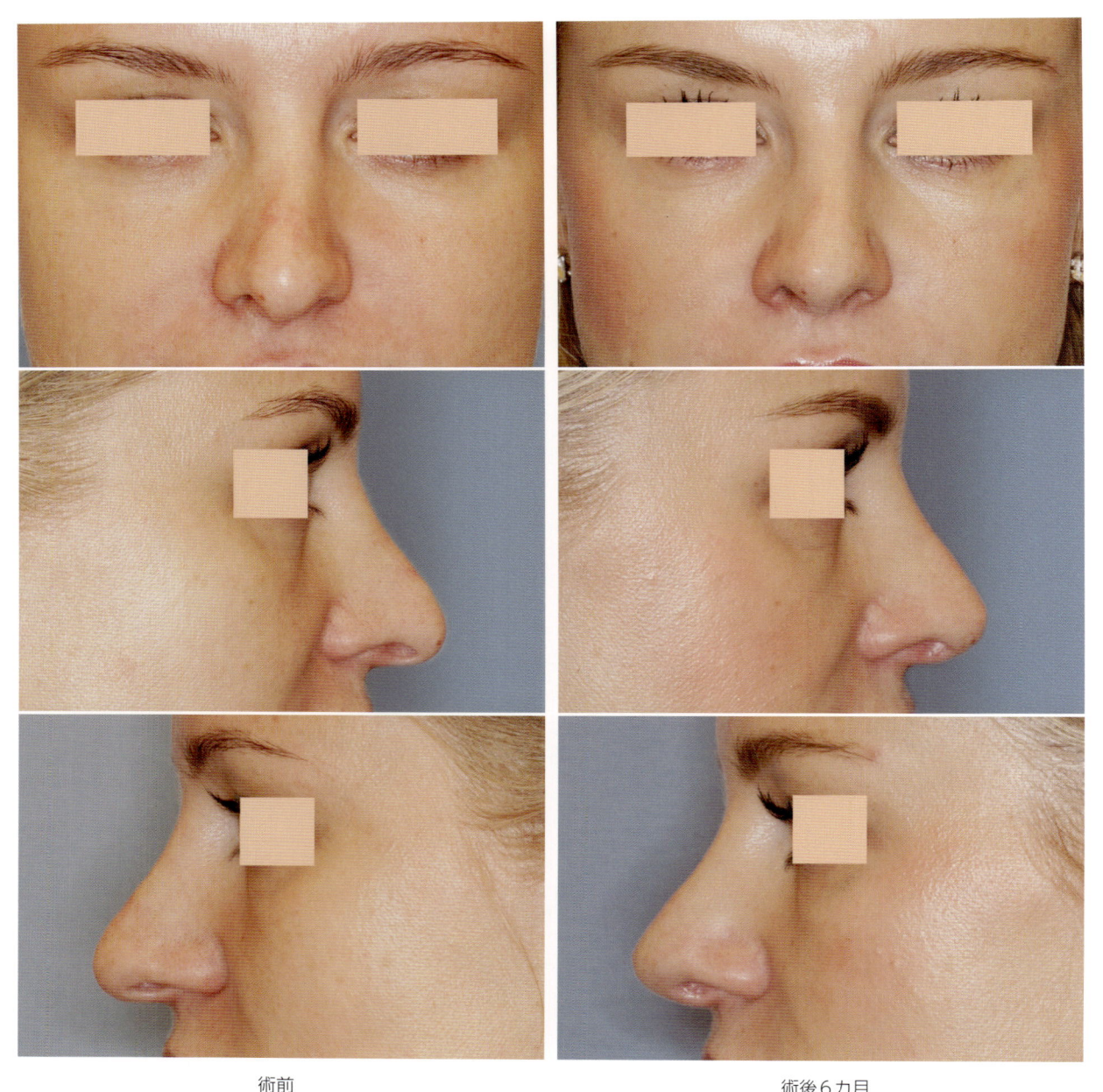

術前
正面では右鼻骨右上外側鼻骨軟骨部の陥没が目立っているため彎曲鼻を呈している。
側面では鼻柱〜鼻尖部でのdroopingが顕著である。

術後6カ月
正面ではspreader graftの効果により斜鼻はやや改善している。側面では鼻尖のdroopingは改善されており、西洋人の好むややtip-up気味の鼻尖が形成された。

35歳　女性　鼻骨骨切り術、spreader graft（鼻中隔軟骨移植）、鼻尖挙上術
全身麻酔下にオープン法で鼻中隔軟骨を採取した後に右側のみ鼻骨骨切り、鼻中隔軟骨移植によるspeader graftを行った。移植軟骨は15×5mm大で2枚重ねとした。鼻尖部は正面ではinfratip lobuleの太さ、曲がり、下垂を改善すべき鼻腔内での皮膚切除、耳介軟骨によるcolumellar strutによる鼻尖挙上術を施行した。

■ Suggested Readings

1) Preservation of periosteal attachment in lateral osteotomy.
   Ford CN, Battaglia DG, Gentry LR
   Ann Plast Surg. 1984 Aug;13(2):107-11

2) Aesthetic rhinoplasty, 2nd ed.
   Sheen JH, Sheen AP
   St. Louis: Quality Medical Publishing, 1997

3) Anatomy of the nasal hump.
   McKinney P, Johnson P, Walloch J
   Plast Reconstr Surg. 1986 Mar;77(3):404-5

4) Steps for a safer method of osteotomies in rhinoplasty.
   Thomas JR, Griner NR, Remmler DJ
   Laryngoscope. 1987 Jun;97(6):746-7

5) Complications of submucous resections of the nasal septum.
   Tzadik A, Gilbert SE, Sade J
   Arch Otorhinolaryngol. 1988;245(2):74-6. Review

6) Use of spreader grafts in the external approach in rhinoplasty.
   Rohrich RJ, Hollier LH
   Clin Plast Surg 1996 Apr;23(2):155-62

7) Comparison of four different types of osteotomes for lateral osteotomy: a cadaver study.
   Kuran I, Ozcan H, Usta A, Bas L
   Aesthetic Plast Surg. 1996 Jul-Aug;20(4):323-6

8) The lateral nasal osteotomy in rhinoplasty: an anatomic endoscopic comparison of the external versus the internal approach.
   Rohrich RJ, Minoli JJ, Adams WP, Hollier LH
   Plast Reconstr Surg. 1997 Apr;99(5):1309-12, discussion 1313

9) Refining osteotomy techniques in rhinoplasty.
   Conrad K, Gillman G
   J Otolaryngol. 1998 Feb;27(1):1-9

10) Treatment of the nasal hump with preservation of the cartilaginous framework.
    Ishida J, Ishida LC, Ishida LH, Vieira JCR, Ferreira MC
    Plast Reconstr Surg. 1999 May;103(6):1729-33, discussion 1734-5

11) Facial plastic and reconstructive surgery. Transcutaneous osteotomies.
    Rohrich RJ, Adams WP
    Toriumi D, ed. Boston: Lippincott-Raven, 1999

12) The optimal medial osteotomy: a study of nasal bone thickness and fracture patterns.
    Harshbarger RJ, Sullivan PK
    Plast Reconstr Surg. 2001 Dec;108(7):2114-9, discussion 2120-1

13) Achieving consistency in the lateral nasal osteotomy during rhinoplasty: an external perforated technique.
    Rohrich RJ, Krueger JK, Adams WP Jr, Hollier LH Jr
    Plast Reconstr Surg. 2001 Dec;108(7):2122-30, discussion 2131-2

14) Rationale for osteotome selection in rhinoplasty.
    Lee HM, Kang HJ, Choi JH, Chae SW, Lee SH, Hwang SJ
    J Laryngol Otol. 2002 Dec;116(12):1005-8

15) The use of "inside-out" lateral osteotomies to improve outcome in rhinoplasty.
    Byrne PJ, Walsh WE, Hilger PA
    Arch Facial Plast Surg. 2003 May-Jun;5(3):251-5

16) An update on the lateral nasal osteotomy in rhinoplasty: an anatomic endoscopic comparison of the external versus the internal approach.
    Rohrich RJ, Janis JE, Adams WP, Krueger JK
    Plast Reconstr Surg. 2003 Jun;111(7):2461-2, discussion 2463

17) Nose surgery: how to prevent a middle vault collapse: a review of 50 patients 3 to 21 years after surgery.
    Camirand A, Doucet J, Harris J
    Plast Reconstr Surg. 2004 Aug;114(2):527-34

18) Component dorsal hump reduction: the importance of maintaining dorsal aesthetic lines in rhinoplasty.
    Rohrich RJ, Muzaffar AR, Janis JE
    Plast Reconstr Surg. 2004 Oct;114(5):1298-308, discussion 1309-12

19) Quantitative analysis of lateral osteotomies in rhinoplasty.
    Kortbus MJ, Ham J, Fechner F, Constantinides M
    Arch Facial Plast Surg. 2006 Nov-Dec;8(6):369-73

20) Correction of the Asian deviated nose with no hump using unilateral bony mobilisation and dorsal septal suture fixation.
    Burm JS
    J Plast Reconstr Aesthet Surg. 2007;60(2):180-7

21) Broad nasal bone reduction: an algorithm for osteotomies.
    Gruber R, Chang TN, Kahn D, Sullivan P
    Plast Reconstr Surg. 2007 Mar;119(3):1044-53

22) The wide nasal dorsum: evaluation and management.
    Gerarchi P, Mendelsohn M
    Otolaryngol Head Neck Surg. 2007 Apr;136(4 Suppl):S32-40

23) Rethinking nasal osteotomies: an anatomic approach.
    Cochran CS, Ducic Y, Defatta RJ
    Laryngoscope. 2007 Apr;117(4):662-7

24) Piezosurgery: a new method for osteotomies in rhinoplasty.
    Robiony M, Toro C, Costa F, Sembronio S, Polini F, Politi M
    J Craniofac Surg. 2007 Sep;18(5):1098-100

25) Nasal hump removal in Asians.
    Jin HR, Won TB
    Acta Otolaryngol Suppl. 2007 Oct;(558):95-101

26) Quantitative comparison between microperforating osteotomies and continuous lateral osteotomies in rhinoplasty.
    Zoumalan RA, Shah AR, Constantinides M
    Arch Facial Plast Surg. 2010 Mar-Apr;12(2):92-6

27) Internal lateral nasal osteotomy: double-guarded osteotome and mucosa tearing.
    Mottura AA
    Aesthetic Plast Surg. 2011 Apr;35(2):171-6

28) Effect of the sequence of lateral osteotomy and hump removal on the aesthetic outcome.
    Ghassemi A, Prescher A, Hilgers RD, Riediger D, Gerressen M
    Aesthetic Plast Surg. 2011 Aug;35(4):603-7

29) Dorsal hump surgery and lateral osteotomy.
    Bohluli B, Moharamnejad N, Bayat M
    Oral Maxillofac Surg Clin North Am. 2012 Feb;24(1):75-86

Chapter 5 鼻柱形成術
Columellar Surgery

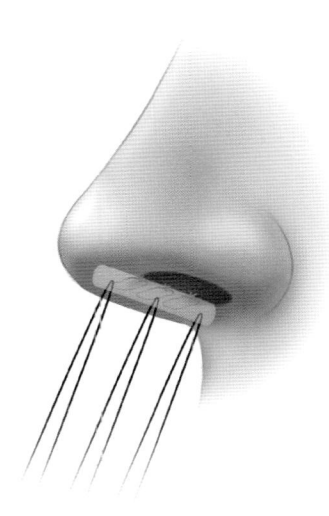

I 鼻柱後退 (retracted columella)
II 鼻柱垂下 (hanging columella)
III 鼻柱偏位

鼻柱は鼻形成術において評価されることが少ない部位であり、軽視されがちである。
実際に鼻柱だけを単独で手術することは決して多くはないが、
鼻尖、鼻翼とは極めて密接な関係にあり、"美しい鼻"を形成するためには、
鼻尖・鼻翼と鼻柱を合わせた3部位の絶妙なバランスが要求される。

あらためて本章では鼻柱の重要性を検証する。

術前評価

1) 鼻翼 – 鼻柱関係（alar-columellar relationships：ACR）

　鼻柱と鼻翼との位置関係は、鼻を評価する際には正面からも側面からも重要であり、さまざまな美の基準が報告されている。

　Sheenは、両側の鼻孔縁に沿って描いた線が鼻唇角でつながるが、この線が"the wings of a seagull in gentle flight"に似た形であることが理想的なACRであると述べている。

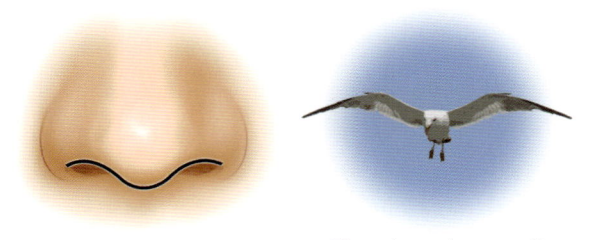

The wings of a seagull in gentle flight

　またGunterは、鼻尖部突出点（TDP）と鼻柱基部とが、鼻孔上縁によって2等分されるのが"美しいバランス"であると述べている。

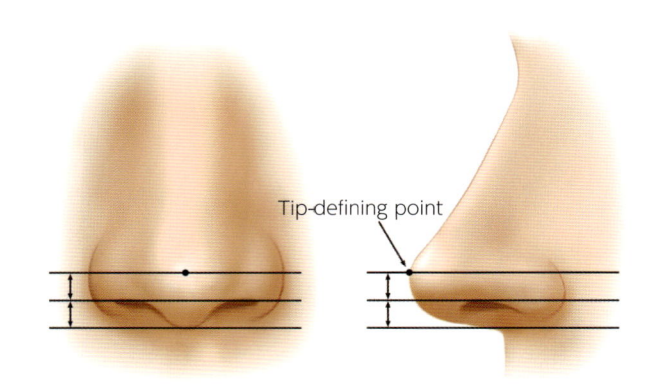

Tip-defining point

　筆者が"美しいACR"として強調したいのは、正面では両側鼻翼基部を結んだラインより鼻柱がほんの少しでも下方（尾側）にあることが重要である（alar-columellar triangle）。

　鼻柱基部が鼻翼基部より頭側に位置する状態は、鼻柱後退（retracted columella）と呼ばれ、鼻尖の太さ、鼻翼の張り出しが強調され、美容的には良好な形態とはいえず治療の対象となる。

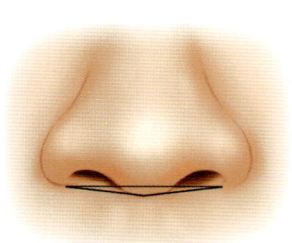

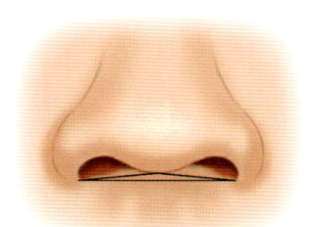

　なお、alar-columellar triangleは、鼻柱と鼻翼の相対的な関係であり、手術を計画する際には、個々の症例に応じて治療法を選択する。

　鼻柱を下降させるのか、鼻翼基部を上昇させ

良好な鼻翼 – 鼻柱関係　　　鼻柱後退（retracted columella）

るのか、を決定する際には、鼻全体の長さ、鼻柱基部から赤唇まで(上白唇)の長さ、鼻翼の大きさ、広がりなどを評価する。

実際には鼻翼基部を上昇させることは難しく、鼻柱を下降させる手術が適応になることが多い。

一方、鼻翼基部は軽度ではあるが引き上げが可能である。筆者の考案した術式は第3章で紹介した(☞ 第3章p150)。

なお、重度の場合にはV-Y plastyなどが報告されているが、鼻翼から離れた瘢痕が目立つため、日本人ではほぼ適応はないと考えている。

2) 鼻唇角(nasolabial angle)

鼻柱を側面から評価する際に鼻唇角は重要であり、Guntarによると鼻唇角の平均値は95〜100°である。

鼻唇角が鋭角すぎる(めり込んでいる)状態では、口唇とのバランスが悪い。これは鼻柱基部と上口唇との相対的関係によるが、上顎前突が原因であることも少なくない。上顎前突がある症例では、Le Fort I 型骨切り、上顎分節骨切りが適応となる。

本章では、鋭角すぎる鼻唇角を改善するための鼻柱基部のaugmentationについて述べる。

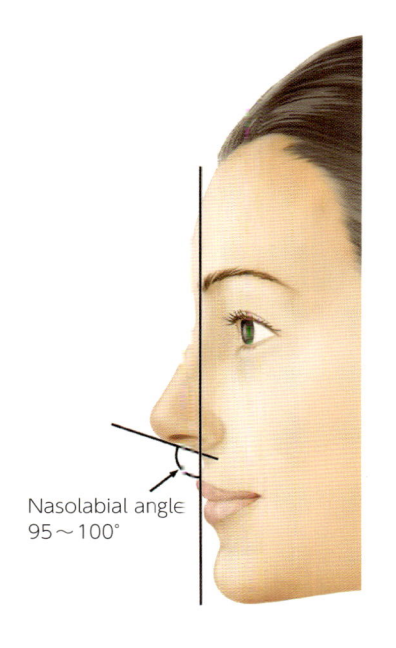

Nasolabial angle 95〜100°

代表的な鼻柱形成術

I．鼻柱後退(retracted columella)
II．鼻柱垂下(hanging columella)

主に治療の対象となるのは上記である。ただし、鼻柱は鼻尖、鼻翼とのバランスが重要であり、複合手術の一環として行われることが少なくない。

鼻柱の後退あるいは垂下は、鼻を正面からだけではなく、側面から見た際にも目立つ。

鼻柱後退では、鼻柱の後方2/3が鼻翼縁より下方向に突出していないため、側面から鼻柱が見えず、短鼻が強調される。

一方、鼻柱垂下は、側面で鼻翼縁より尾側に鼻柱が過度に見える状態である。患者の訴えとしては、側面から見た際に「鼻孔の中が見えすぎる」といった表現をされることが多い。

しかしこれら側面像は、鼻柱と鼻翼との相対的な関係からもたらされるため、鼻全体のバランスから鼻柱あるいは鼻翼のどちらが治療の対象になるのかを見極める。

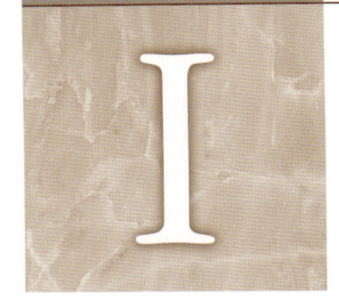

I 鼻柱後退 (retracted columella)

正面から鼻柱を観察した際に、鼻柱が左右の鼻翼基部より頭側に位置している状態を鼻柱後退という。
治療のゴールは、正面でalar-columellar triangleが下向きの三角になることである。
側面では鼻翼に隠れている鼻孔が2mm程度見えることが理想的である。
鼻柱を下降させる際にはその部位、程度によって手術法は異なる。

1）鼻尖、鼻柱ともに下降させる

いわゆる短鼻（short nose）の症例であり、鼻中隔延長術が適応となる（☞第7章）。

2）鼻柱だけを下降させる

通常は鼻柱に耳介軟骨（鼻中隔軟骨）移植（floating columellar strut）が行われている。しかし、本法では鼻尖の位置が変化せず、鼻柱のみ下降するため上向きの鼻という印象となる。治療効果を高めるために、鼻中隔に移植軟骨を固定すべきである。

3）鼻唇角部（鼻柱基部）だけを下降させる

アップノーズにする目的で、または鼻唇角を増大させる目的で、鼻柱基部に軟骨を移植する。
そのほかに鼻下長短縮術（lip lift）は、鼻の下が長い症例が適応であるが、皮下剥離の方向、範囲を調節することにより鼻柱基部を下降させることができる。

ここでは、2）と3）の術式に関して、順に説明する。

1. 鼻柱部軟骨移植 (floating columella strut)

1 デザイン

術前に鼻尖から鼻柱基部の間でどの部位を下降させたいのかを患者に確認し、その部位をマーキングする。その際に採取すべき移植軟骨の長さを決定する。

2 移植軟骨を採取

耳介あるいは鼻中隔をドナーに選択する。採取すべき軟骨は20×5〜8mmである。採取した軟骨には、中央と両端の3カ所に7-0ナイロン糸を通しておく。

筆者は通常、鼻中隔軟骨を選択している。その理由は、薄くて、真っすぐな軟骨が採取できることにある。一方、耳介軟骨であればやや大きめに採取しておき、彎曲していない部位をうまくトリミングして使用することになる。どうしても彎曲している部位を使用せざるを得ない場合には、後に変形が目立つことがあるため、移植片の厚みは増すが2枚を重ね縫いして彎曲を矯正すべきである。

3 軟骨移植

　アプローチは、鼻腔内の内側脚の下端の沿って皮切を加える。両側鼻翼軟骨内側脚間にポケットを作製する。術前デザインに沿って鼻柱の適切な位置に軟骨を挿入して、3本のナイロン糸を鼻柱皮膚からpull-outし、創部は6-0ナイロンにて閉創する。

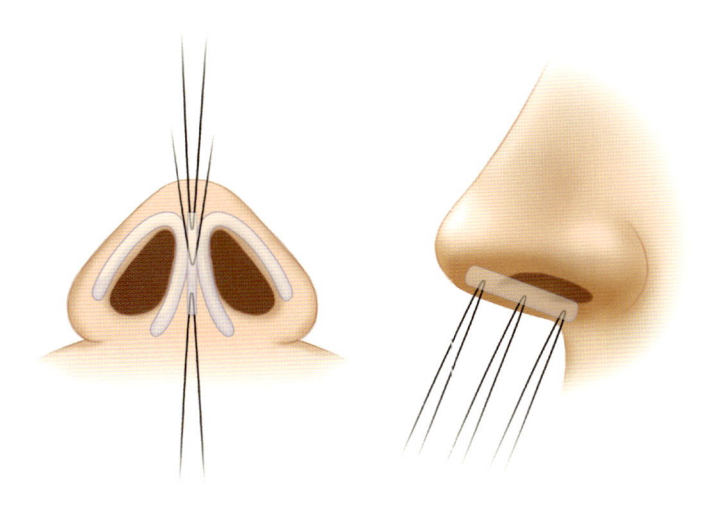

　Floating columella strutで鼻柱を下降させるためにはこのままでは不十分であり、以下の操作が必要になる。

　助手に3本のpull-outの糸を尾側に引っ張らせた状態で、6-0メディフィット®（吸収糸）の針を直針とし、左右の鼻腔間（膜性中隔）をスルーして抜く。その際、鼻柱の移植軟骨にも糸をかけて移植軟骨が鼻柱を下方延長するような位置で3針縫合固定する。

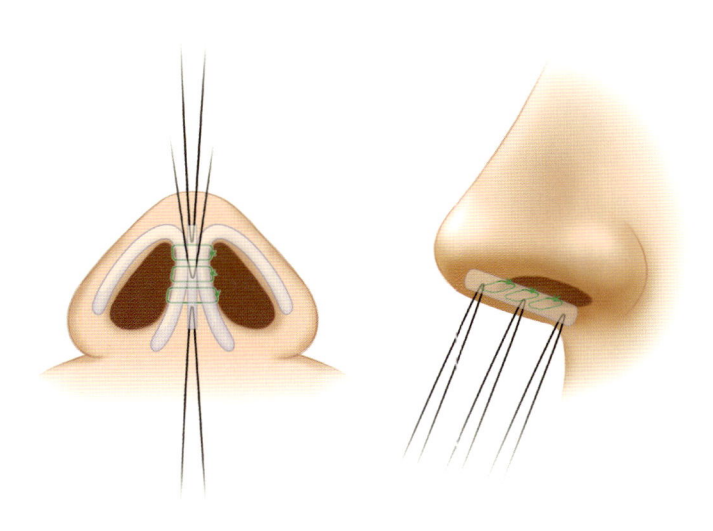

これにより鼻柱内で移植軟骨は良好な位置にとどまり、下降させる作用をする。さらにpull-outした7-0ナイロン糸はスプリントに適度な張力で固定する。もしこの2つの操作をしなかったら、鼻柱への軟骨移植（floating columellar strut）では下方（尾側）に延長する効果は全く得られない。

4 術後管理

　軟骨を尾側に引っ張っているpull-outの糸を含めて、スプリントは術後7日にはずして、メディフィット®以外はすべての糸を抜糸する。その時点では鼻柱の下降は良好であるが1～3カ月でわずかに後戻りして最終的な位置に固定される。

2. 鼻唇角部耳介軟骨移植

　鼻唇角部後退（retrusion at the columella-lip junction）とは、鼻唇角が鋭角で、側面から見ると鼻柱基部が食い込んだような状態である。治療は同部位に軟骨移植、シリコン・インプラント（サイコロ状）挿入を行う。

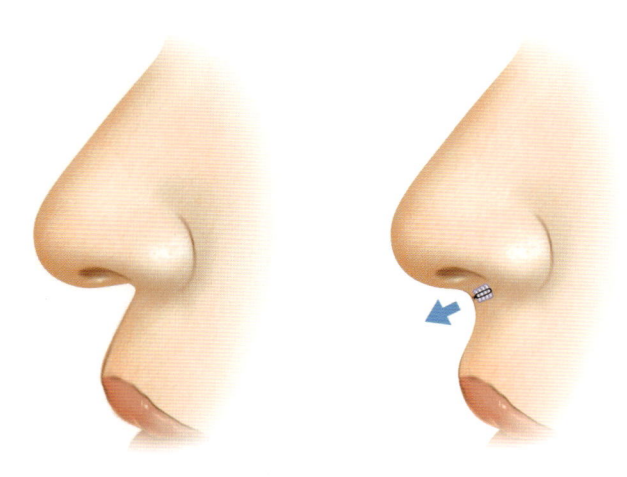

1 移植軟骨採取

　軟骨は耳甲介ないしは耳珠から約10×10mm程度の軟骨を採取する。採取した軟骨は4枚に分割して、5～6mm大の軟骨を4枚重ねて縫合すると厚さは約5mmとなる。サイコロ状の移植片としてからpull-out用に7-0黒ナイロンを通しておく。

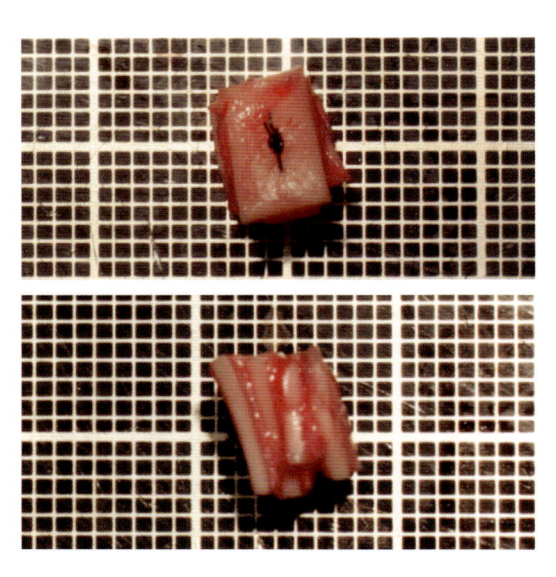

2 剥離腔作成

　アプローチはクローズド法を選択する（ただし、本症例はハンプ切除を同時に行っているため、オープン法としている）。

　筆者の考える本法の最重要ポイントは、骨膜上（前鼻棘上）ではなく、皮下にポケットを作製することである。欧米の専門書では軟骨を前鼻棘に固定するように記載されているが、実際にはピンポイントでのaugmentation効果が出にくい。皮下に挿入したほうが、正確な位置でaugmentation効果を出すことができる。

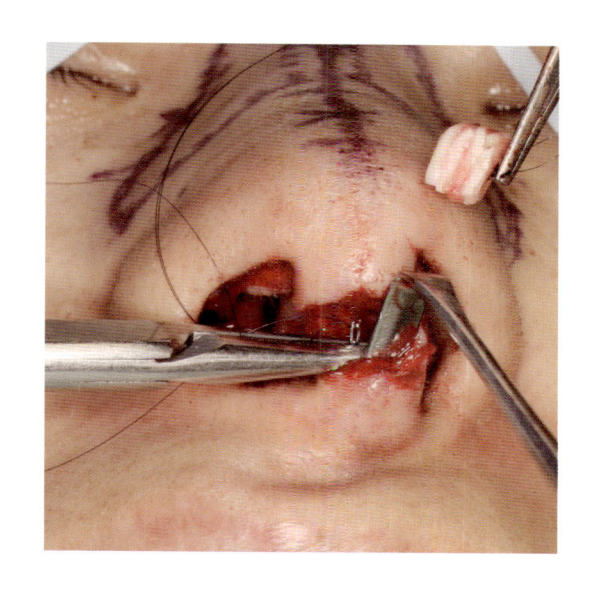

3 軟骨移植

　先に作成したサイコロ状の耳介軟骨を鼻唇角部に移植する。

　2号角針にpull-out用の7-0黒ナイロンを通して鼻唇角部の皮膚上に引き出した後に、移植軟骨を鑷子で挿入する。

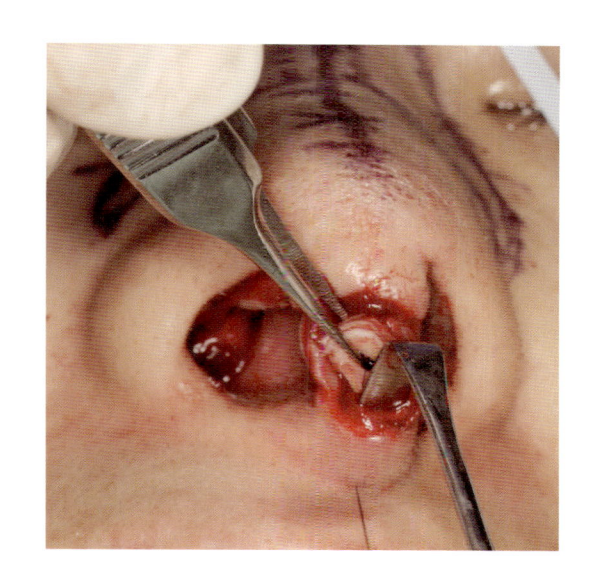

4 移植軟骨の確認と閉創

　軟骨の大きさが適当であるかを確認したうえで、積み重ねた軟骨を減らすか、加えるかの判断が重要であることはいうまでもない。移植軟骨はそのまま吸収されることはほとんどないと考えられ、過矯正は慎むべきである。

　移植軟骨の位置、大きさが適正であることを確認したら、閉創に移る。

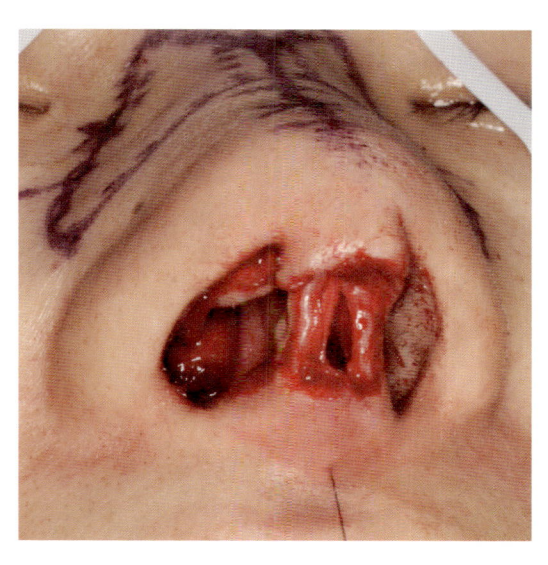

移植材料として、自家組織ではなくシリコン・インプラントも適応できる。

　おとがい用のプロテーゼなどを細工して、6×6×6mm大のサイコロ様の立方体として、最後にメスで角を落として移植材料とする。

　最近は見なくなったが、以前はスーパーL型シリコン・インプラントという鼻唇角をaugmentationするインプラントが存在していた。

3. 症 例

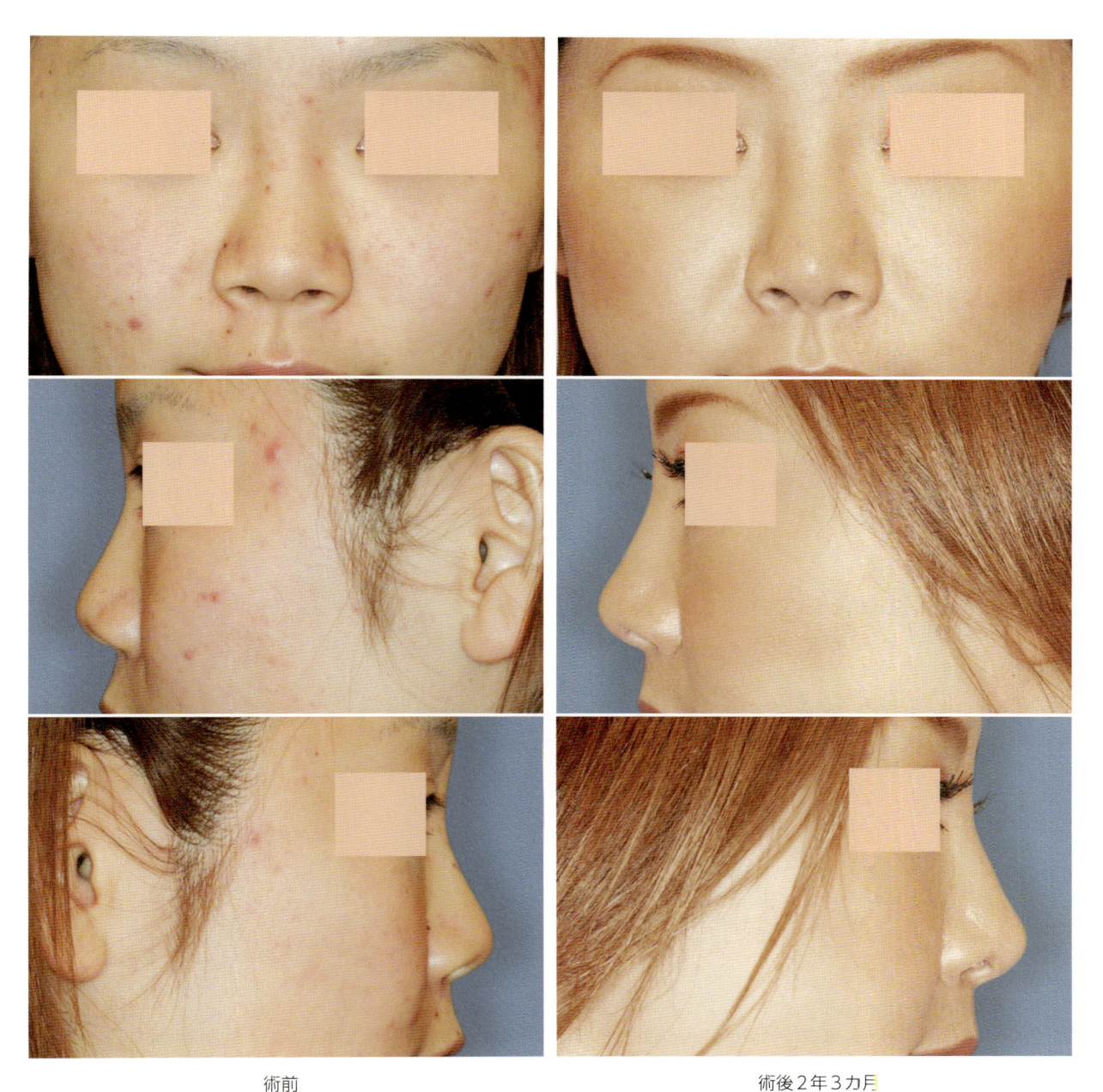

術前

術前は鼻すじが曲がっているのを改善したいとの希望であった。正面でACRは鼻柱基部が頭側に位置しており、右側面では鼻翼によって鼻柱が隠れている状態であり、retracted columellaの状態であった。

術後2年3カ月

正面ではACRはわずかではあるが改善した。側面では鼻柱の下降は顕著で短鼻は解消されている。

23歳　女性　鼻柱部・鼻唇角部軟骨移植術、鼻尖縮小術、隆鼻術（I型インプラント）

斜鼻の改善はI型インプラント挿入を行った。鼻尖縮小術（Tardy変法）に加えて鼻柱部、鼻柱基部を尾側に延長するために耳介軟骨移植を行っている。

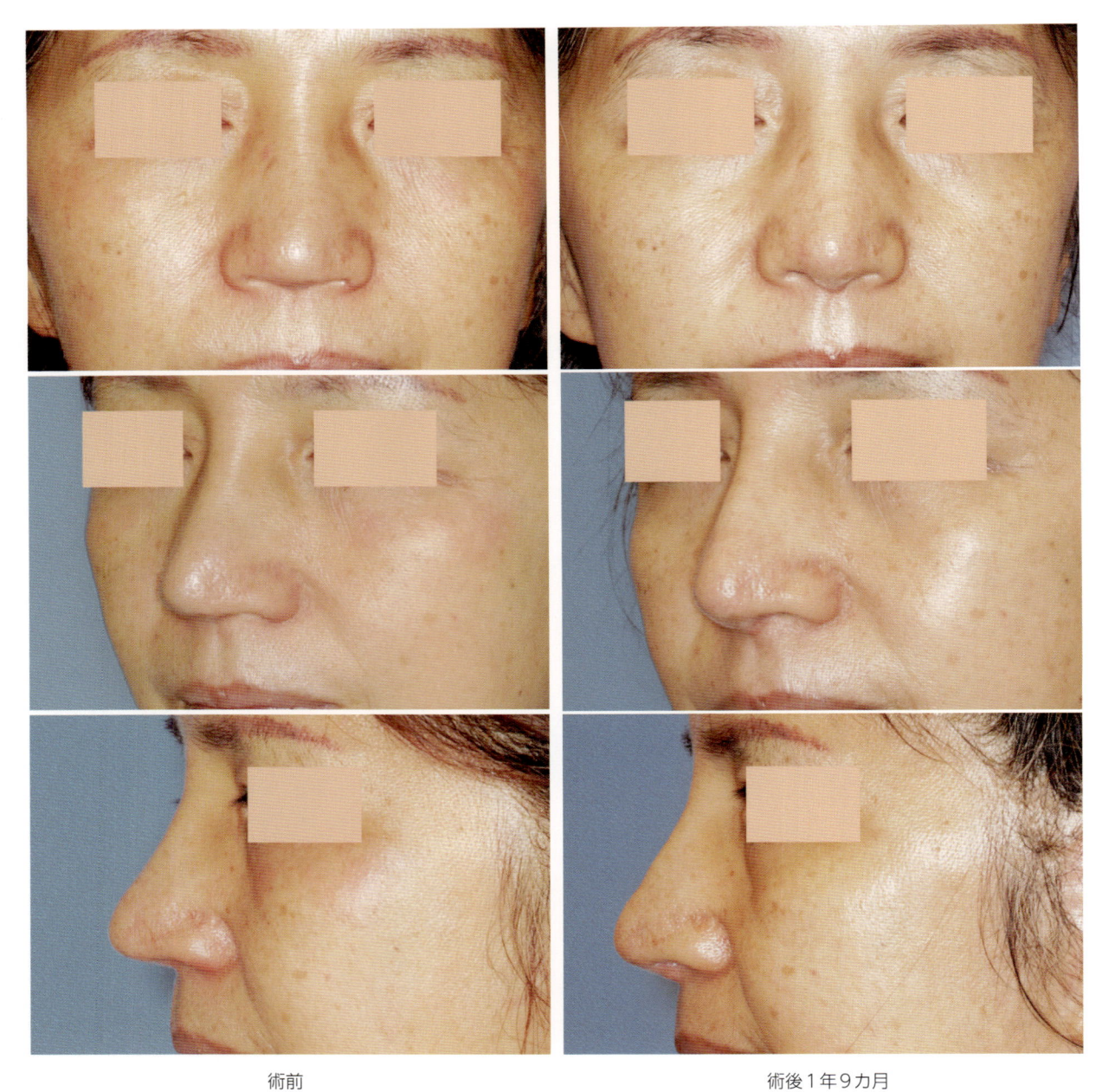

術前
正面ではACRは鼻柱が頭側に位置しており、retracted columellaの状態であった。斜位でも鼻柱は見られず、鼻柱下降術の良い適応である。

術後1年9カ月
ACRは完全に改善されている。斜位、側面でも鼻唇角は改善し（95°→108°）、やや上向きの女性的な鼻形態となっている。

58歳　女性　鼻柱部・鼻唇角部軟骨移植術、鼻尖縮小術、隆鼻術（I型インプラント）、鼻骨骨削り術
鼻尖縮小（Tardy変法）に加えて鼻柱、鼻柱基部（鼻唇角部）に耳介軟骨移植を行った。

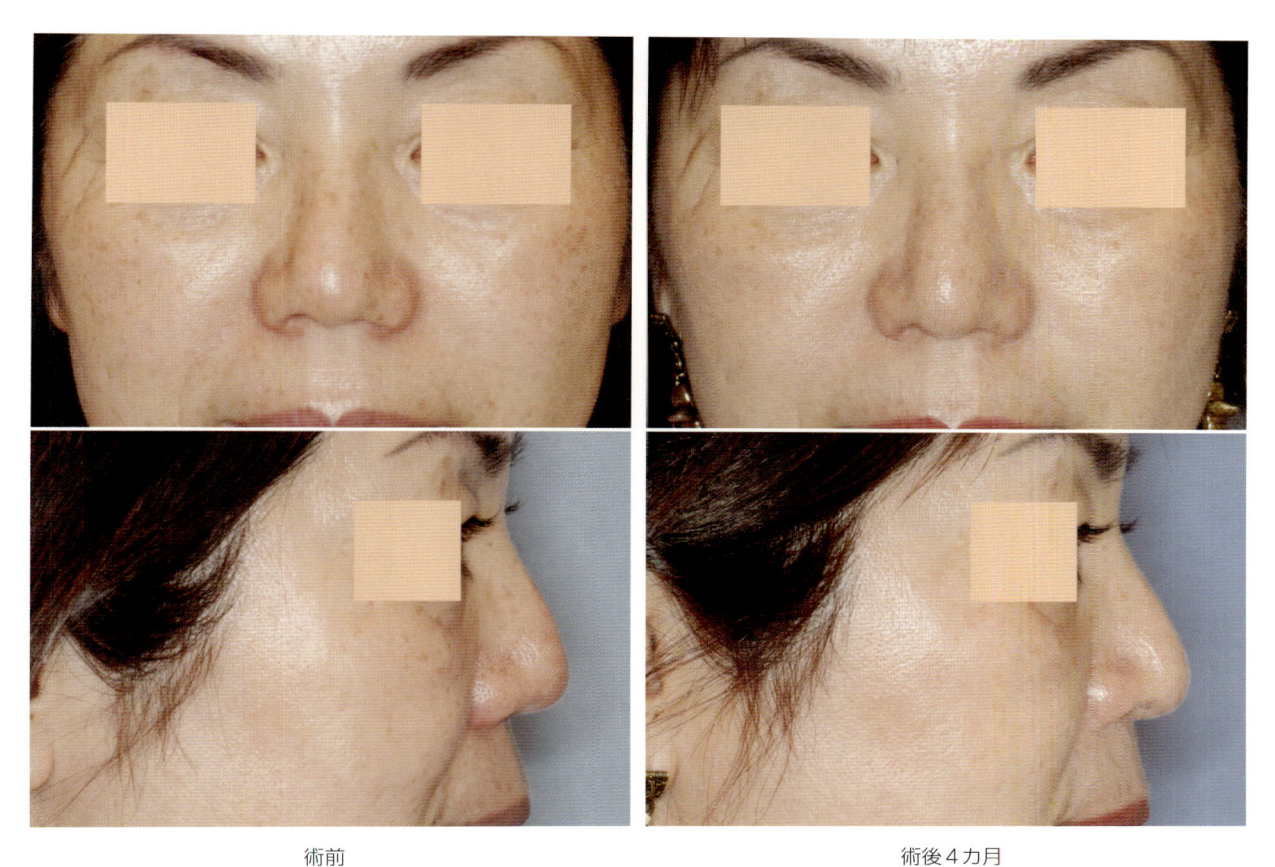

術前
正面ではACRで鼻柱が高位にあり、retracted columellaの状態であった。側面では鼻柱基部が下垂している鼻翼（hanging ala）により隠れている。

術後4カ月
正面では鼻柱部は尾側に下降した。側面では鼻柱下降効果が顕著であり、鼻唇角部、鼻柱とも良好な形態であり、鼻尖部も少しだけprojectionが得られている。

54歳　女性　鼻柱部・鼻唇角部軟骨移植術
　オープン法で鼻中隔軟骨を採取し、floating columellar strutとして移植した。また、鼻唇角部に6mm大の耳介軟骨を3枚重ねで移植している。

4. 鼻下長短縮術 (lip lift)

本手術は上口唇の白唇部（鼻下長）が長く、かつ鼻柱を下降させたい症例が良い適応となる。

1 デザイン

女性の場合、鼻柱基部と赤唇上縁（cupid bow）との距離が術後に14〜16mmになるように皮膚切除量を設定する。これは筆者が50人程度のデータを図ったうえで判断した数値であり、デザインをする際の一つの目安としている。

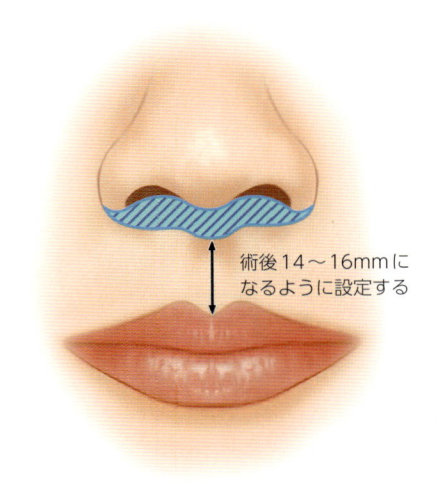

術後14〜16mmになるように設定する

2 手術手技

余剰皮膚切除後は鼻柱基部を剥離して鼻柱に可動性をもたせ、上口唇側は剥離しない。上下の皮膚切断端を5-0PDS、7-0黒ナイロンにて2層に閉創するが、結果として鼻柱基部は下降し、白唇は狭くなり、同時に赤唇は引き上げられることにより厚くなる。

なお、赤唇は均一に厚くなるわけではなく、中央部を中心に富士山型に厚くなる。切除量が5mm以上の場合には上口唇全体がやや突出した印象となるため注意が必要である。

また、術後の瘢痕は個人差があるが、目立たないことが多い。

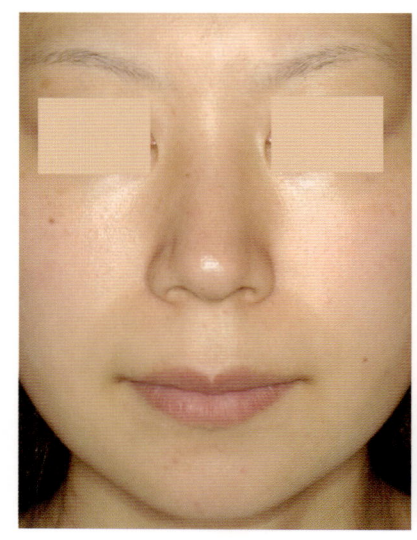

術前
鼻下長は21mmあった。

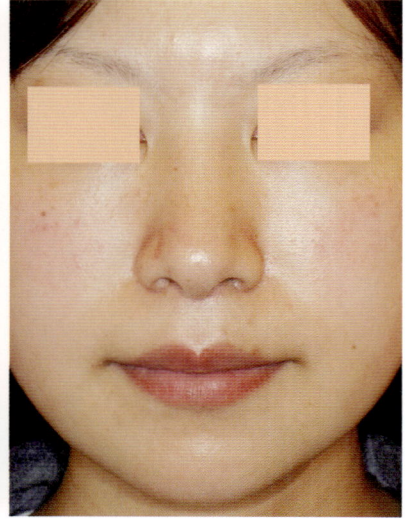

術後4カ月
鼻下長は16mmとなり平均的となった。上口唇は全体的に厚くなり赤唇はやや富士山型が強いようである。

25歳　女性　鼻下長短縮術
皮膚切除は中央部で最大5mmとした。

Section II

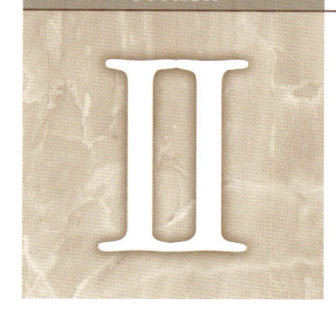

鼻柱垂下 (hanging columella)

　患者の主訴は、鼻柱が垂れ下がっている、横から見ると鼻の穴が見えすぎるなどである。前者は鼻尖も垂れ下がっている（drooping nose）ことが多い。後者では、鼻孔縁後退（retracted nostril rim）の状態であることが少なくない。

　治療計画を立てる際には、鼻柱を引き上げるか、鼻孔縁を引き下げるか、慎重に適応を判断する。

1. 鼻柱挙上術

1 デザイン

　術前に患者を坐位の状態にして、鼻柱の引き上げたい範囲を鼻柱皮膚にマーキングしておく。

2 皮膚切除

　鼻腔内でマーキングに相当する範囲で、皮膚を最大2～4mm幅で紡錘型に切除する。その際に鼻翼軟骨内側脚には傷をつけないように注意深く温存する。内側脚は鼻尖の高さを維持するための支持組織として重要であるため、脆弱にすべきではない。

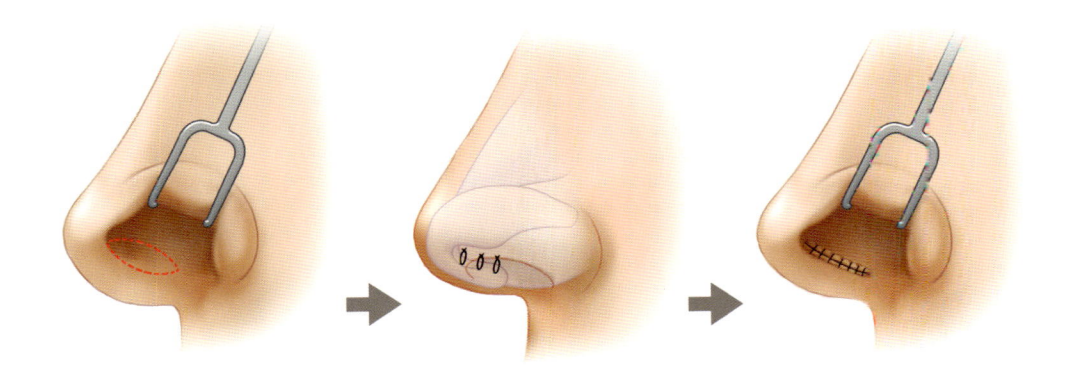

　皮膚切除後は、鼻翼軟骨内側脚・軟部組織を5-OPDSで鼻中隔下端に3針ほど縫合し吊り上げる。注意すべきは過矯正であり、alar-columellar triangleのバランスを逆に崩すことになる。

一般的には鼻柱だけを引き上げることは珍しく、同時に鼻尖も引き上げることが多い。
　鼻柱と同時に鼻尖も引き上げる場合には、鼻尖形成術に準じて鼻翼軟骨中間脚を鼻柱同様に鼻中隔下端に吊り上げ縫合固定を行うことになる。

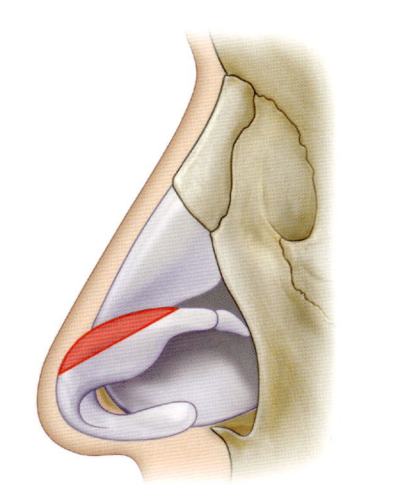

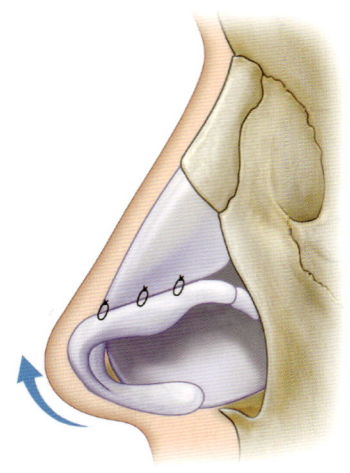

2. 症 例

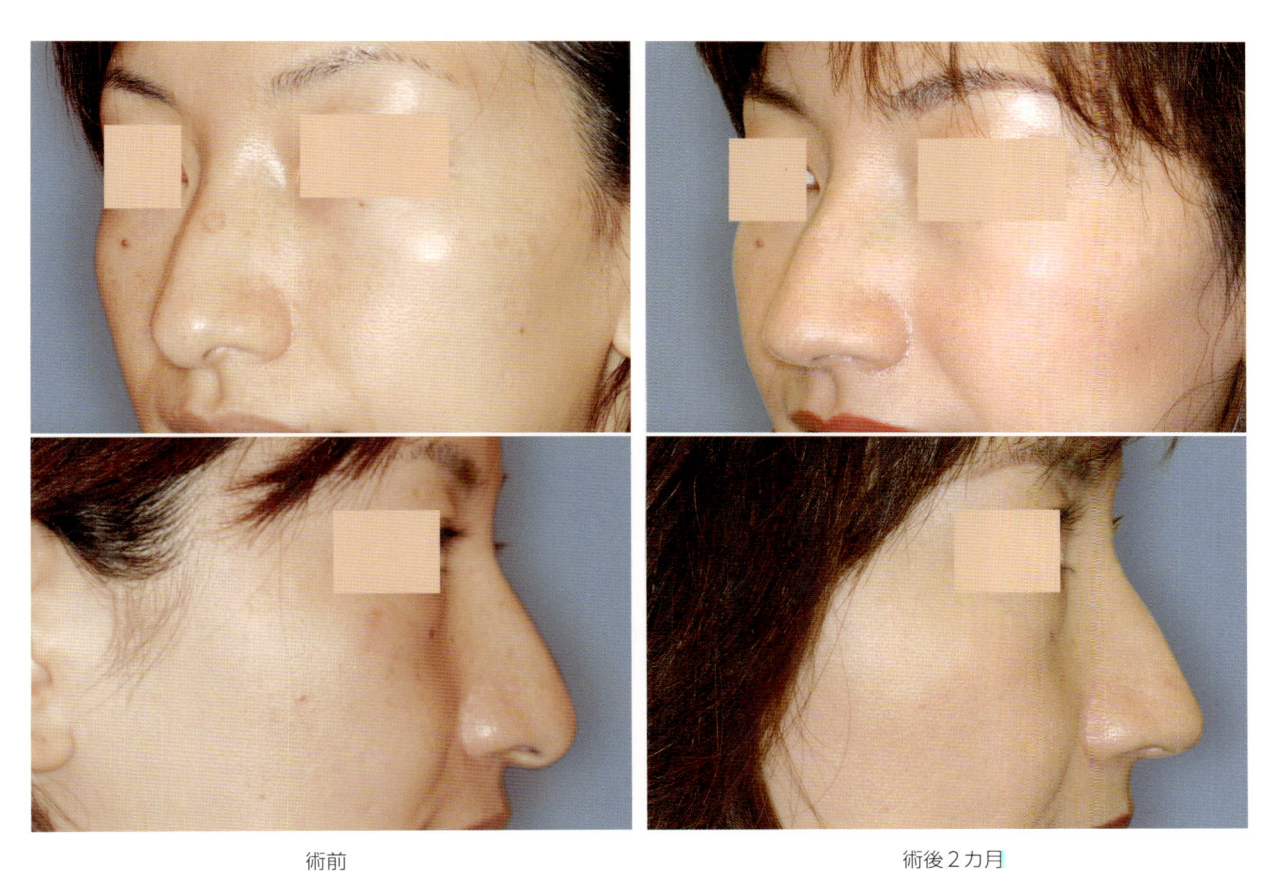

術前
鼻尖部は鼻柱部ともにdroopingしており、鼻尖は側面ではシャープさが欠けていた。

術後2カ月
鼻柱部は挙上され、同時に鼻尖部のTPPが明瞭となりシャープな鼻尖となっている。

37歳　女性　鼻柱挙上術、鼻尖縮小・挙上術

両側鼻腔内切開（クローズド法）より内側皮膚を左右とも3mm幅で切除し、鼻翼軟骨内側脚を3カ所鼻中隔軟骨下端に縫合し挙上した。

Section III 鼻柱偏位

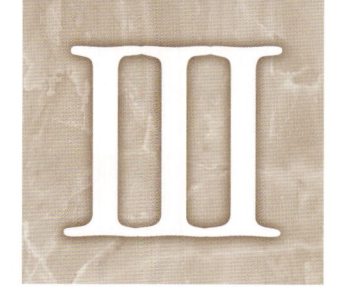

　鼻中隔尾側（caudal septum）偏位は鼻中隔彎曲症の一形態であり、鼻柱とcaudal septumの位置がずれている。正面からは鼻尖が曲がって見えることがあり、底面からは鼻腔内にcaudal septumが突出していることがある。患者は突出している側の鼻閉を訴えることもある。

　手術計画を立てる際には、鼻尖が曲がって見える場合には、鼻中隔矯正と同時に鼻翼軟骨の処理も行う必要がある。その場合にはオープン法を選択し、鼻翼軟骨の非対称の状態を確認しつつ、個々の状態に応じた適切な軟骨操作が要求されることになる。

1. 鼻中隔尾側（caudal septum）の偏位

　鼻中隔尾側は鼻翼軟骨（ドーム、内側脚）と結合しており、そこで鼻の下1/3を支持している。尾側が偏位している症例では、この支持力が明らかに低下し鼻尖の突出が減じる。さらに短鼻、斜鼻、鼻柱変形の原因となることがある。したがってこの重要な支持力を復元し、時に鼻閉の改善を目的に鼻中隔尾側の偏位を矯正する必要がある。

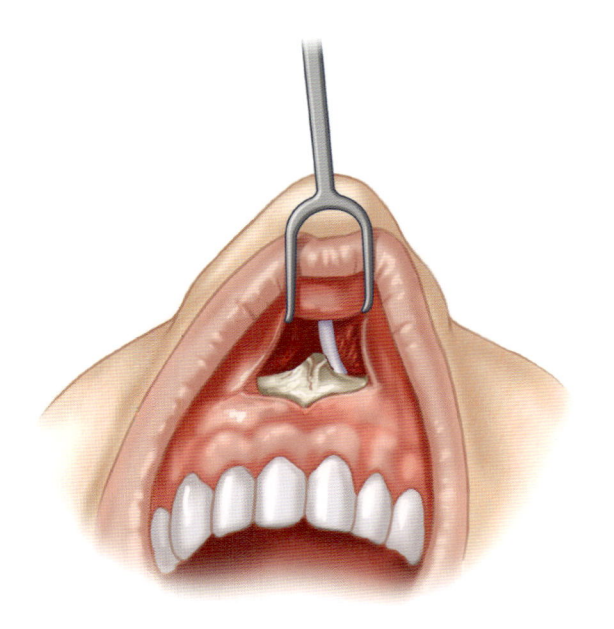

①鼻中隔下端の偏位だけを矯正するのであれば、上口腔前庭からアプローチして鼻中隔下端を露出して、粘膜下に剥離して上顎骨からはずす。なお、長い場合には下端を少し（2～3mm）トリミングする。

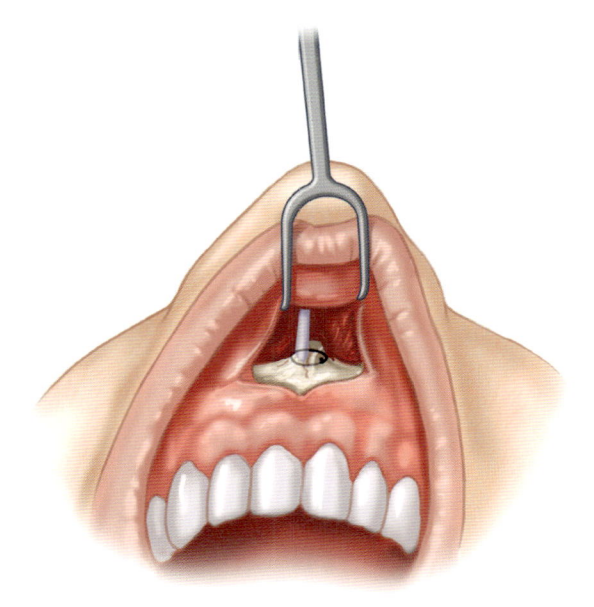

②次に前鼻棘にドリルで穴を開けて、鼻中隔尾側を対側に移動して4-0ナイロンで固定する。

2. 症 例

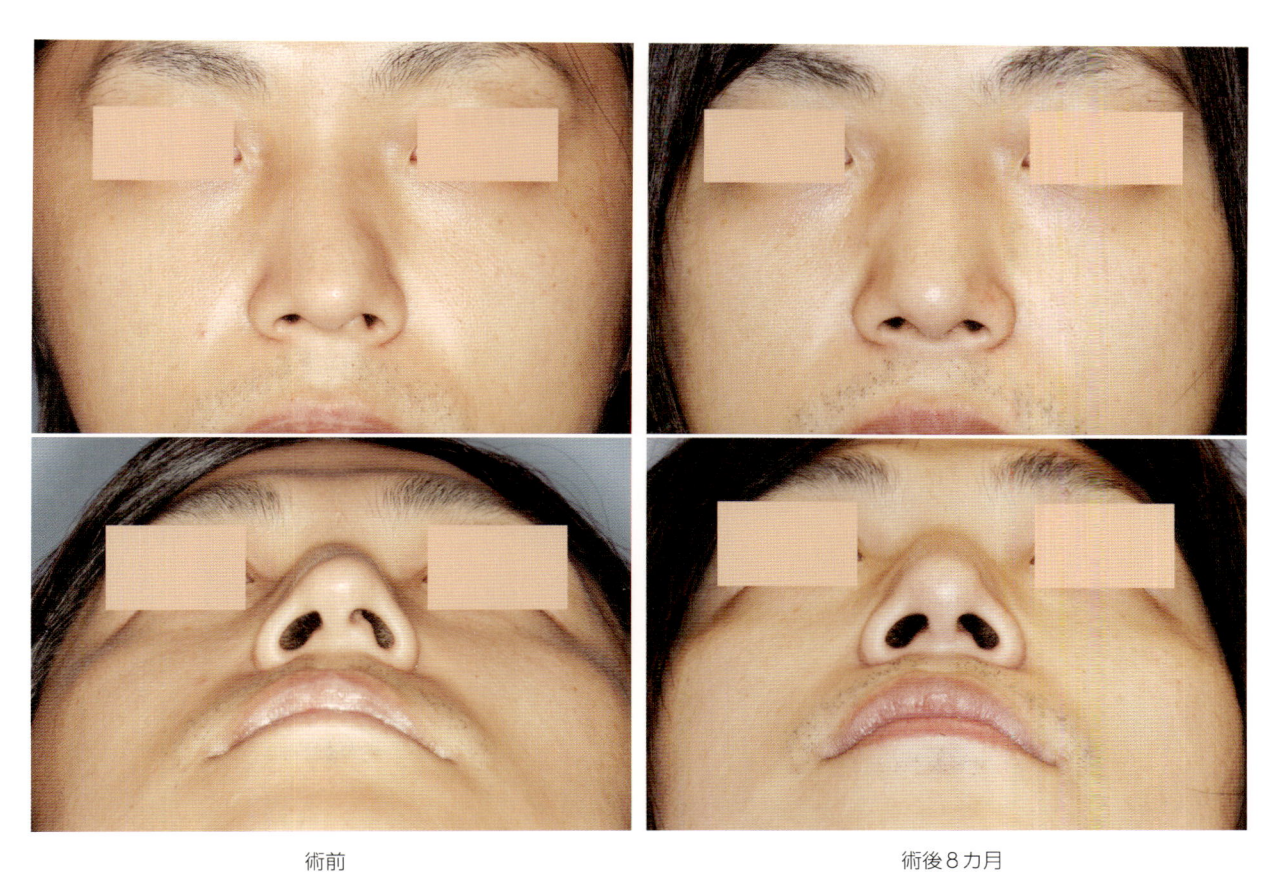

術前
正面では鼻尖が左に偏位し、鼻翼も左右差があり、斜鼻を呈していた。底面では左鼻孔内に鼻中隔軟骨が突出しており、左foot plateも突出していたため、鼻孔の左右差が顕著であった。

術後8カ月
正面では斜鼻は改善された。底面では左foot plateの突出は改善され鼻孔の左右差は完全に解消された。

32歳　男性　鼻中隔彎曲矯正術、鼻尖形成術

オープン法で鼻尖部においては左鼻翼軟骨頭側切除とinterdomal sutureを施行した。鼻中隔彎曲に対しては、鼻中隔離軟骨を8mm幅でL型に残し、それより奥の軟骨を切除した。さらにcandal septumは前鼻棘からはずして前鼻棘に骨孔をあけて対側に4-0ナイロンで縫合固定した。

■ Suggested Readings

1) The direct approach to the "hanging columella".
   Randall P
   Plast Reconstr Surg. 1974 May;53(5):544-7

2) A cartilaginous columellar strut in cleft lip rhinoplasties.
   Dibbell DG
   Br J Plast Surg. 1976 Jul;29(3):247-50

3) The nasal spine.
   Aston SJ, Guy CL
   Clin Plast Surg. 1977 Jan;4(1):153-62

4) The analysis and correction of nasal columella deformity: a review.
   Ellis DA, Halik JJ
   J Otolaryngol. 1985 Apr;14(2):103-6

5) The hanging columella.
   Adamson PA, Tropper GJ, McGraw BL
   J Otolaryngol. 1990 Oct;19(5):319-23

6) The dorsal columellar strut: innovative use of dorsal hump removal for a columellar strut.
   Rohrich RJ, Liu JH
   Aesthet Surg J. 2010 Jan;30(1):30-5

7) The role of the columellar strut in rhinoplasty: indications and rationale.
   Rohrich RJ, Hoxworth RE, Kurkjian TJ
   Plast Reconstr Surg. 2012 Jan;129(1):118-25

Chapter 6 鼻孔縁形成術
Nostril Rim Lowering

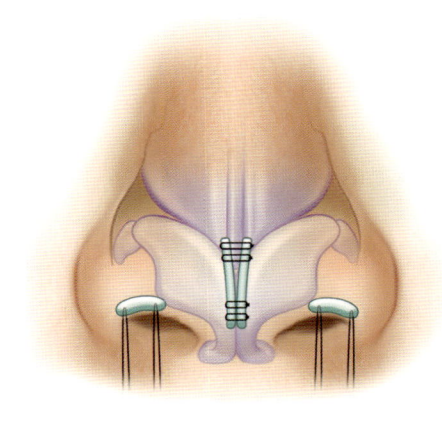

正面から見て鼻腔内が見えて目立つのを改善したいという患者は少なからず存在する。
鼻孔縁が頭側に引き上がっている形態を鼻孔縁後退(retracted nostril rim)という。
鼻孔縁後退はその後退部位により特徴的な形態となる。
治療に際しては、引き下げたい部位だけに着目するのではなく
その程度や範囲によって適切な治療法を選択する。
その治療法の選択、適応の判断がたいへん重要となる。

1. 適応と手術計画

鼻孔縁後退に対する治療法として、筆者は鼻孔縁に軟骨移植または皮膚 – 軟骨複合移植を行っている。

ドナーは、軽症例では鼻翼軟骨を、中等症例には耳介軟骨を、重症例では耳介皮膚 – 軟骨複合組織を選択する。

1 軽症例

鼻孔縁をわずかに下降させる場合には、頭側切除した鼻翼軟骨を移植片とする。採取できる大きさは10×3mm程度である。軟骨自体薄く、移植後に鼻孔縁でその存在が目立つことがないため安心して使用できる。

鼻翼軟骨の頭側切除により上外側鼻軟骨との結合組織による連結が断たれるため、鼻孔縁の尾側方向への可動性が良くなり、下降効果が得られる。

2 中等症例

上記同様に鼻翼軟骨、あるいは耳介(耳珠)軟骨を選択する。

耳介軟骨は鼻翼軟骨と比べて硬く、厚いので、できるだけ薄く細工する必要があるが、強度が弱くなりちぎれやすい。厚みの調整がうまくいかない場合には、術後に鼻孔縁の厚みが増し、鼻孔を底面から覗いた際には鼻腔内に突出した変形として目立つこともある。

3 重症例

耳介より皮膚 – 軟骨複合組織移植を行う。上記の耳介軟骨移植と同様、術後に鼻孔を底面から覗いた際には、移植片の厚み、移植皮膚の色調の違いなどが目立つ可能性があるが、鼻孔縁の下降効果は最も大きい。適応を選べば優れた術式であり、重症例では本術式以外改善方法はないと考える。

2. 鼻孔縁鼻翼軟骨移植術

術前に患者を坐位の状態で、鼻孔のどの範囲を下降させるかをマーキングしておく。その際に左右差も評価しておくようにする。

①局所麻酔薬を注入後、鼻孔縁切開(rim incision)を行う。

②剥離は鼻翼軟骨直上で行い、頭側に向かって外側鼻軟骨中央まで行う。両側の鼻翼軟骨をていねいに露出し、頭側の軟骨を約3～4mm幅で切除(cephalic trim)し、これを移植片とする。

③次に鼻孔縁切開部より辺縁に向かって剝離を行いポケットを作成する。微細剪刃を用いて慎重に剝離腔をつくる。皮膚側に浅く剝離しすぎると、術後に移植軟骨の辺縁が皮下に見える可能性もあるため、要注意である。ポケットを作成した後、先に採取した軟骨に3本の7-0黒ナイロンを通しておき、軟骨片を剝離腔に差し込み、3本の糸に針をつけて、皮膚側に引き出し、最終的にこの糸は尾側に牽引しながらスプリントに固定する。このとき、糸はある程度の張力で鼻孔縁皮膚を尾側に引っ張るようにするのがコツである。

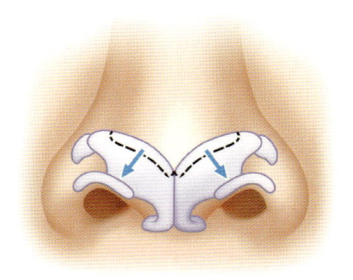

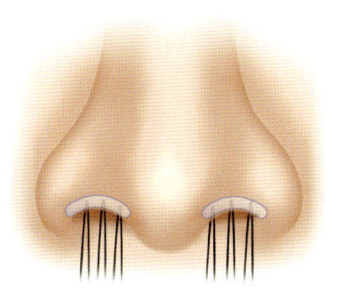

過矯正にしても徐々に戻りがあるため心配には及ばない。むしろ低矯正が問題となることがあり、その場合には再手術は難しくなる。

④閉創は断端同士6-0青ナイロンで軽く合わせる。適正サイズのレティナ®を鼻腔に挿入し、縫合固定して手術を終了する。

3. 鼻孔縁複合組織移植術

重度の鼻孔縁後退に対しては本術式は唯一の有効な術式といえる。

耳介前面のconchaより皮膚−軟骨複合組織片を15×3mmほど採取する。鼻孔のカーブに沿うように採取部位を選択する。筆者は耳介前面で対耳輪の内側のカーブに沿って複合組織片を採取する。

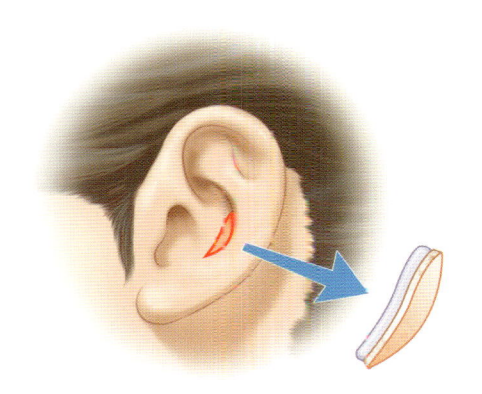

> 鼻孔縁切開では、通常の鼻毛境界よりやや奥側を切開したほうが、術後に複合組織片の皮膚が鼻腔内を覗いた際に目立ちにくい。

その後は前述の軟骨移植と同様、剝離腔作成、軟骨に3本pull-out用の糸を通しておく。複合組織移植片を適正な位置において、3本の糸をpull-outする。
　最後の閉層の際に複合組織片の皮膚をパッチのように縫い合わせていくわけである。

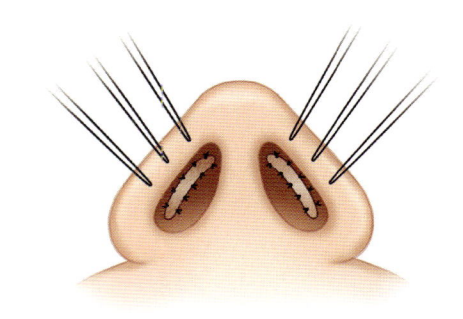

　その際に断面で見ると、複合移植片の皮膚と軟骨は、"ずれた状態"で移植されている。

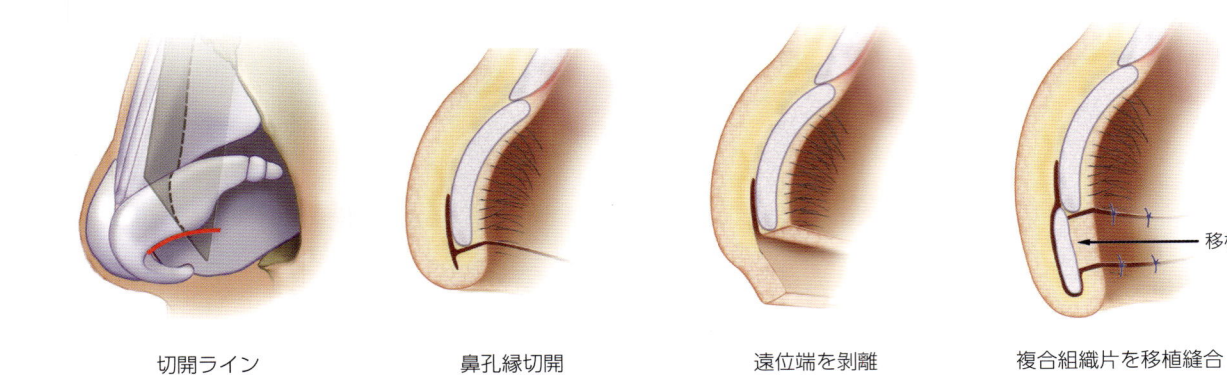

切開ライン　　　　鼻孔縁切開　　　　遠位端を剝離　　　　複合組織片を移植縫合　　→移植複合組織片

　最後にレティナ®を両鼻孔に装着して、鼻腔内に数針縫合固定しておき、移植片がずれないようにする。Pull-outされた糸は両側で6本あるが、すべて適度な張力でスプリントに固定し、尾側へ牽引する。レティナ®は術後7日にスプリントとともに抜去する。

4. 症 例

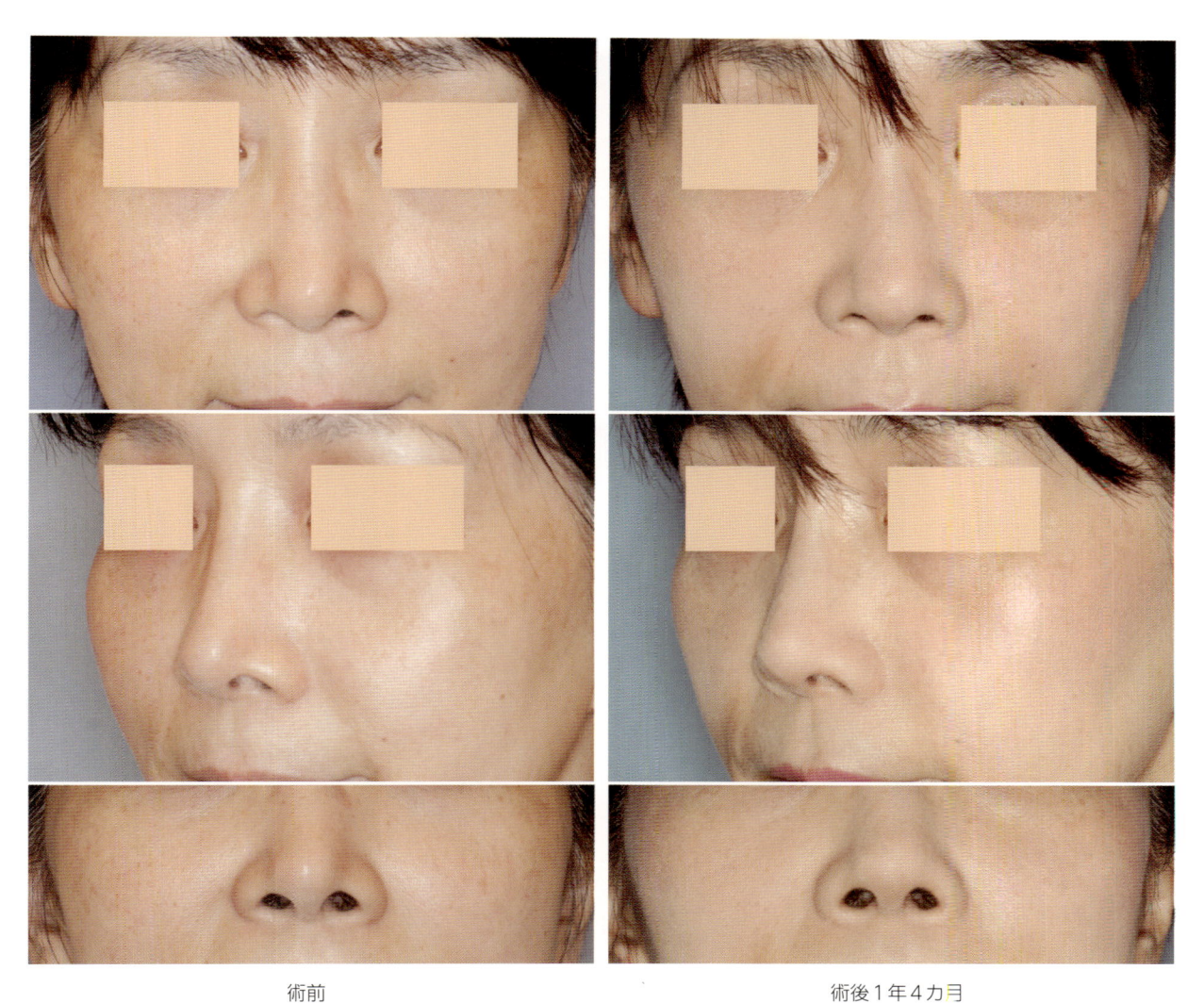

術前	術後1年4カ月
正面、底面からみた際の鼻孔の左右非対称を気にしていた。過去に鼻形成術を受けたことはない。左側の鼻孔縁のみ手術を計画した。	正面、底面ともに左鼻孔縁後退は改善され、ほぼ左右対称が得られた。斜位では、鼻孔縁のnotchingが改善され、なだらかな形態となっている。

52歳　女性　左鼻孔縁形成術（鼻翼軟骨移植）
左鼻孔縁後退に対して鼻孔縁切開より左鼻翼軟骨頭側を切除し、鼻孔縁に移植した。

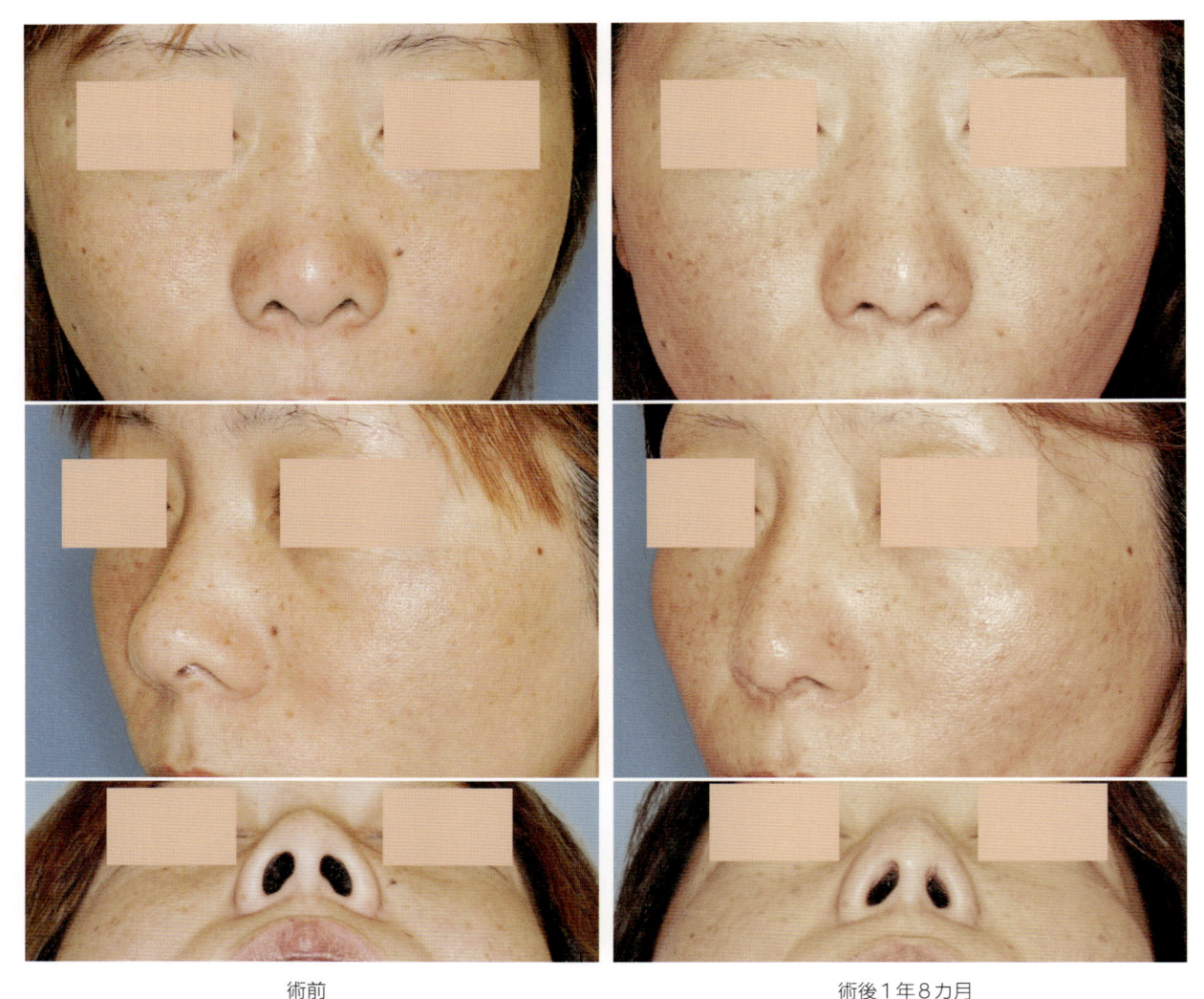

術前
正面では鼻孔縁の形態が三角でnotchingがあることを気にしていた。斜位では鼻尖部が上向きであり、軽度ではあるが短鼻を呈している。

術後1年8カ月
正面、側面ともに鼻孔縁が下降し、鼻孔縁のnotchingは改善され、なだらかなラインが得られている。
一方、底面では鼻孔内に軟骨が原因の突出がみられている。軟骨をできるかぎり薄くすべきであった。後日修正手術を行い、移植軟骨を削る予定である。

34歳　女性　鼻孔縁形成術（耳介軟骨移植）、鼻尖形成術、隆鼻術（Ⅰ型インプラント）

鼻孔縁には耳珠より10×10mmの軟骨を採取し、左右ともに8×3mmの軟骨を移植した。鼻尖部はcolumella strutに耳介軟骨を2枚重ねとするumbrella graftを行っており、鼻根〜鼻背にはⅠ型インプラントを挿入している。

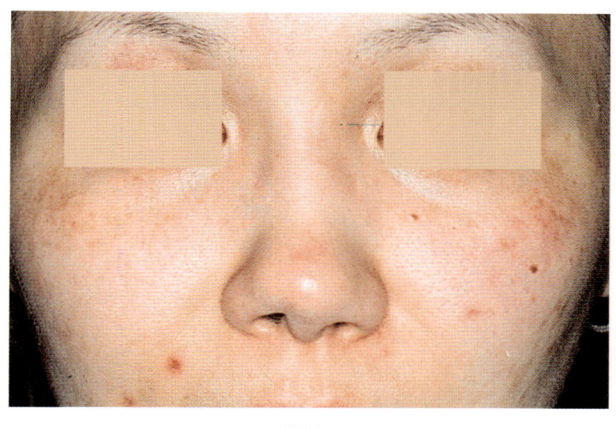

術前
過去に他院で鼻尖縮小術、シリコン・インプラントなどの手術を数回繰り返されており、最終的に右鼻孔の中等度の変形を来たした。右鼻孔縁は引き上がり、左右差が顕著であった。

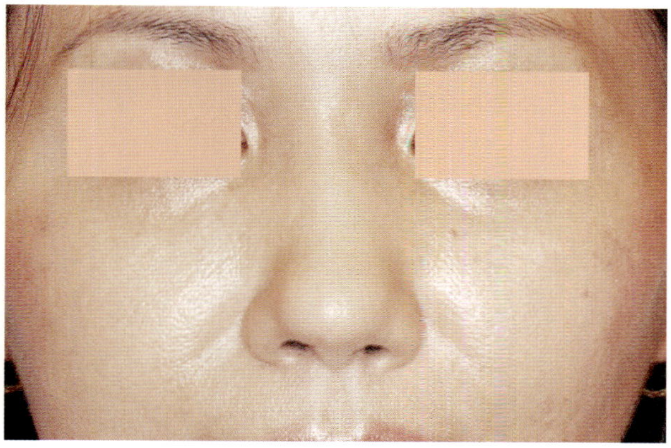

術後1年
右鼻孔縁はnotchingは解消され、なだらかなラインとなった。左右対称性がほぼ得られている。

26歳　女性　右鼻孔縁皮膚-軟骨複合組織移植術
耳甲介より皮膚-軟骨を10×3mm大で採取し、軟骨の厚みを薄くして軟らかくしてから右鼻孔縁に移植した。

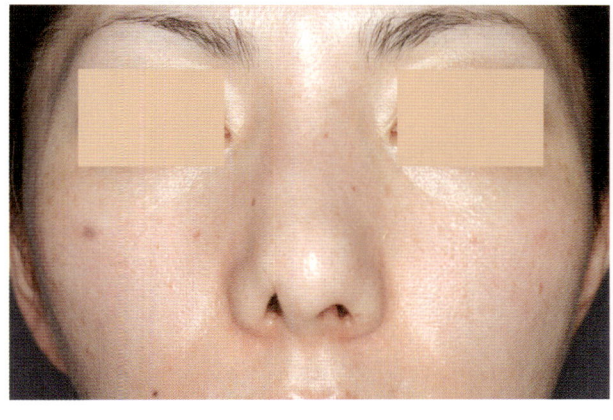

術前
過去に他院で鼻尖手術、鼻骨骨切り手術、シリコン・インプラント挿入術などを受けており、最終的にはインプラント感染により右の鼻孔縁に重度の引きつれ変形を来たした。

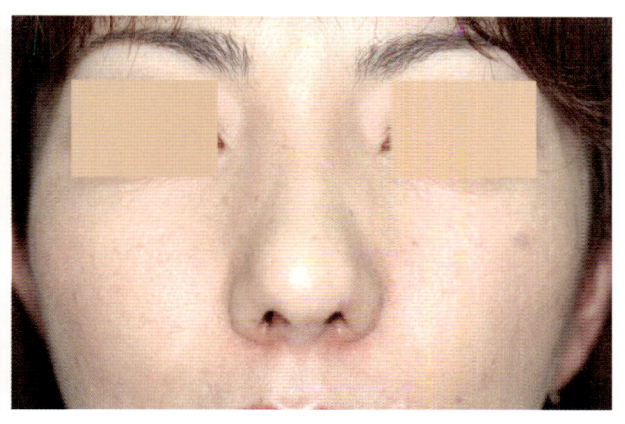

術後1年4カ月
鼻孔縁はかなり左右対称性が得られた。collapseも解消され、なだらかな鼻孔縁形態である。

38歳　女性　右鼻孔縁形成術（皮膚-軟骨複合組織移植）、鼻骨骨切り術（spreader graft）
耳甲介より皮膚-軟骨を10×3mm大で採取し、右鼻孔縁に移植した。また、鼻骨骨切り後の斜鼻変形に対して鼻骨骨切り術（spreader graft）で修正した。

5. 特徴的な鼻孔縁後退症例

　鼻孔縁後退に対する有効な治療法は、鼻孔縁への軟骨および皮膚 – 軟骨移植であるが、すべての症例でこれらの方法が第1選択となるわけではない。

　注意すべきポイントは、鼻柱、infratip lobule の状態である。鼻柱が鼻孔縁とともに後退しているタイプと、鼻柱が突出しているタイプはそれぞれ特徴的な鼻孔形態を呈する。これらの場合には鼻孔縁に軟骨ないしは皮膚 – 軟骨複合移植を行っても良い結果が得られないことが多い。そこで、これらの症例における効果的な治療法を検討する。

1 タイプ1：鼻孔縁後退とともに、鼻柱も後退しているタイプ

　いわゆる短鼻を呈することが多く、鼻孔縁の形状はドーム状であり、正面から鼻孔が丸く大きく目立ち、鼻腔内がよく観察できる。

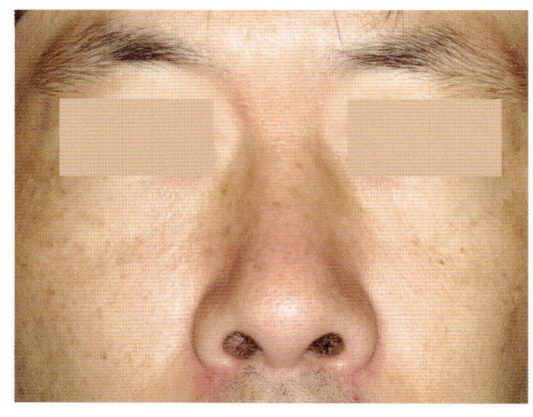

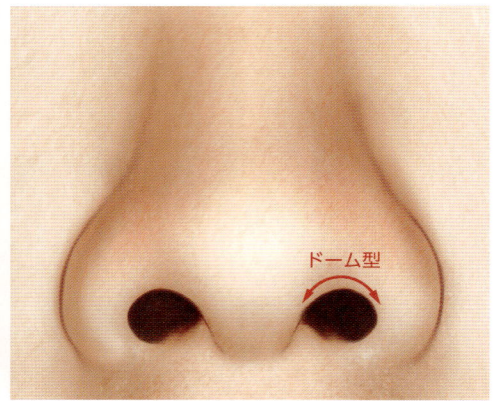

タイプ1の手術の適応

　鼻尖・鼻柱が後退しているため、鼻中隔延長術が第1選択となる。鼻中隔延長では鼻孔縁の内側は下降させることができるが、鼻孔縁外側だけが後退した形態となるため不自然になりがちである。

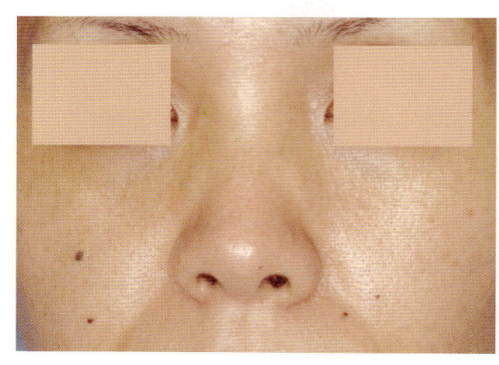

術前　　　　　　　　　　　　　　術後

タイプ1の本症例は鼻中隔延長術とI型インプラントを併用した。術後に鼻孔縁は内側だけ下降し、外側は術前と変化ないために不自然な鼻孔形態を呈している。

そこで外側を下降させるために鼻孔縁外側に軟骨移植を併用することによって良好な鼻孔形態が得られる。

すなわち、タイプ1の鼻孔形態を有する症例に対しては、鼻中隔延長術と鼻孔縁軟骨移植術の併用をはじめから計画すべきである。

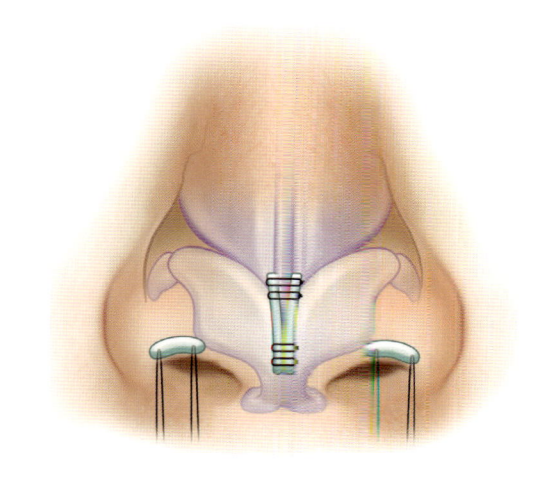

鼻中隔延長術＋鼻孔縁軟骨移植術

2 タイプ2：鼻孔縁後退があるが、鼻柱は突出しているタイプ

鼻孔縁の形態は外側にピーク（ハイアーチ）があり、正面からは鼻孔縁中央～外側のnotchingが目立ち、同時に鼻翼の張り出し、彎曲が目立つことが多い。

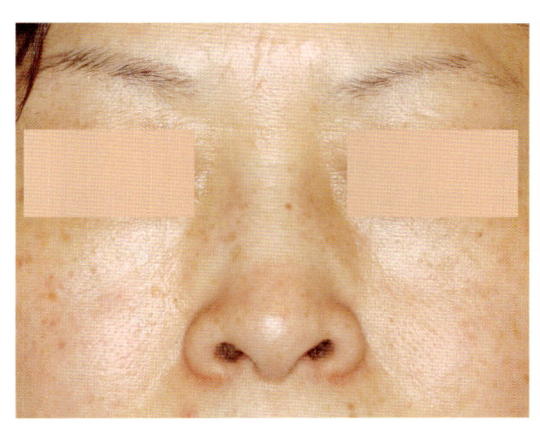

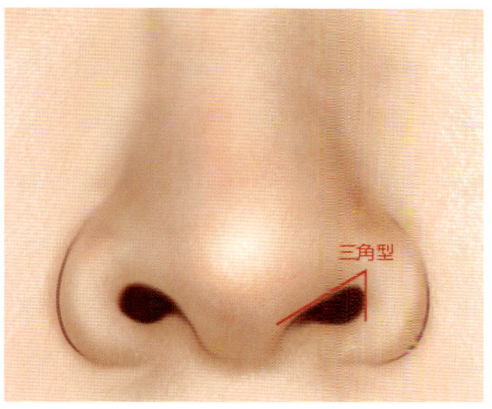

タイプ2の手術の適応

鼻翼縮小術が第1選択となる。鼻翼縮小術は鼻翼幅にもよるが基本的には鼻翼側壁の皮膚、軟部組織を三日月型に切除することになる。切除デザインは難しいが、組織切除後の形態を予想し切除幅を決定する。左右差にも注意が必要である。組織切除後に側壁の段端を鼻翼堤に縫合することにより、鼻孔縁のピークが下降することになる。

鼻翼後退の程度、notchingの程度にもよるが、同時に鼻孔縁に小さめの軟骨を移植することもある。

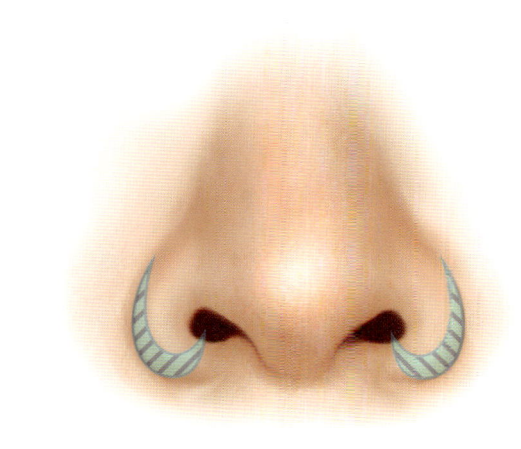

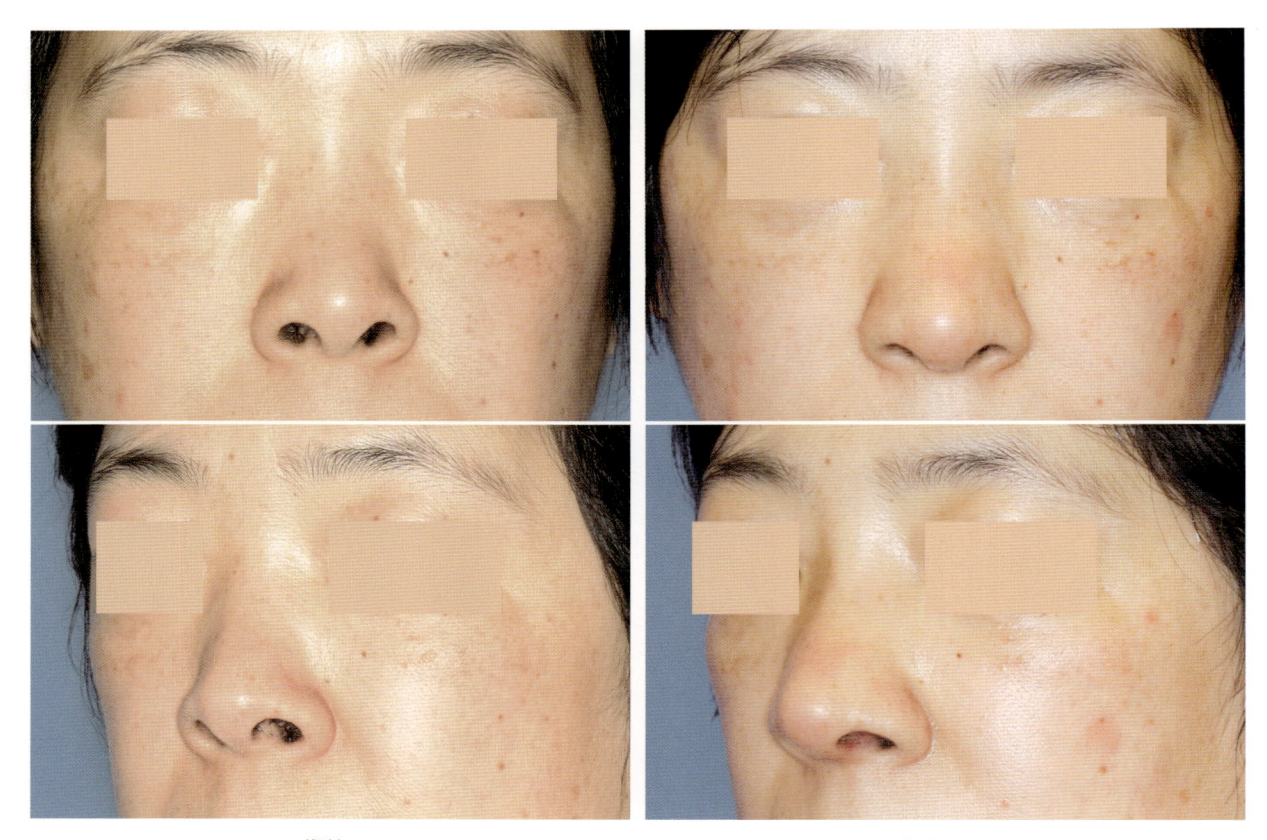

術前
正面では鼻孔が大きく、丸く、鼻腔内が見えすぎるのを気にしていた。斜位では鼻尖、鼻柱はかなり上向きであり短鼻を呈していた。

術後2カ月
鼻中隔延長による効果で、alar-columellar relationships (ACR)と鼻孔形態の改善が得られた。なお、鼻孔縁外側の下降は鼻孔縁への鼻翼軟骨移植の効果である。

タイプ1の症例：48歳　女性　鼻中隔延長術、鼻孔縁形成術（鼻翼軟骨移植）
オープン法により、鼻中隔延長術を行うと同時に両鼻翼軟骨の頭側切除した軟骨を鼻孔縁中央〜外側に移植した。

術前　　　　　　　　　　　　　　　　　　　術後3カ月

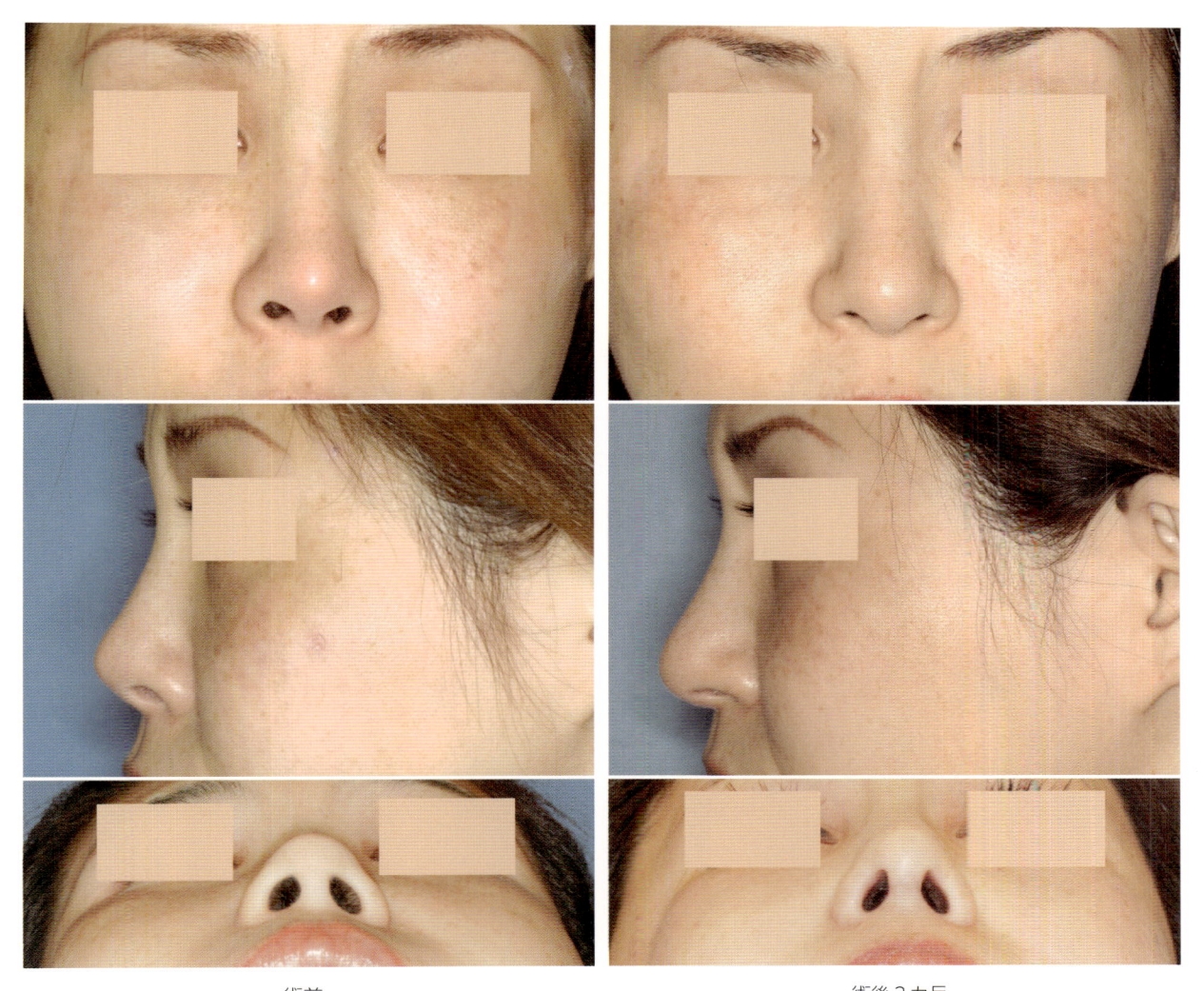

8年前にL型インプラントの手術を受けていたが、徐々にイン　　正面、側面で鼻孔縁後退は顕著に改善している。ただし、底面
プラントが頭側に移動し、鼻尖がかなり上向きとなっていた。　　では鼻腔内に軟骨の厚みで皮膚が突出して目立っている。
鼻孔が正面から見えることと左右差の改善を希望した。

タイプ1の症例：37歳　女性　鼻中隔延長術、鼻孔縁形成術（耳介軟骨移植）、隆鼻術（インプラント入れ替え）
L型インプラントを抜去して、I型インプラントに入れ替えた。肋軟骨を採取して鼻中隔延長術を行った。鼻孔縁中央〜外側には左右の鼻翼軟骨頭側切除した軟骨を移植した。

術前 術後8カ月

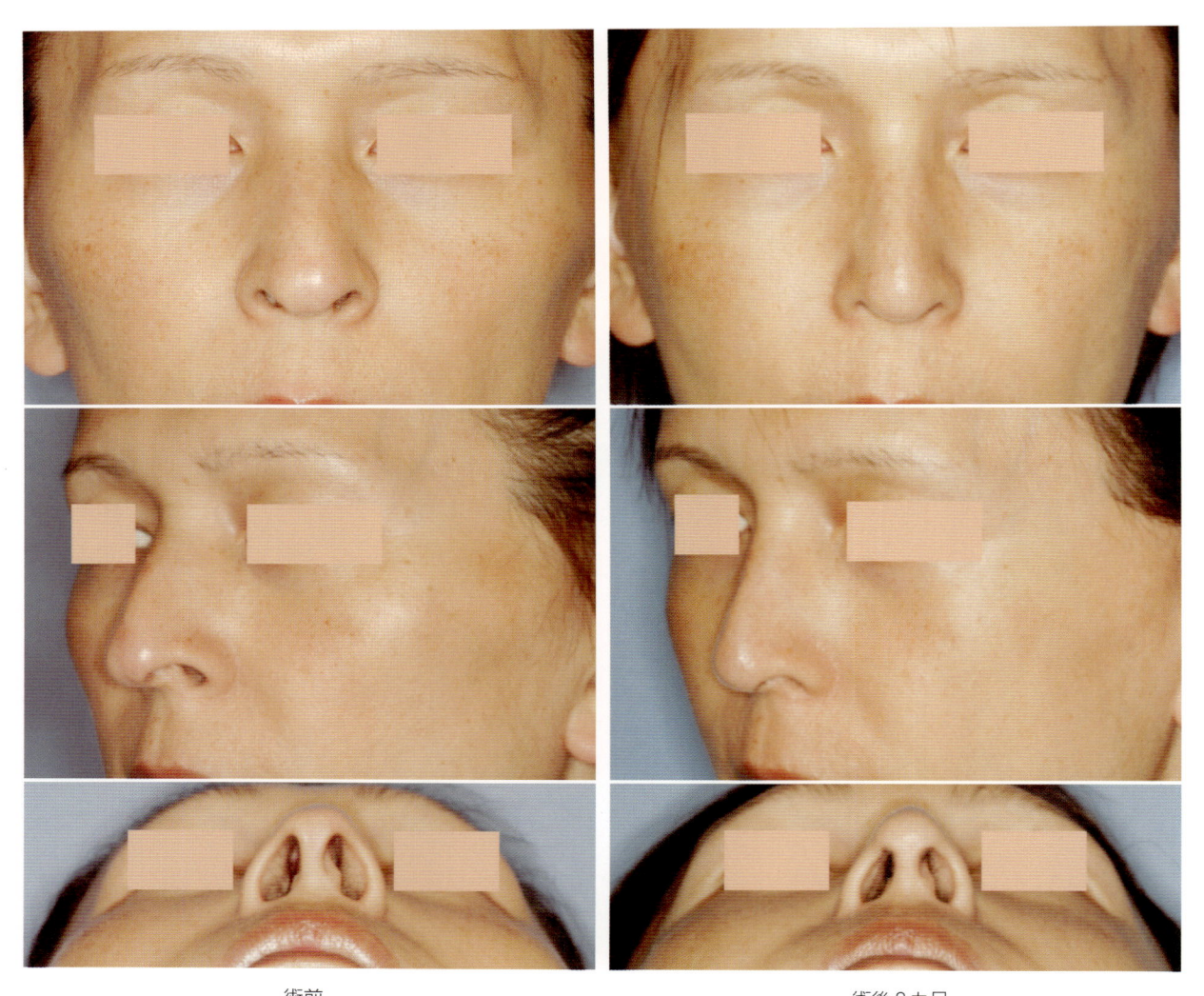

鼻翼幅は38mmとやや広く、鼻孔縁は外側をピークに切れ上がったハイアーチの症例で、斜位では鼻孔内が見えすぎることを気にしていた。底面では鼻孔はかなり大きかった。

正面では鼻翼幅は35mmに改善され、鼻翼縁の形態も自然である。斜位では鼻孔内もあまり見えなくなり、底面では鼻孔が小さくなった。また、鼻孔形態はnotchingもなく自然である。

タイプ2の症例：34歳　男性　鼻翼縮小術、鼻骨骨切り術（ハンプ切除）
鼻翼幅、鼻孔を小さくする目的でalar base flap（ABF）法を行った。また、鼻孔縁のハイアーチを改善するため、鼻翼側壁の皮膚・軟部組織切除も行っている。なお、本症例は鼻翼骨切り、ハンプ切除も行っている。

術前

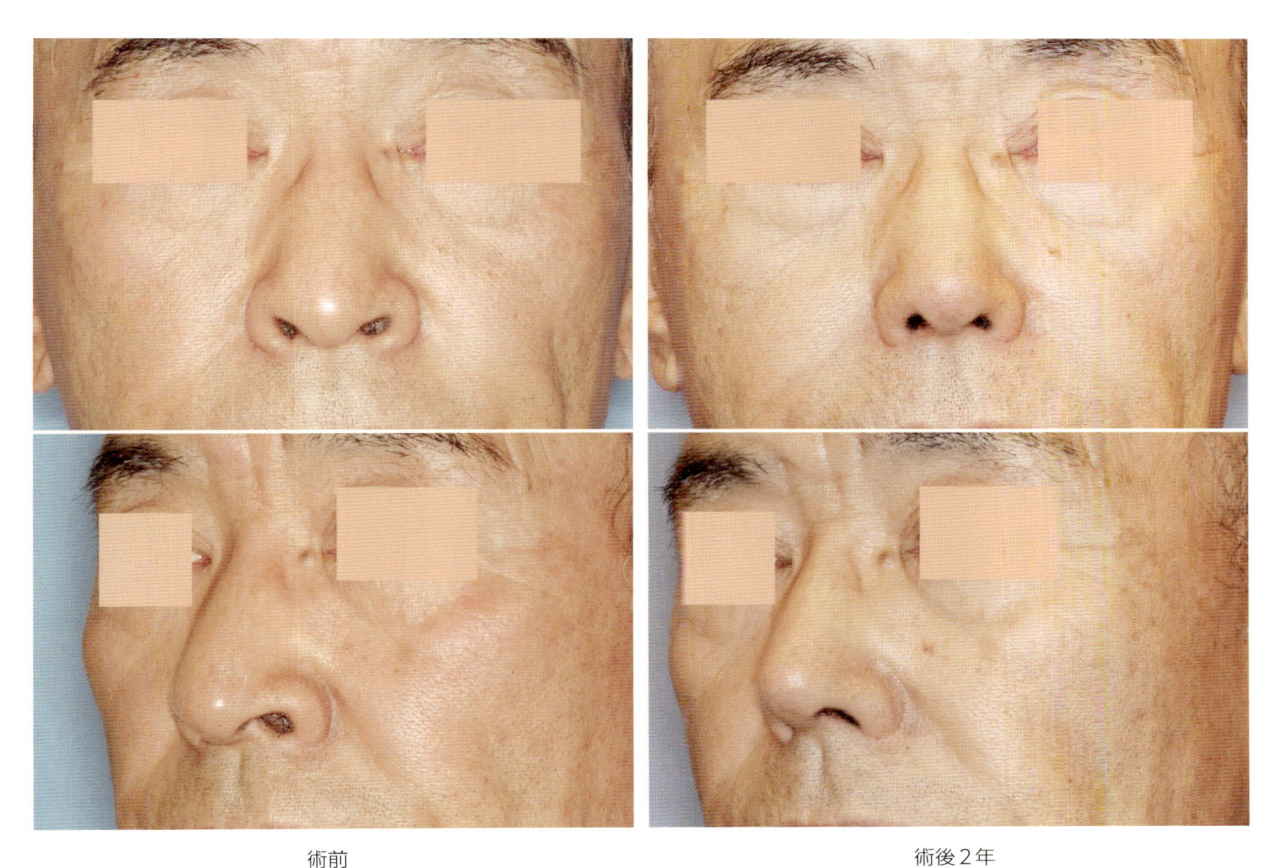

鼻を小さくしたいという希望であった。具体的にはハンプ、斜鼻、広鼻の改善、鼻翼を小さくしたい、下垂している鼻尖・鼻柱を細くしたい、挙上したいという要望であった。
鼻孔は外側をピークとした三角形の形態であったが、その形状と側面から鼻の中が見えるのを気にしていた。

術後2年

術後はほぼ希望どおりの外鼻形態となり満足度は高かった。鼻孔がかなり狭くなったため多少鼻閉感を訴えていたが、術後6カ月から気にならない程度となった。正面からは鼻孔はあまり目立たなくなり、左右の対称性はおよそ整った。

タイプ2の症例：78歳　男性　鼻孔縁形成術（鼻翼軟骨移植）、鼻翼縮小術、鼻尖・鼻柱挙上術、鼻尖縮小術、鼻骨骨切り術
鼻翼は幅、サイズとも縮小し、鼻孔縁には鼻翼軟骨を移植した。ハンプ、斜鼻、広鼻に対しては内側・外側骨切りを行った。鼻尖、鼻柱部は細くかつ挙上させるために鼻中隔軟骨をドナーとして頭側に向かう鼻中隔延長術を行った。その際に鼻柱も挙上している。

6. 合併症とその予防

1 鼻孔縁の厚み増加、鼻尖幅増加

　術後に鼻孔縁の厚みが増し、底面から鼻孔を覗いた際に目立つことがある。特に耳介軟骨（複合組織）を移植する際には、軟骨を薄く細工してもある程度の強度を維持するためにはその厚みは鼻翼軟骨よりもだいぶ厚くなる。

　また、鼻孔縁への軟骨移植は鼻尖形態に影響し、術後に鼻尖を正面から見るとやや太く感じられることが少なくない。そのため、症例によっては鼻尖縮小術を検討すべきである。

　これらの理由で近年筆者は薄くて軟らかい鼻翼軟骨（頭側部分）を第1選択で移植するようになった。

2 鼻腔内移植組織突出

　耳介軟骨、皮膚−軟骨複合組織など移植組織が厚い場合には、鼻腔内に移植組織が突出して見えることがある。底面から鼻孔を覗くと移植組織の存在がわかる。できるかぎり鼻孔縁切開を頭側で行うようにする。また、同時に移植軟骨をできるかぎり薄く削ることで対応する。

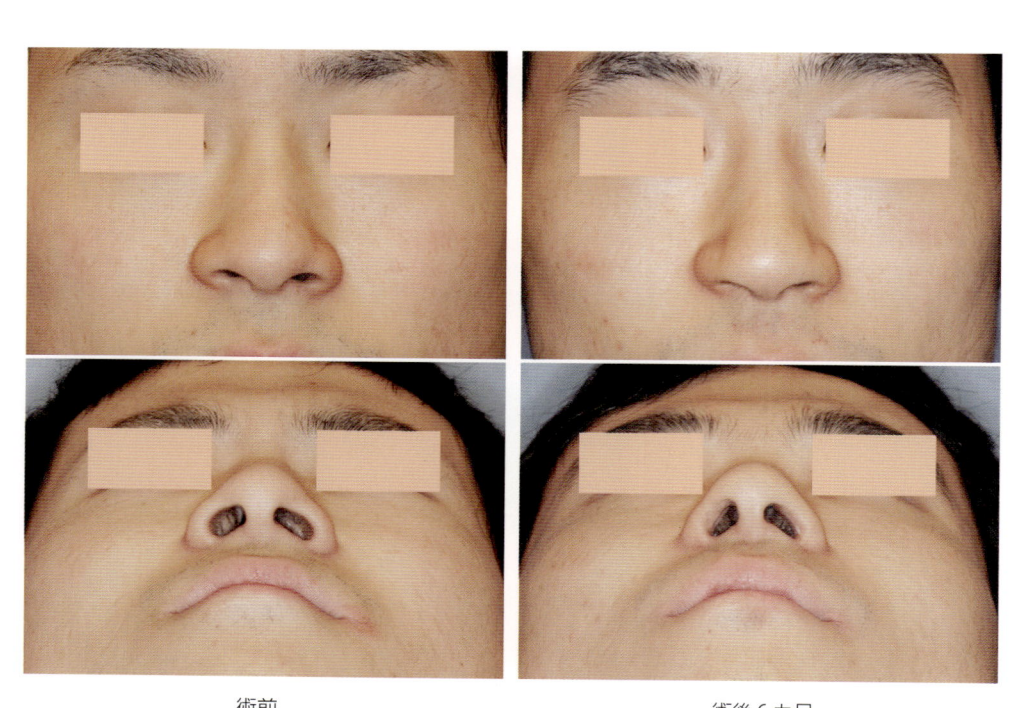

術前
正面での鼻孔の左右差、さらに正面から鼻孔が全く見えなくなることを希望した。鼻孔縁後退といえる状態ではなかったが、鼻孔縁下降は患者の強い希望であった。

術後6カ月
正面では鼻孔は下降し、鼻腔内は希望どおりほぼ隠れた。底面では移植した複合組織移植の皮膚が突出して目立っている。本術式の最大の欠点である。

26歳　男性　鼻孔縁形成術（皮膚−軟骨複合組織移植）
両側耳甲介より皮膚付耳介軟骨を12×3mm大で採取し、鼻孔縁に移植した。

3 低矯正、左右差

　筆者は軟骨片を糸で尾側に引っ張り、スプリントに1週間固定しているが、過矯正に固定しても多少は後戻りしていく。特に軟骨のみを移植する場合は牽引を強くして過矯正を心がける。過矯正の結果の修正は容易であるが、低矯正の修正はすでに瘢痕化されており、難易度が高くなるためである。

　また、結果を予測しにくい手術であり、形態の問題、左右差などは起こり得る。最近ではヒアルロン酸注射で軽度の左右差、変形はタッチアップで修正できるため重宝する。

■ Suggested Readings

1) Alar margin sculpturing.
   Millard DR Jr
   Plast Reconstr Surg. 1967 Oct;40(4):337-42

2) Alar rim lowering.
   Ellenbogen R.
   Plast Reconstr Surg. 1987 Jan;79(1):50-7

3) Minicomposite graft for nasal alar revision.
   Kamer FM, McQuown SA
   Arch Otolaryngol Head Neck Surg. 1987 Sep;113(9):943-9

4) Treatment of postreconstructive collapsed nasal ala with a costal cartilage graft.
   Chait LA, Fayman MS
   Plast Reconstr Surg. 1988 Sep;82(3):527-30

5) Alar rim raising.
   Ellenbogen R, Blome DW
   Plast Reconstr Surg. 1992 Jul;90(1):28-37

6) Surgical correction of retracted nostril rim with auricular composite grafts and anchoring suspention.
   Hirohi T, Yoshimura K
   Aesthetic Plast Surg. 2003 Sep-Oct;27(5):418-22

7) Management of unilateral cleft lip nose deformity, with retracted ala of the noncleft side.
   Koh KS, Kim EK
   Plast Reconstr Surg. 2006 Sep;118(3):723-9

8) The correction of one cause of the short nose: how to bring the retracted alar rim downwards?
   Levet Y
   Ann Chir Plast Esthet. 2009 Oct;54(5):486-90

Chapter 7 鼻中隔延長術
Septal Extension Grafts

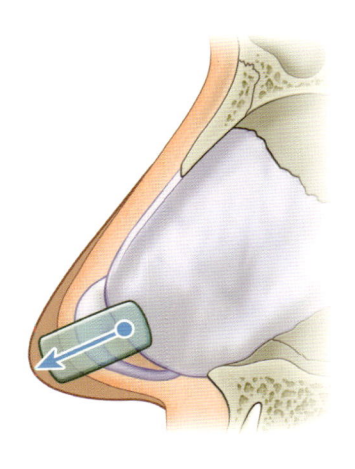

近年多くの美容外科クリニックで鼻中隔延長術は行われている。
鼻形成術の中ではここ5年ほどで一番のトピックであり、
学会でも多くの医師が本術式に関しての結果、合併症、注意点などを報告している。
良くも悪くも術後に大きな変化をもたらす手術であり、
変化が乏しいと考えられている鼻形成術の中ではユニークな術式といえる。
型にはまるとこんなに素晴らしい結果をもたらす手術はないと思える一方で、
たとえ完璧に美しい鼻であっても、その変化に患者がなじめず移植軟骨を抜去して
鼻を元の状態に戻すこともある。

筆者の施設でも本術式に関して300例を超える症例から長所、短所を含めて
数多くのことを経験したので、詳述する。

1. 適応とドナーの選択

　鼻中隔延長術の主たる適応は、鼻尖、鼻柱を下方（尾側）に延長させたい患者である。具体的には短鼻、アップノーズ（鼻尖が過度に上向き）の症例が多い。さらに延長方向は下方に限らず、鼻尖増高、鼻尖挙上などにも適応範囲は広げられる。

　鼻中隔延長術に使用する軟骨（ドナー）としては、必要十分な大きさ、強度があり、かつ薄いものが適している。鼻中隔軟骨、耳介軟骨、肋軟骨の3つの選択肢があるが、それぞれに長所・短所があるため、特徴を述べたうえで筆者の考えを述べる。

	鼻中隔軟骨	耳介軟骨	肋軟骨
大きさ	小さい （2cm×1cm程度）	中 間 （3cm×1.5cm程度）	大きい （4cm×2cm程度）
厚み	薄 い （1mm程度）	2枚重ねると厚い （4〜5mm程度）	中 間 （3mm程度）
硬度	中 間	軟らかい	硬 い
短所	・L型に残される鼻中隔が脆弱になる ・絶対量が小さい	・厚み、凹凸があり、鼻腔内に突出して目立つことがある ・2枚重ねても軟らかい可能性あり	・最大の欠点はwarping変形 ・胸部瘢痕 ・採取の難しさ

1 鼻中隔軟骨

　同一術野であるため最も利用しやすい。鼻中隔軟骨の特徴は以下のようである。

長 所
・強度（硬さ）が十分得られる
　移植軟骨の強度は本手術を成功に導くカギである。鼻中隔延長術においては採取した鼻中隔軟骨が、移植後に強度が弱いために反ってしまったという経験はない。
・軟骨が薄い
　移植後に膜性鼻中隔部の厚みが増すことはないため、鼻腔内を覗いたときに移植軟骨が目立たない。一方、厚みのある耳介軟骨、肋軟骨ではしばしば鼻閉などの合併症が見られる。

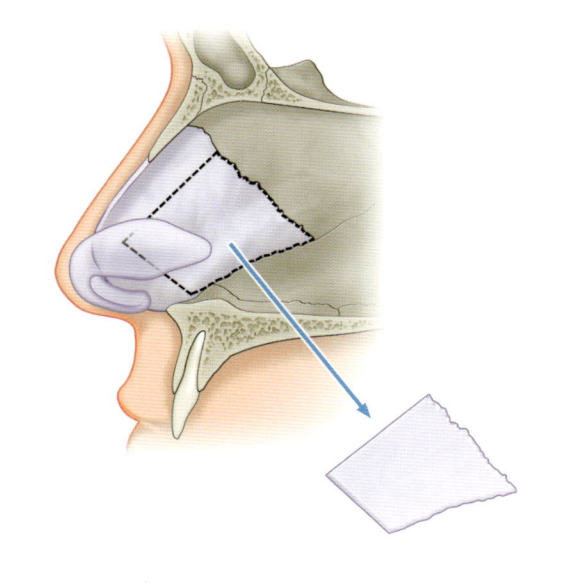

- 同一術野であるため採取がしやすい

短　所

- 採取量が小さい

　　本手術を施行する患者では短鼻症例が多いが、その場合には鼻中隔軟骨はもともと小さいため、採取できる軟骨量に限界がある。20×10mm程度しか採取できない場合には、耳介軟骨の追加が必要になる。

- 移植床（レシピエント）としての鼻中隔の強度が弱まる

　　通常は6〜8mm幅のL型を残して、残りの部分を採取するが、支柱としての強度が弱まることは否めない。

2 耳介軟骨

長　所

- 採取量は大きい

　　左右の耳介をドナーとした場合には十分な軟骨量が得られる。

短　所

- 軟骨が軟らかい

　　術前に患者の耳の硬さを触診でチェックしておく必要がある。実際に患者の耳介を折ってみるとおおよそ硬さの見当はつく。軟らかい場合はドナーとして選択すべきではない。

- 軟骨が厚い

　　1枚の軟骨では軟らかいため十分な強度が得られないことが多く、2枚重ねて縫合するが、そのために厚みが増し、移植後は膜性鼻中隔部位が鼻腔内に突出して目立つことがある。整容的に好ましくないし、時に鼻閉の原因にもなる。

- 軟骨が平坦ではない

　　耳甲介の軟骨は彎曲が強く、平坦な形状ではない。凹面同士を2枚重ねて縫合するが、それでも平坦な形状になるとは限らず、移植材料としては不向きな点が多い。

3 肋軟骨

長　所

- 採取軟骨が大きい

　　40mmほど軟骨は採取できる。

- 強度は十分である

短　所

- 変形しやすい

　　理想的には2〜3mmほどの厚みに細工したいが、その場合にはwarping変形を起こす可能性が高い。

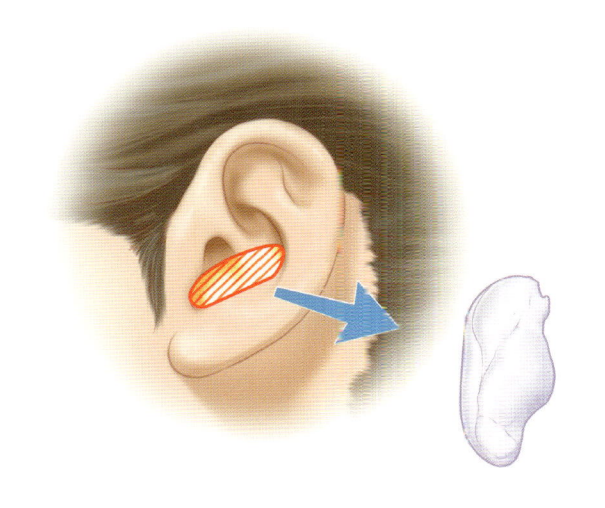

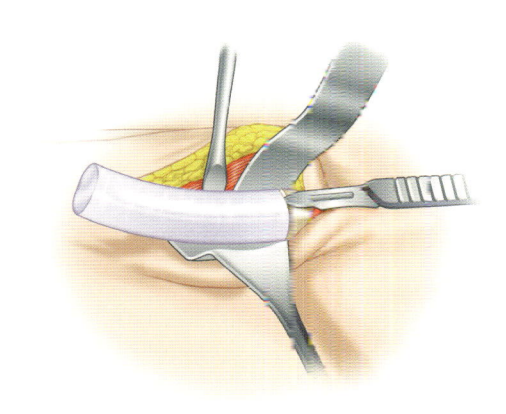

- 厚み
   採取後に肋軟骨を薄く細工すればするほど反ってくることが多い。そのため、ある程度の厚みを残さざるを得ない。結局は厚みと反り変形のジレンマに悩まされる。
- 硬い
   強度の面では、ある程度の厚みを残した場合には十分であるが、薄く細工した場合には鼻中隔軟骨よりも軟らかくなる。鼻尖は本来は可動性のある部位なので、移植片が硬すぎて術後に鼻尖にまったく動きがなくなることは時に短所にもなる。
- 採取部の瘢痕
   特に女性患者では乳房下溝の傷跡は好ましくない。

4 筆者の選択

　以上、三者三様に長所・短所があるが、筆者は現在では鼻中隔軟骨を第1選択としている。その理由は以下である。
1. 術後の機能的合併症の一つである鼻閉がほとんど見られない
2. 強度と薄さのバランスがドナーとしては最高である
3. ほかに瘢痕を求める必要がない
4. サイズ以外は心配がない：耳介軟骨では採取してから軟らかすぎて使えない、肋軟骨では骨化（calcification）、warping変形を起して使えないなど、不測の事態が起こり手術続行に難渋することがしばしばある。その点では鼻中隔軟骨ではサイズ以外は心配ない。大きさが不足する場合にかぎり、片側耳介軟骨を補足的に採取して、両者の軟骨を重ね合わせて縫合して使用する。

> 　近年、本術式に習熟してくるにしたがって、採取できた軟骨の大きさに準じて延長限界を設定するのが無難であり、成功率が高いことを実感している。鼻中隔軟骨をドナーとすると大きさが不足するのではと考えがちであるが、控えめな移植であるがゆえに偏位・鼻閉などの合併症は圧倒的に少ない。
> 　経験的には術者として術中・術後に低矯正かと思うこともあるが、意外に患者は満足することが多く、一方、過矯正の症例では修正手術が必要になることが多い。したがって、本手術では完璧な外鼻形態を目指して無理をしてでも延長するというよりも、多少低矯正でも自然な外鼻形態を維持するのがよいと考えるようになってきた。そのために鼻中隔軟骨をドナーとしても、採取量が少なすぎると感じることはあまりない。
> 　消去法になってしまうが、耳介軟骨・肋軟骨については短所がそのまま合併症に直結するため、非常に使いにくいというのが本音である。

2. アプローチについて：オープン法 vs クローズド法

　筆者は本法を施行する際にオープン法が絶対適応と考えているが、以下にその理由を述べる。

1. 理想的な鼻尖、鼻柱の術後形態を獲得するための第一段階として、移植軟骨を鼻中隔軟骨に固定する際に、延長方向と延長距離を慎重に検討しながら適正な位置に固定する。第二段階ではこの移植軟骨の先端に鼻翼軟骨のどの部位を縫合するかによって術後形態が決定する。実際には術中にこれ

らの操作を数回繰り返して理想的な位置決めを行うわけであり、この作業を正確に行えるのはオープン法である。

2. 術後合併症として鼻尖、鼻柱の偏位は少なくない。これはドナーである移植軟骨の歪み、レシピエントである鼻中隔の歪みが原因となることが多い。

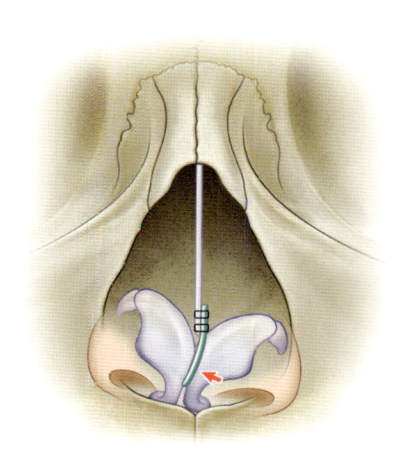

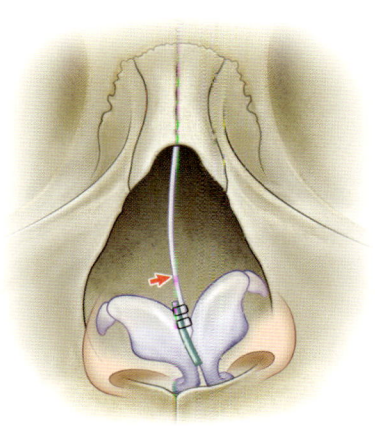

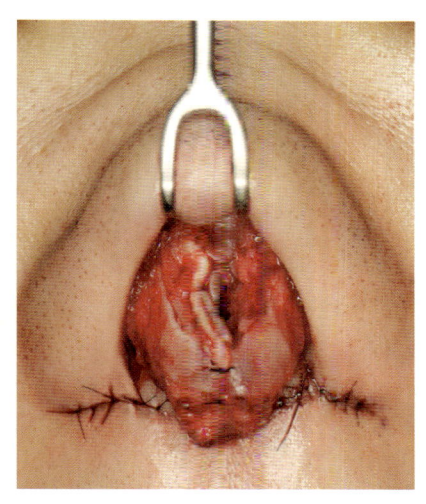

術中所見。移植耳介軟骨が変形しているため、鼻翼軟骨の縫合位置を変更して対応する。

　オープン法では、この歪みは両側鼻翼軟骨を移植軟骨先端に縫合した段階で直視下に確認できる。何が歪みの原因かも把握できる。数回から十数回の仮縫合によって改善できることもある。移植軟骨の先端の長さ・方向を調節したり、鼻翼軟骨の中間脚の縫合位置を調節したりすることによって、歪みや彎曲を直視下に即時に修正する。この操作が偏位を防止するうえで最も重要である。

> 実際にはこの彎曲の原因は1つではなく、いくつかの要因が混じり合っていることも多い。直視下でないと評価ができない。クローズド法では、ひずみの原因が把握できないため、鼻尖・鼻柱の偏位といった合併症を引き起こす確率が高くなる。

3. 鼻背から鼻尖までのなめらかなラインを形成するには移植軟骨固定後に、軟骨背部の繊細な細工が必要となる。また、シリコン・インプラントを同時に挿入する場合には、インプラント下端の細工はもちろん移植軟骨へのつながりは細心の注意を払って調整すべきである。直視下ではないクローズド法ではこの作業も難しい。

> 経鼻柱切開 (transcolumellar incision) は、小三角弁、階段状、直線など各々の術者の慣れた方法でよい。切開は、鼻柱のほぼ中央で行うべきである。鼻柱基部の切開線は正面から傷が見えやすく、かえって目立つことがあるため、避けたほうがよい。

3. 手術手技

1 麻　酔

　鼻中隔延長術は手術時間が2時間程度、併用手術がある場合には3時間程度を要するため、麻酔は局所麻酔だけでは難しく、通常は全身麻酔（吸入麻酔ないしは静脈麻酔）下に行っている。

2 デザイン

　術前に患者を坐位として、鼻根から鼻尖にかけて正中線をマーキングする。側面では術後の理想とする鼻尖突出点（TPP）の位置をマーキングする。実際にはこの点は術後の新しいTPPとなり、前下方に延長する目安の点である。

3 剝　離

　経鼻柱切開から鼻翼軟骨上を脂肪中間層で剝離する。術後の後戻りの原因の一つと考えられるのは頭側への剝離不足である。鼻尖部だけの剝離で尾側延長しようとすると、元の位置に戻ろうとする皮膚の張力（反発力）が大きい。そのため、頭側に向かって上外側鼻軟骨、鼻骨上も剝離して鼻全体を皮弁として尾側に引き下げるイメージで後戻りを極力防止すべきである。なお、シリコン・インプラントを同時に挿入する場合には、鼻骨部では骨膜下剝離になるが上外側鼻軟骨部での剝離は通常よりやや広めとする。

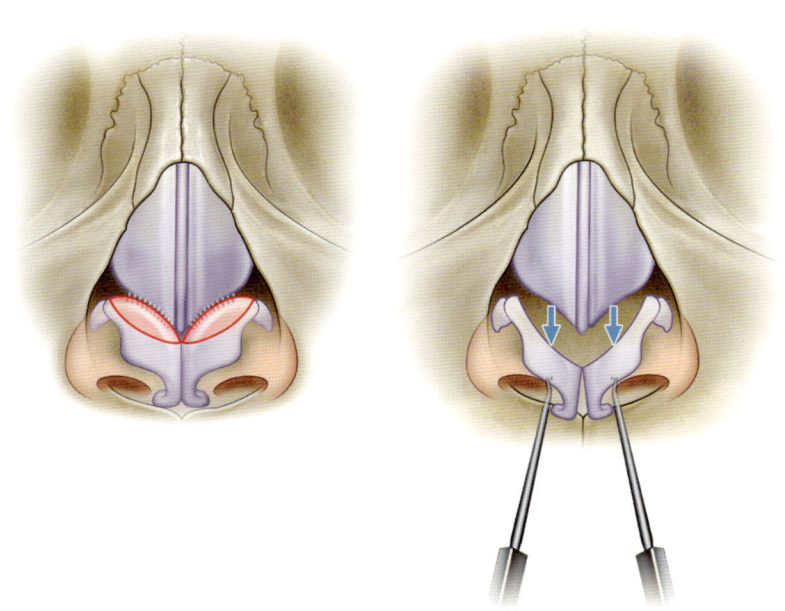

　次に鼻翼軟骨上の軟部組織を切除して軟骨を露出する。鼻翼軟骨の頭側切除することにより、上外側鼻軟骨との線維性結合が切断されて、鼻翼軟骨の下方延長の際の可動域を広げることになる。切除幅は

症例によって異なるが鼻翼軟骨幅に応じて2〜4mm程度である。

続いて左右の鼻翼軟骨間を細部剪刀で剥離して、鼻中隔軟骨下端（caudal septum）を露出する。軟骨膜をメスで切開して軟骨膜下で鼻中隔軟骨を頭側に向かって広く剥離する。その際には軟骨膜下に少量の局所麻酔薬を注入してhydrodissectionを行っておくが、粘膜、軟骨膜は非常に薄く、軟骨膜下剥離は慣れても難しい。要領としては鈍的剥離子を鼻中隔軟骨に沿わせて、軟骨に切り込むくらいの感覚である。

> 粘膜損傷は瘢痕拘縮を招き、後戻り、鼻孔の変形などの原因になる。また、シリコン・インプラントを同時に挿入した場合には感染症を引き起こす原因となり得る。このように術後にさまざまな合併症を誘引するため、鼻中隔軟骨膜剥離の際には多少時間をかけて細心の注意を払う。

4 移床軟骨の固定

①移植軟骨の鼻中隔への縫合

剥離を終えて鼻中隔を観察してみると、鼻中隔は必ずしも正中に位置しているわけではなく、むしろ左右どちらかに偏位していることが多い。偏位の状況次第で移植軟骨は鼻中隔の右側に移植するのか、左側に移植するのかを決定する。

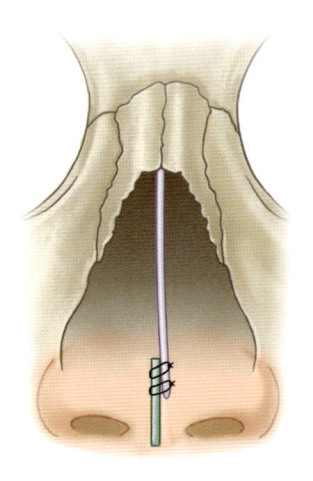

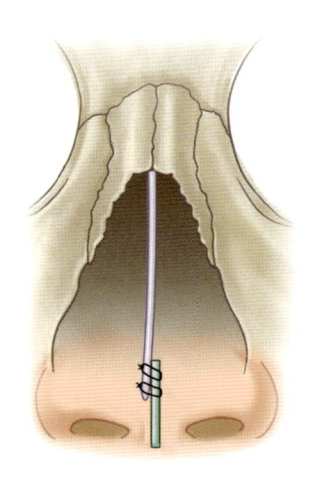

移植軟骨と鼻中隔は5-0黒ナイロンで5〜6カ所で縫合固定するが、左右の鼻翼軟骨の中間脚を前下方にスキンフックで引っ張った状態が延長の限界となるわけで、移植軟骨の前下方先端がほぼその位置となる程度で固定する。移植軟骨先端は両側鼻翼軟骨中間脚をその先端に縫合した際に、縫合部より前方、下方に露出してはならない。移植軟骨が大きすぎても、先端の余分な部分をトリミングすることになるので、限りある移植軟骨の長さを最大限に活用するために、先端の位置決めをしてからレシピエントとオーバーラップする面積を多くとるように心がける。なお、この操作はオープン法でのみ可能である。

②移植軟骨と鼻翼軟骨との関係

　最終的な鼻尖の前、下方への突出の限界は鼻翼軟骨の中間脚の可動範囲、すなわち鼻腔粘膜の可動範囲で決まるのであり、移植軟骨の長さで決定されるわけではない。

　間違っても移植軟骨の先端で鼻尖部皮膚を突出させてはならない。

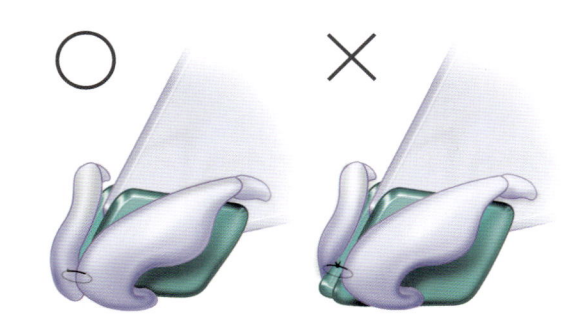

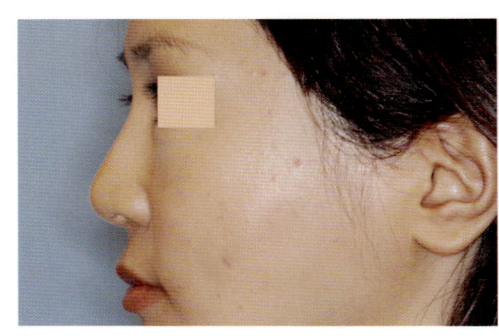

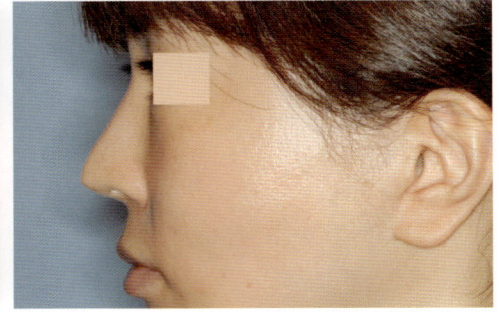

術前　　　　　　　　　　術後3年

術後鼻尖部に移植軟骨の先端を触れていたが、経年変化で徐々に目立って突出が強くなった例

③移植軟骨の延長方向

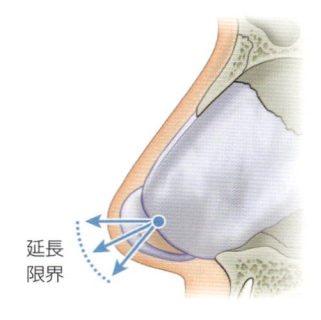

延長限界

　鼻翼軟骨中間脚の可動性は、鼻中隔を支点として鼻腔粘膜の伸展性に限界がある。扇形に延長方向決めていくが、どの程度尾側に延長したいのかによって必然的に鼻尖の高さ（projection）の限界が決定される。

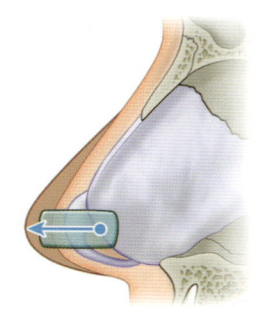

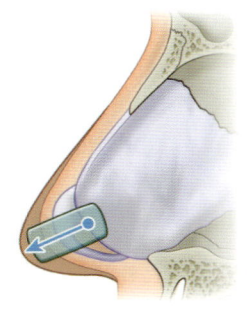

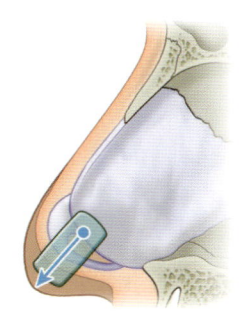

下方（尾側）延長すればするほどprojectionを出せなくなるというジレンマに陥る。このバランスを調節するのが難しく、皮弁を戻しては鼻柱部の仮縫いを行って、tip-defining points（TDP）の位置（突出度と尾側延長）のバランスがよいかどうかを確認するが、通常はこの操作を数回繰り返して理想的な位置を探ることになる。

なお、鼻尖のみではなく鼻柱も下降させる場合には、内側脚も移植軟骨下端に縫合固定する。

5 移床軟骨の微調整

側面から見て、鼻背から鼻尖への連続性、TPPの位置などを確認し、正面からは鼻梁、底面からは鼻柱に偏位がないか、鼻孔形態の左右差などを入念にチェックする。良好な位置が得られたら、鼻翼軟骨中間脚が移植軟骨先端を完全に覆うように、再度移植軟骨の先端を繊細にトリミングして、5-0白ナイロンで3針縫合する。

注意点としては、鼻尖に対して鼻尖上部（supratip）が相対的に突出することが多いが、その場合はこの段階で移植軟骨の背部をトリミングして鼻尖上部の形態を整える。また、鼻翼軟骨中間脚を中央に縫い寄せたことにより外側脚が前方に突出して、鼻尖の丸み、polly beak変形が強調されることもある。その場合は鼻翼軟骨頭側切除（cephalic trim）を追加するか、時に外側脚にメスで割を入れて曲面を平坦にすることも必要である。

> この段階で鼻尖のprojectionをさらに出そうと、中間脚縫合部に軟骨（切除した鼻翼軟骨、耳介軟骨など）をonlay graftすることは避けるべきである。鼻尖部皮膚が極端に厚い症例を除いては将来的に鼻尖部皮下にその輪郭が浮き出てくる可能性が非常に高い。筆者は鼻翼軟骨上でトリミングした軟部組織を塊として縫合して先端にonlay graftしている。L型インプラントが長期に挿入されていた場合の修正手術などでは、鼻尖先端の皮膚がすでに菲薄化していることも多く、その場合には側頭筋膜を丸く細工して移植している。

> 本法はI型インプラントによる隆鼻術を同時に併用することも多いが、その場合にはインプラント下端と鼻尖との連続性に注意する。インプラントを移植軟骨（背側）に5-0ナイロンにて縫合することによって適正な位置（上下左右）に固定させることができる。インプラントは経時変化で頭側移動する可能性もあるため、その防止にもなる。

6 閉　創

鼻柱部では6-0PDSにて中縫いを3針行い、7-0黒ナイロンにてできればマットレス縫合で皮膚縫合を行う。鼻腔内は6-0青ナイロンで一層に閉創する。

縫合終了後にもう一度足元からチェックするが、鼻孔の左右差、鼻腔内での軟骨の突出、鼻梁、鼻柱の偏位を確認する。もしどこかに問題がある場合には抜糸して再度鼻翼軟骨の縫合、あるいは移植軟骨の縫合までさかのぼってやり直さなければならない。

> これらの変形は放置すると後日必ずといっていいほど再手術を行うことになる。初回手術の際に妥協を排してすべてを解決する粘りが要求される。その意味では根気を要する鼻形成術といえる。

4. 症　例

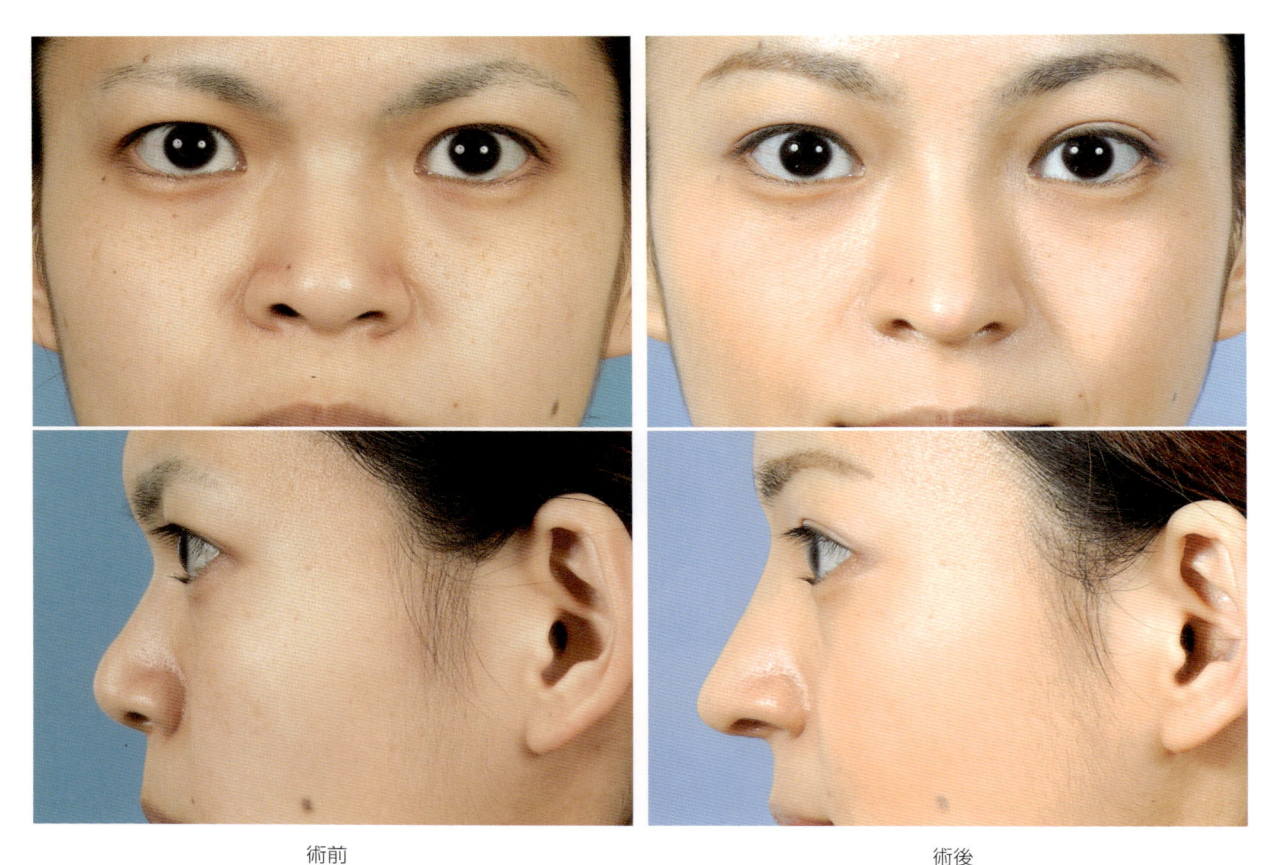

術前

短鼻で鼻尖が上向きであること、鼻根〜鼻背の低鼻の改善を希望した。また、前頭部の骨隆起が強く、鼻根とのコントラストが強かったため、表情の険しさを緩和するために前頭部後退も希望した。

術後

正面ではalar-columellar relationship (ACR)の改善、側面では鼻尖部のprojectionは延長方向ともに満足すべきものとなった。

25歳　女性　鼻中隔延長術、隆鼻術（I型インプラント）、前頭洞骨切り術
全身麻酔下に両側耳介軟骨を採取し、オープン法で鼻中隔延長を行った。I型インプラントは、前頭洞骨切りでの後退の度合いを考慮して選択した。

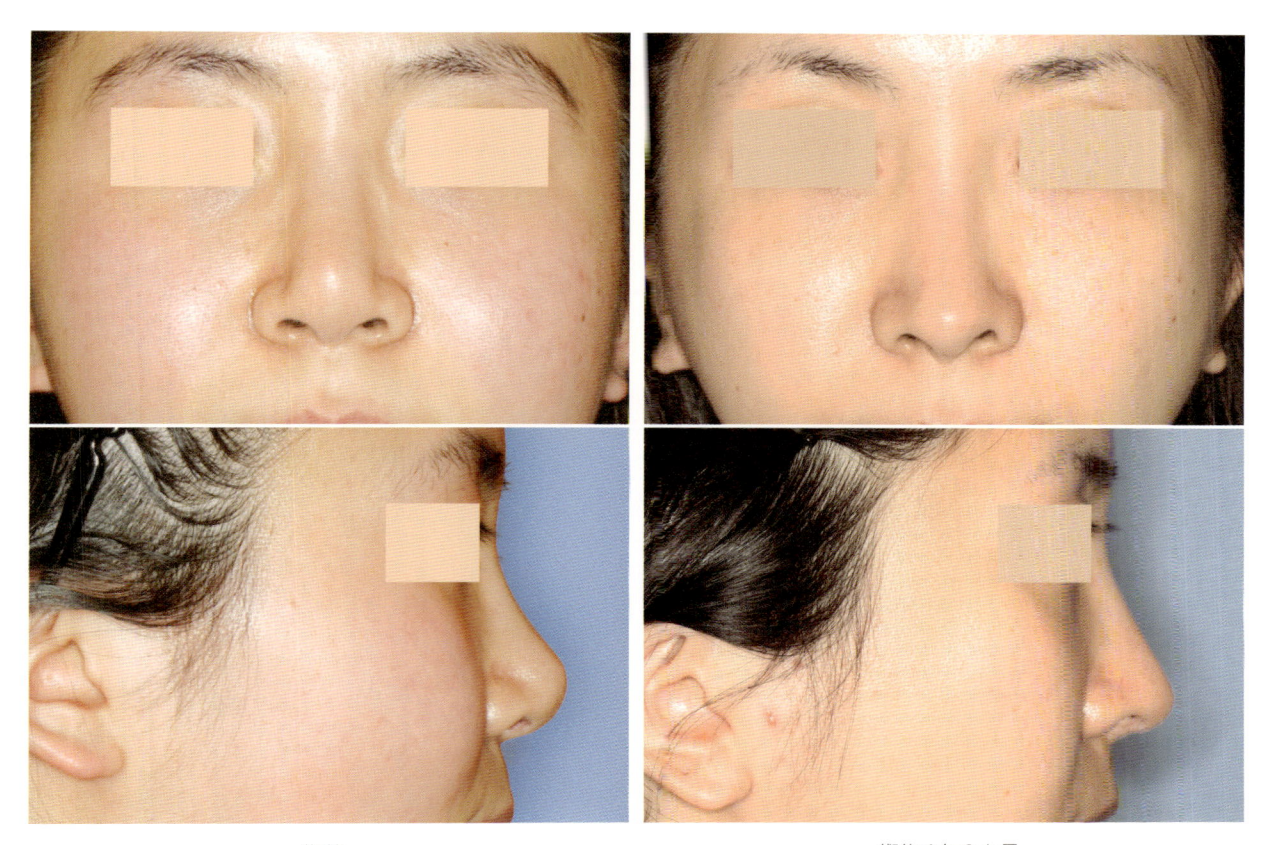

術前
他院で鼻形成術を過去に6回程受けていた。正面では鼻柱と鼻翼の位置関係（ACR）が悪く、側面では短鼻が強く、鼻尖の位置がかなり頭側に位置していた。

術後6年2カ月
側面では鼻尖部は水平垂直方向ともに満足すべき位置となった。Ⅰ型インプラントの挿入で鼻背から鼻尖にかけて美しいラインを形成している。

24歳　女性　鼻中隔延長術（2次修正手術）、隆鼻術（Ⅰ型インプラント）
全身麻酔下に肋軟骨を採取し、オープン法で鼻尖、鼻柱を尾側に延長させた。肋軟骨を選択した理由は過去数回の手術で鼻自体瘢痕が強く強固な支持が必要と考えたからである。

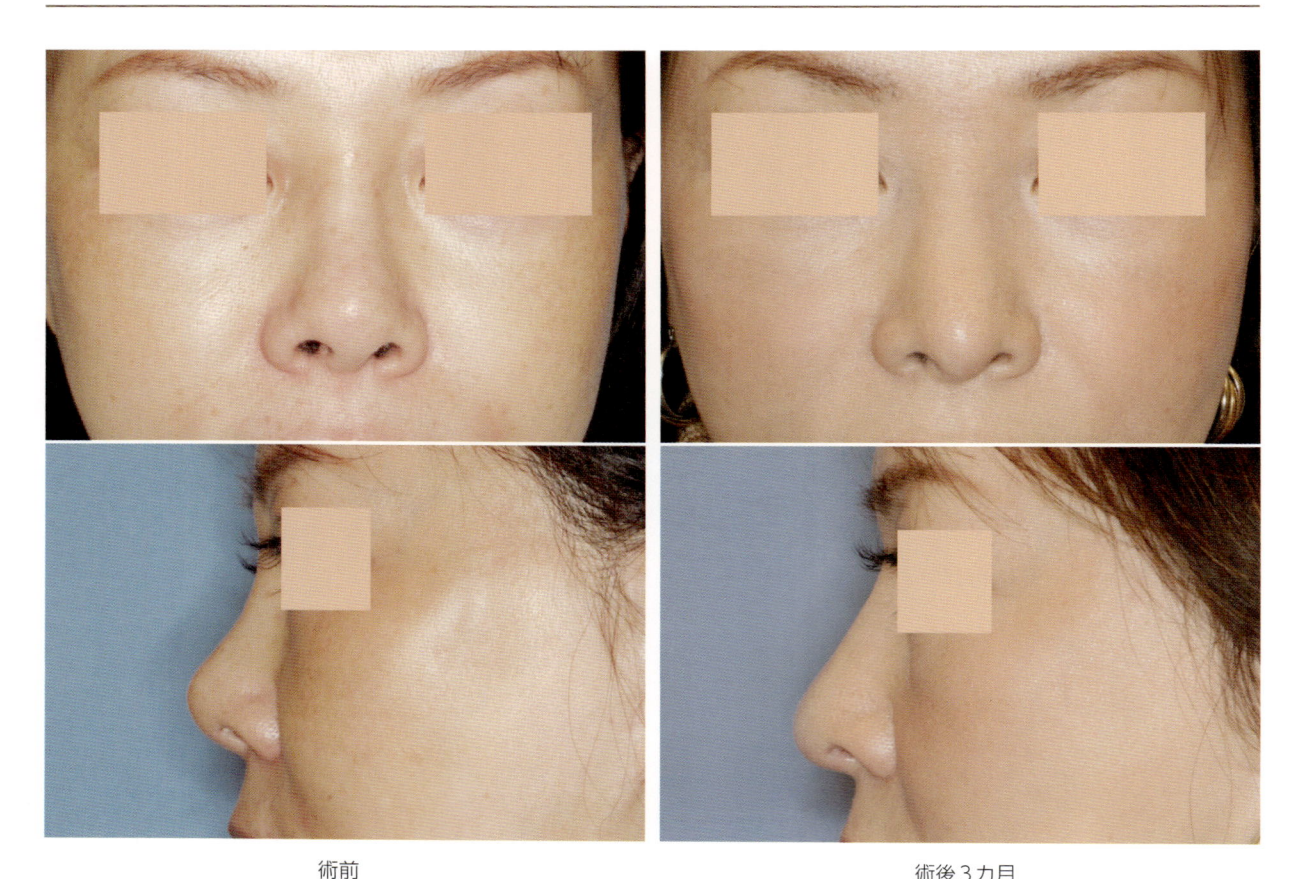

術前
初回鼻手術は25年前で、過去に2回L型インプラントの手術を受けていた。鼻尖部が徐々に上向きになってきており、鼻梁、鼻柱も左側に偏位していた。

術後3カ月
短鼻は解消され、TPPは良好な位置となった。鼻柱の偏位もだいぶ改善し、ACRも良好である。

47歳　女性　鼻中隔延長術、隆鼻術（インプラント入れ替え）
全身麻酔下に肋軟骨移植による鼻中隔延長を行った。インプラントはL型からⅠ型（やや低いもの）に入れ替えた。

5. 合併症とその予防

　鼻形成術はさまざまなバリエーションの手術が行われているが、統計的に鼻中隔延長術は再手術（修正手術）率が最も高い術式である。たとえ本術式に精通したとしても、患者の解剖学的特徴の影響を受けやすく、希望する術後形態を実現しようとすると修正手術は避けがたい。患者には過度の期待を抱かないよう説明する。また、術者はやや控えめな結果を目指して手術を計画することにより合併症はかなり回避することができる。

1 偏　位

1）肋軟骨移植（warping変形）

　本症例は肋軟骨移植による鼻中隔延長術を行ったが、術後3カ月で鼻尖部の偏位が顕著になったため、修正手術を行った。移植軟骨を取り出してみるとかなり反っており、再使用は不可能であった。

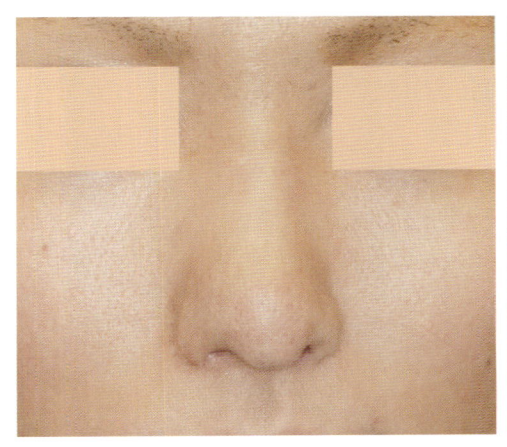

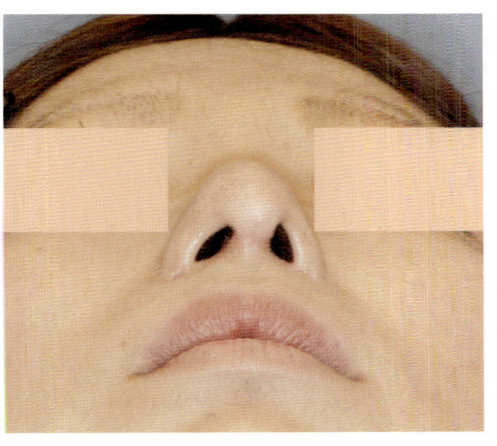

正面では鼻すじが曲がって見える、また軸位では鼻柱が偏っていて、鼻孔の形態が左右非対称である。

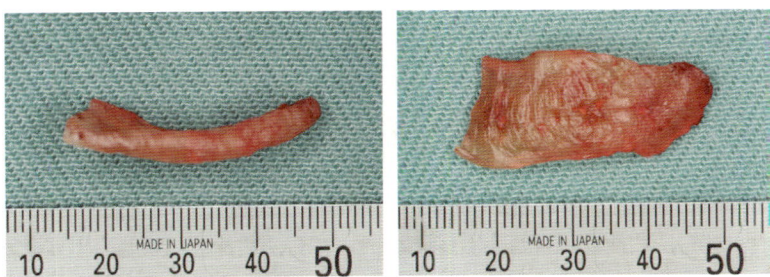

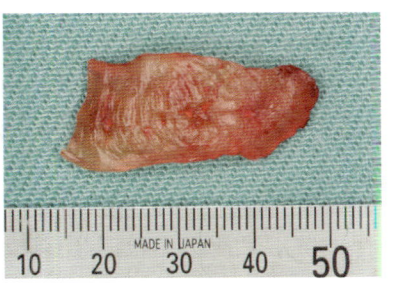

術後3カ月で摘出した移植肋軟骨（warping変形）

2）耳介軟骨移植

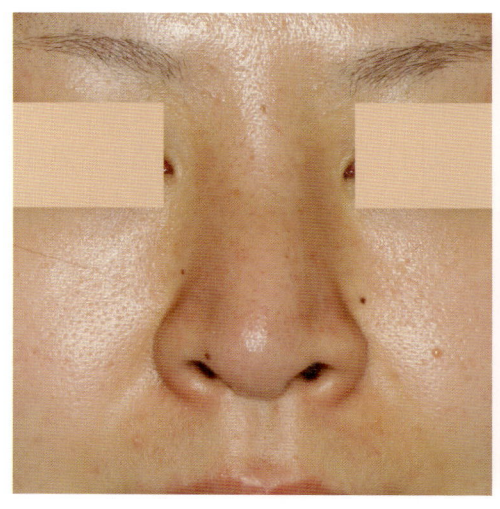

術後鼻尖部は右側に偏位しており、斜鼻変型を呈す。

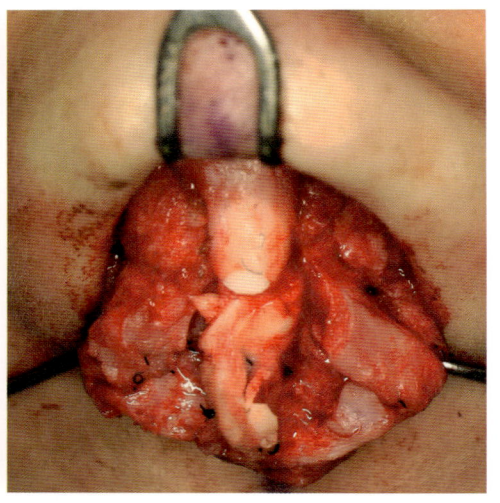

修正手術時の術中所見。移植した耳介軟骨が歪み、C型に変形しているのがわかる。

　偏位の原因は移植軟骨の歪み、土台である鼻中隔の歪み、鼻翼軟骨中間脚縫合時の張力による移植軟骨の偏位、被覆組織である皮膚の戻ろうとする張力による移植軟骨の偏位など、さまざまである。
　逆にいうと、これらのさまざまな原因を克服しないと真っすぐにならないわけであるから、本手術は難易度が高いといわざるを得ない。偏位の原因である鼻翼軟骨、皮膚の張力を軽減するためには、めいっぱい延長するのではなく、少しでも控えめな延長を心がけることである。

> 術後に変形が認められた場合には、その程度にもよるが、できれば3カ月間は経過観察すべきである。修正手術は通常であれば再度オープン法で行うが、移植軟骨をトリミングして延長度合いを控えめとするため、形態は多少犠牲になることを患者には理解してもらう。

2 鼻　閉

　偏位を防止しようと移植軟骨（耳介軟骨、肋軟骨）を厚く頑丈に細工すると、鼻柱部が太くなり、時に鼻腔を狭めることになり、結果として通気障害を招くことになる。また、耳介軟骨を完全に平坦に細工するのは難しく、移植した際に軟骨が鼻腔内に突出し鼻腔をかなり狭めて患者が鼻閉感を訴えることもある。
　3～6カ月の経過をみても改善傾向が認められない場合には、移植軟骨を削ることになる。その場合には移植軟骨の支柱としての強度が低下するため、今度は偏位に注意しなければならない。なお、鼻中隔延長術と鼻翼縮小術を同時に行う場合には、前庭切除など鼻孔が狭くなるような術式は、鼻閉を防止する意味で避けるべきである。

また、鼻閉の原因としてinternal nasal valve (INV) のcollapseが挙げられる。これは本法で、鼻翼軟骨中間脚の可動性を得ようと鼻翼軟骨の頭側切除を行うことにより上外側鼻軟骨との間の線維性結合を切断することによる。鼻翼軟骨を移植軟骨先端に縫合する際に可動性が増すことは利点であるが、一方でINVが尾側に引かれると同時に、鼻腔内（後方）に落ち込むように作用し、鼻腔を狭くする方向に働くからである。

3 過矯正

時に過矯正のため、鼻尖が突出しすぎたり、下がりすぎることがある。

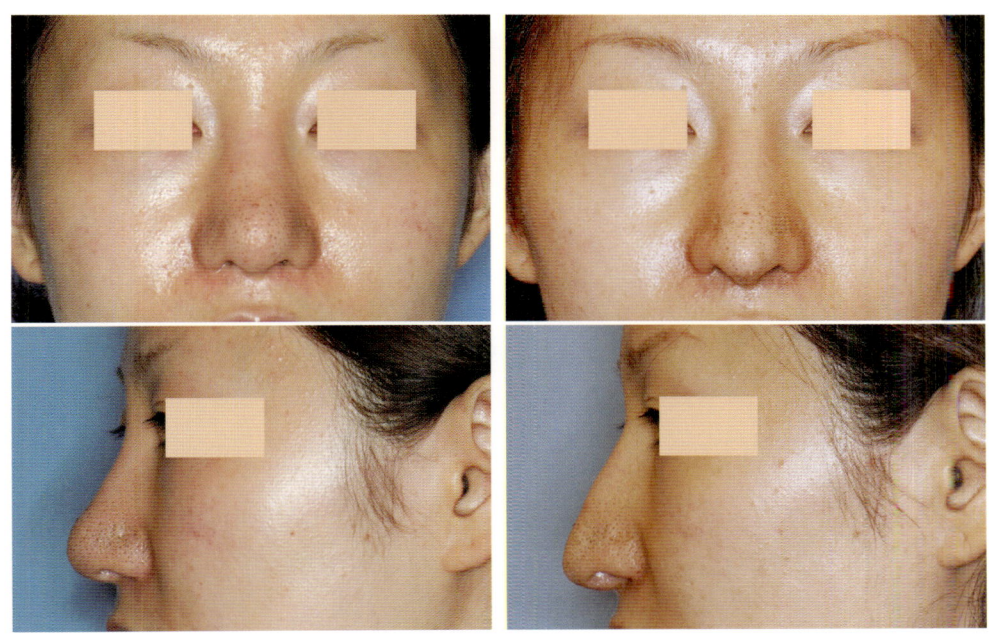

術前
過去に他院で7～8回の鼻形成を受けていた。鼻尖部がシャープで尖っている鼻が好きで、できるかぎり尾側に延長したいとの希望であった。

術後10カ月
正面では鼻柱の突出が強すぎて、側面でも鼻尖のprojectionがやや弱く、下方に突出しすぎている。この場合の修正は、移植軟骨先端をトリミングすることになるが、クローズド法で修正が可能である。

32歳　女性　鼻中隔延長術、隆鼻術（Ⅰ型インプラント）
全身麻酔下に肋軟骨による鼻中隔延長とⅠ型インプラントを施行した。過去の繰り返し手術による瘢痕、sebacious skinであるため皮膚も硬いという悪条件での修正手術であったために肋軟骨移植により過矯正で手術を終了した。

4 鼻尖部の皮膚変色、皮下軟骨の浮き出し

　鼻尖部を前方、下方に延長する際に鼻尖部の皮膚にはそれ相応の張力がかかる。患者の鼻尖皮膚がもともと薄い場合、鼻尖の皮下浅層で剥離した場合、または長期的に移植軟骨の圧迫で皮膚が薄くなってしまった場合など、さまざまな要因で移植軟骨が皮下に浮き出すことになる。

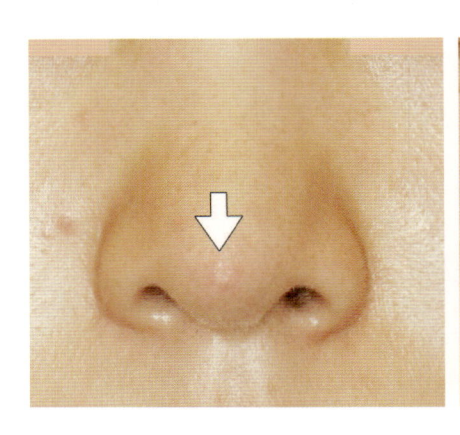

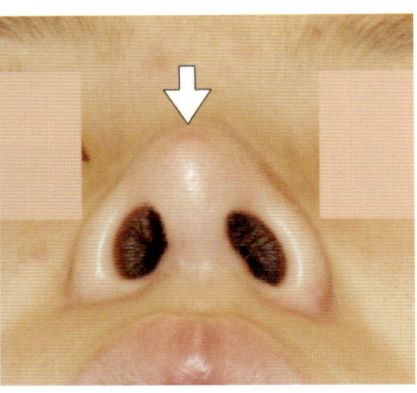

　修正手術では移植軟骨先端を削ることになるが、控えめに削ると再発の可能性があり、逆に削りすぎると形態的に物足りなくなってしまうことがある。修正はクローズド法で、ある程度（通常2～3mm程度）移植軟骨の先端を削ってしまい、その上に側頭筋膜などの軟部組織を団子状にしてonlay graftすることにより良好な結果が得られる。

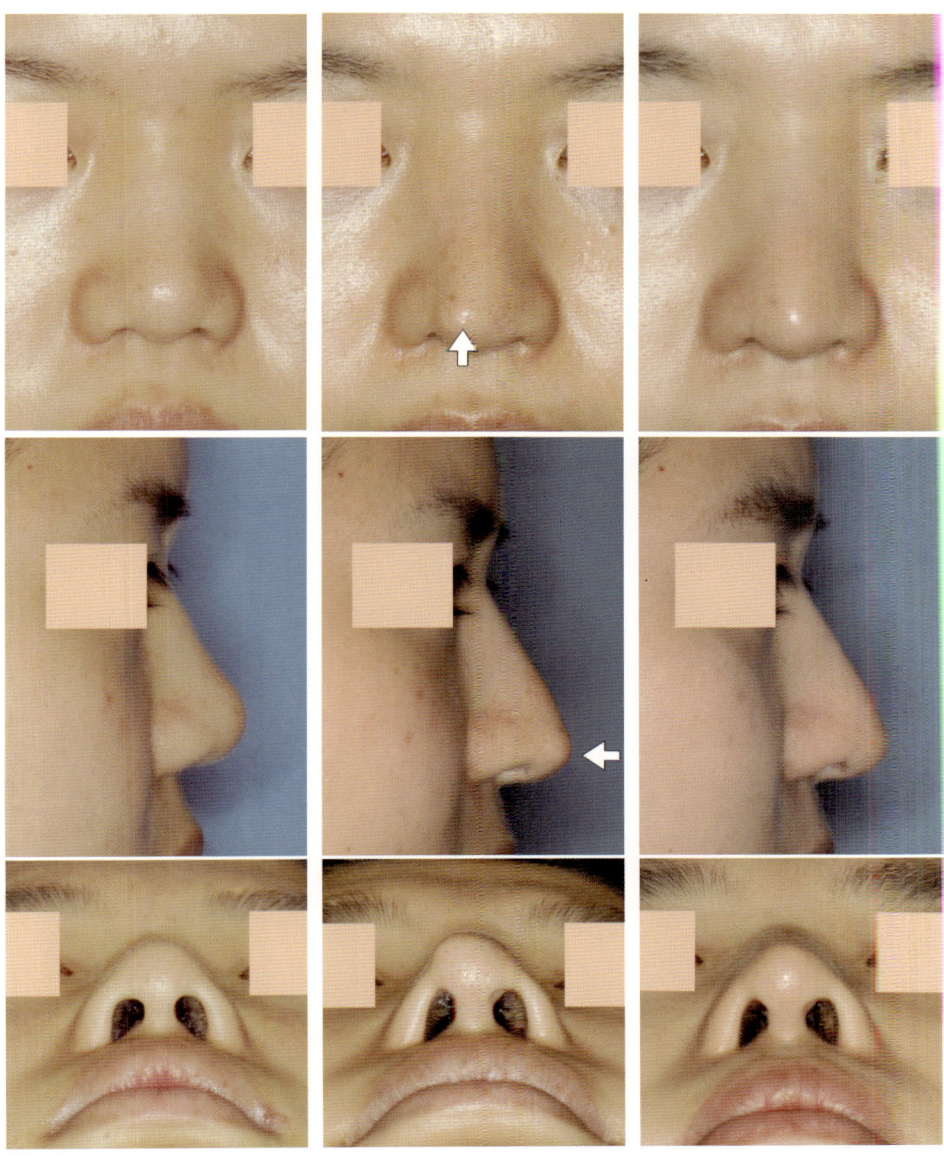

術前
鼻尖部が丸く、短鼻の改善を希望した。

術後4年8カ月(修正直前)
術後4年8カ月経過時点で鼻尖の偏位を気にして来院した。側面では移植軟骨の先端が過度に突出し、軸位では移植軟骨の曲がりが観察されたため、修正手術を行うこととした。

修正術後2カ月
修正術後2カ月経過し、正面・軸位ともに鼻尖は真っすぐ見えるようになり、側面では鼻尖の過度の突出は改善され、丸みを帯びている。

25歳　女性　鼻中隔延長術(初回手術と修正手術)
初回手術は、I型インプラントより鼻根〜鼻背〜鼻尖上部を高くし、鼻尖は肋軟骨を採取し、尾側に延長した。
修正手術は、クローズド法により移植軟骨の先端を3mm削った後に、両側鼻翼軟骨を適当な張力で移植軟骨先端に再度縫合した。

■ Suggested Readings

1) Septal extension grafts: a method of controlling tip projection shape.
   Byrd HS, Andochick S, Copit S, Walton KG
   Plast Reconstr Surg. 1997 Sep;100(4):999-1010

2) Exploiting the septum for maximal tip control.
   Hubbard TJ
   Ann Plast Surg. 2000 Feb;44(2):173-80

3) Septal extension grafts revisited: 6-year experience in controlling nasal tip projection and shape.
   Ha RY, Byrd HS
   Plast Reconstr Surg. 2003 Dec;112(7):1929-35

4) Correction of the nasal tip and columella in Koreans by a complete septal extension graft using an extensive harvesting technique.
   Kim JS, Han KH, Choi TH, Kim NG, Lee KS, Son DG, Kim JH
   J Plast Reconstr Aesthet Surg. 2007;60(2):163-70

5) Revisiting upper eyelid anatomy: introduction of the septal extension.
   Orbay H, Sensöz O
   Plast Reconstr Surg. 2007 Jan;119(1):423

6) Correction of caudal septal deviation: use of a caudal septal extension graft.
   Pham AM, Tollefson TT
   Ear Nose Throat J. 2007 Mar;86(3):142, 144

7) A simplified use of septal extension graft to control nasal tip location.
   Seyhan A, Ozden S, Ozaslan U, Sir E
   Aesthetic Plast Surg. 2007 Sep-Oct;31(5):506-11, discussion 512-3

8) A biomechanical comparison of vertical figure-of-eight locking suture for septal extension grafts.
   Han K, Jin HS, Choi TH, Kim JH, Son D
   J Plast Reconstr Aesthet Surg. 2010 Feb;63(2):265-9

9) Correction of difficult short nose by modified caudal septal advancement in Asian patients.
   Chang YL
   Aesthet Surg J. 2010 Mar;30(2):166-75

10) Rhinoplasty for the Asian nose.
    Jang YJ, Yu MS
    Facial Plast Surg. 2010 May;26(2):93-101

11) Nose elongation: a review and description of the septal extension tongue-and-groove technique.
    Ponsky DC, Harvey DJ, Khan SW, Guyuron B
    Aesthet Surg J. 2010 May-Jun;30(3):335-46

12) A new technique for creating spreader and septal extension grafts.
    Turgut G, Soydan AT, Bas L
    Plast Reconstr Surg. 2010 Nov;126(5):252-4

13) Modified back-to-back autogenous conchal cartilage graft for caudal septal reconstruction: the medial crural extension graft.
    Koch CA, Friedman O
    Arch Facial Plast Surg. 2011 Jan-Feb;13(1):20-5

14) The role of upper lateral cartilage in dorsal reconstruction after hump excision: section 1. Spreader flap modification with asymmetric mattress suture and extension of the spreading effect by cartilage graft.
    Manavbası YI, Basaran I
    Aesthetic Plast Surg. 2011 Aug;35(4):487-93

15) Supporting strength of septal extension grafts.
    Hwang SH, Hwang K.
    J Craniofac Surg. 2011 Nov;22(6):2323-6

Chapter 8 Filler注入
Filler Injection

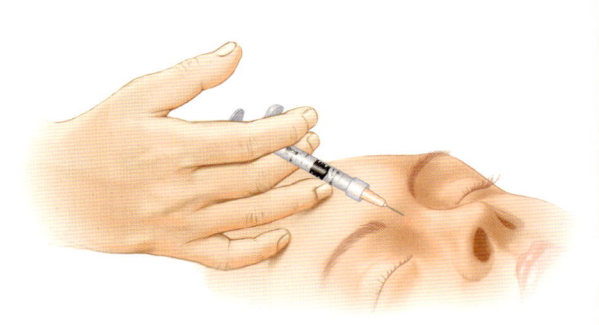

I ヒアルロン酸

近年、いわゆる"プチ整形"の代表としてFiller（皮膚充填剤）による隆鼻を希望する患者は増加の一途をたどっている。
料金的に手軽で、ダウンタイムを要さず、患者の希望に沿って注入量を調節できるなど、その簡便さが患者から支持されている理由である。

Filler注入による鼻形成術は、下記のものが代表的である。

1. 隆鼻（主に鼻根〜鼻背）
2. 斜鼻の改善
3. ハンプの改善
4. 鼻孔縁の調整
5. 鼻柱の下降

Introduction

皮膚充填に利用される素材

　一般的にヒアルロン酸（HA）が広く使用されているが、いまだ日本では未認可であるため、医師の個人輸入という形で入手する。なお、一部の製品はFDA（米国食品局）では認可が得られている。

　最近では注入型のハイドロキシアパタイト製剤、また非吸収性のFillerも一部で使用されている。

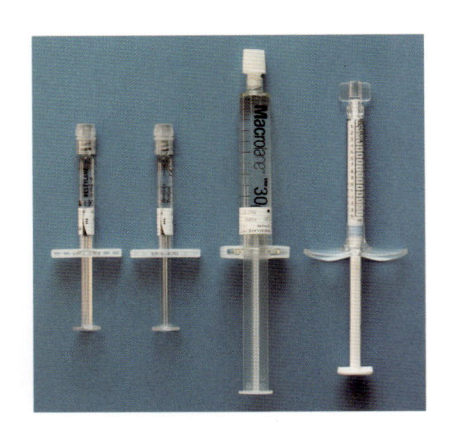

各種ヒアルロン酸、レディエッセ®

1) ヒアルロン酸

　ヒアルロン酸は天然多糖体で生物学的適合性が高い物質で、コラーゲンと比較すると多くの利点を有している。

1. 皮内テストを要さないため即日注入ができる
2. 持続効果が6〜12カ月と長い
3. ヒアルロニダーゼにより溶解が可能

　筆者の施設では、吸収性のヒアルロン酸として代表的なレスチレン®、パーレーン®（Q-med社、スウェーデン）を主に使用している。持続効果は一般的には3〜12カ月程度といわれているが、実際には数年経過した症例でもヒアルロン酸すべてが吸収されているわけではなく、一部残存していることが多い。

　ヒアルロン酸による隆鼻の一つの欠点として、施術者は注意深く細い鼻すじをつくったつもりでも、数週から数カ月かけてヒアルロン酸が徐々に周囲に広がってしまうため、細くて明確な鼻すじを維持することが難しい。この点では後述するハイドロキシアパタイト製剤のほうが有利であると考えている。

　なお、ヒアルロン酸製剤の中にはpolyacrylamide, HEMA（hydroxyl-ethyl-methacrylate）などの非吸収性物質を混入して、永久効果を謳っている製品がある。しかし、吸収されないことは両刃の剣であることを肝に銘じなければならない。古くはシリコン、パラフィン、オルガノーゲンなどの注入異物の長い歴史を振り返っても、非吸収性注入物では長期的には変形、発赤、しこり、肉芽腫など多くの後遺症がみられるため、現時点ではその使用は見合わせるべきである。感染、アレルギーが起こった際には皮

膚側を切開して摘出しなければならない可能性もあり、それでも完全摘出は不可能であり、皮膚表面に不可逆的な変形や瘢痕を残すことになる。

2）ハイドロキシアパタイト製剤（注入型）

近年Radiesse®（レディエッセ®）という長期持続型皮膚充填剤が登場した。主成分であるカルシウムハイドロキシアパタイトをキャリアジェルに懸濁させた非アレルギー性の皮膚充填剤である。すでにFDA、CE（欧州基準適合）などの認可を受け、美容医療分野でも広く使用されるようになってきている。注入の要領はヒアルロン酸とは異なり、皮下深層に注入することである。ヒアルロン酸ほど周囲への広がりが少なく、鼻梁に関しては細く自然に出すことができるのが特徴である。さらに持続効果も長く、吸収されるまでの目安は1～1.5年ほどである。

一方、ヒアルロン酸と異なり溶解剤がないため、過剰注入した場合には鼻腔内切開から注入部位まで剥離して搾り出すように排出するしかない。

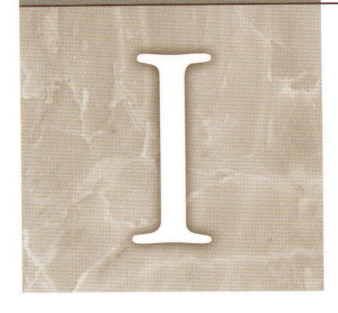

Ⅰ ヒアルロン酸

1. 適 応

1 隆 鼻

　鼻根～鼻背部は皮膚に伸展性があり、ベース側が骨であるため注入量に応じた隆鼻（augmentation）効果が得られやすい。一方、鼻尖部は皮膚が厚く硬いうえにベース側は軟らかい鼻翼軟骨であるため、注入で高さを出すことは難しい。かえって広がって鼻尖が太く見えるため、適応がないと考えるべきである。

2 斜鼻矯正

　斜鼻にはいろいろな形態があり、すべての斜鼻が適応となるわけではない。隆鼻同様、鼻根から鼻背に変形がある場合には注入の適応となることが多い。

3 鼻孔縁形成

　鼻孔縁形態に左右差がある場合など、後退（retract）している部位を下降させる目的で注入が適応となることがある。変化はわずかではあるが適応を選べば有効である。

4 鼻柱下降

　鼻柱後退（retracted columella）に対して注入療法は有効である。

2. 隆 鼻

1 マーキング

注入前に患者を坐位にして注入範囲をマーキングする。頭側は両側上眼瞼縁を結ぶラインを基本とし、中心線としては両内眼角の中心点（鼻筋の中央）に印をつけ、その点から鼻尖（鼻柱）中央を結ぶ線を引く。尾側は患者の希望にもよるが、ハンプがある場合にはその上端まで、全体に通す場合には鼻尖上部（supratip break）までとする。この時点で患者には鏡で注入範囲を確認してもらう。

2 注 入

痛みを軽減するためにアイスノン（小型）を1～2分注入予定部位に当てておく。筆者は注入後の自然な仕上がりを考慮して、皮下深層への注入を行っている。しわへの注入とは異なり、決して真皮内には注入しない。鼻では真皮内に注入した場合には不自然な凹凸不整として目立つことが多い。鼻根部では27G（または30G）針を垂直に刺入して、骨へ当ててから皮膚を少しつまみ上げるようにして注入を開始して、徐々に針を寝かして予定注入部位全体に広げていく。なお、均一に注入するのに難しいが、直後にマッサージすることでヒアルロン酸をうまくモールディングすることができる。

刺入箇所はできるかぎり少なくするが、通常2～3カ所必要となる。鼻背部に注入する場合には鼻中隔（ルーフ）上になる。鼻根～鼻背まで広範に注入する場合には27G長針が販売されており、これであれば刺入部位は1カ所ですむ。

3 眉間～鼻根の隆鼻術

西洋人のような眉間部の彫りの深さを希望して、鼻根～眉弓に向かってV字型のラインを強調することも可能である。この場合には、鼻根最低点（ナジオン）の位置決めが問題となる。一つの基準であるが、両側上眼瞼縁を結んだラインを念頭において注入する。これを無視して注入するとナジオンでの陥凹がなくなってしまい、額から鼻背まで続く平坦で高い鼻根（いわゆるギリシャ鼻）となり、非常に不自然となる。注入の際に正面からのcontouringにのみ集中すると、側貌でのcontouringがおろそかになりがちとなってしまう。あくまで三次元的な仕上がりを考慮しなければならない。

筆者は、鼻根部のみの注入の場合には、通常注入量は0.2～0.4mlを基本として、適宜患者には鏡を見せながら行う。不足している場合には0.1ml単位で追加していき、理想的な高さまでもっていくことにしている。

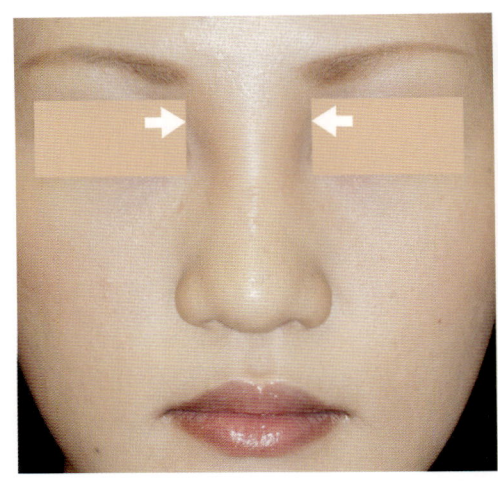

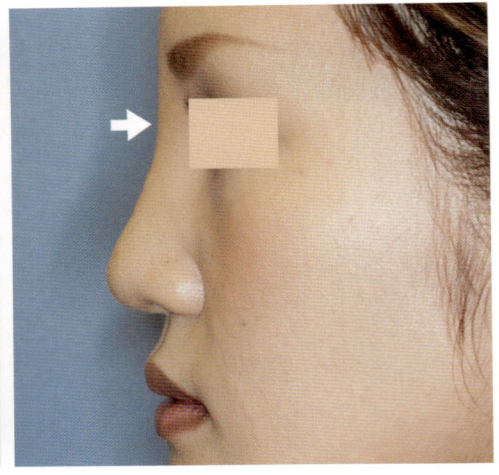

鼻根部へのヒアルロン酸過剰注入例
いわゆる医原性ギリシャ鼻となっている。

　最近では鼻根部に過剰にヒアルロン酸が注入されている患者を多数見かけるが、医師側はデザイン、注入量においても正常解剖に則した控えめな注入を行うべきである。

3. 斜鼻矯正

　本来あるべき理想的な鼻すじの中心にマーカーペンで線を引いて、左右対称を目指して、足りない部位を補っていくという考え方である。ただし、陥凹側にボリュームを付加するため当然鼻すじは太くなる。したがって、斜鼻の程度が強い場合には注入量は控えめとする。患者と相談しながら最終的な注入量を決定することになる。

4. 鼻孔縁形成

　正面から鼻孔の見え方に左右差のある患者、時に両側の鼻孔が見えすぎる場合に適応となる。また、術後(医原性)鼻孔縁変形にも対応でき、重宝することがある。ただし、皮下浅めに注入すると白く浮き出て目立つことがあるため、鼻腔内側に少量ずつ注入していく。

5. 鼻柱下降

　この部位は柔らかいため注入効果は高いので、retracted columellaの症例には良い適応である。ただし、注入量が多いと鼻柱が太くなりすぎるので注意する。

6. 症　例

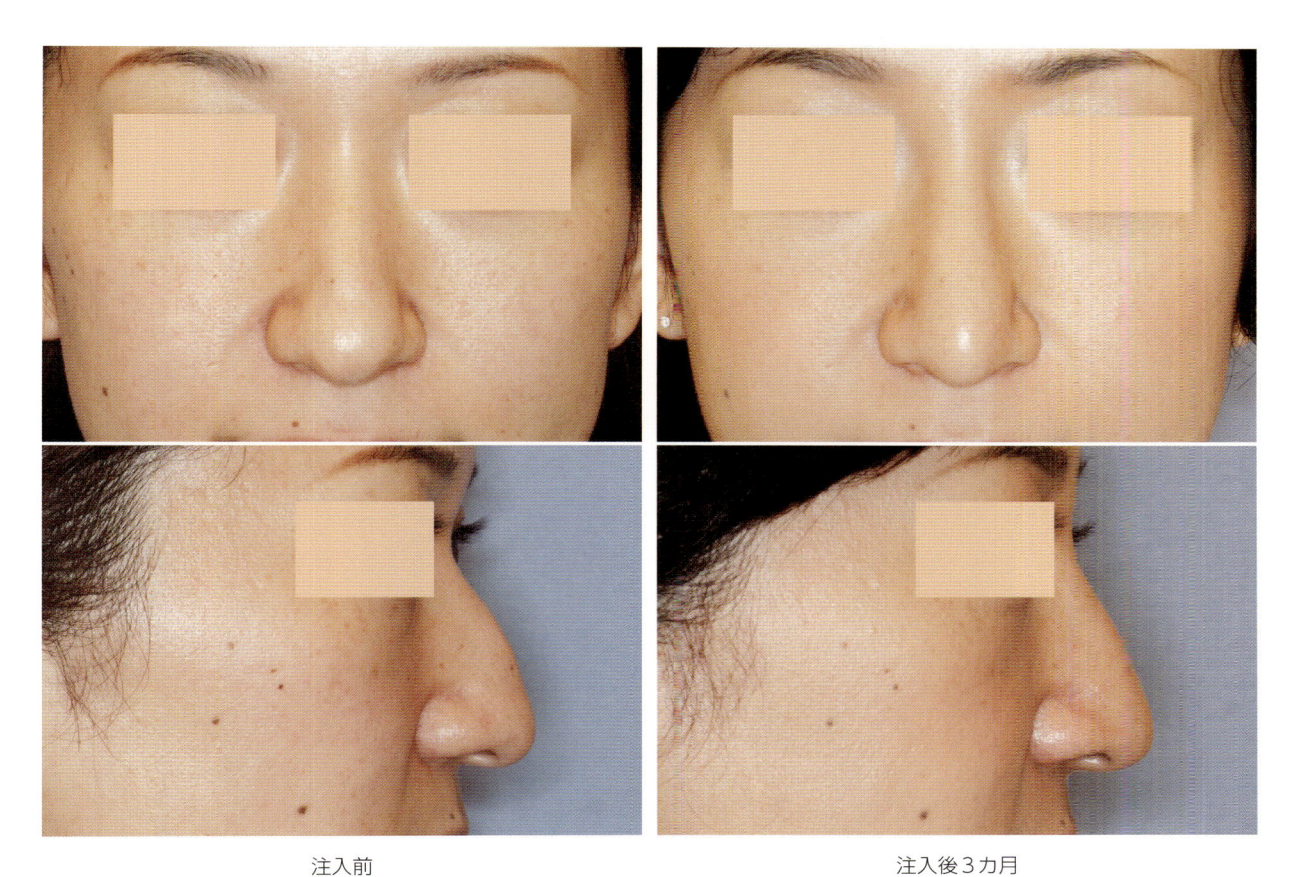

注入前　　　　　　　　　　　　　　　　注入後3カ月

ハンプに対するヒアルロン酸注入例
ハンプより頭側にHA0.4mℓ注入した。

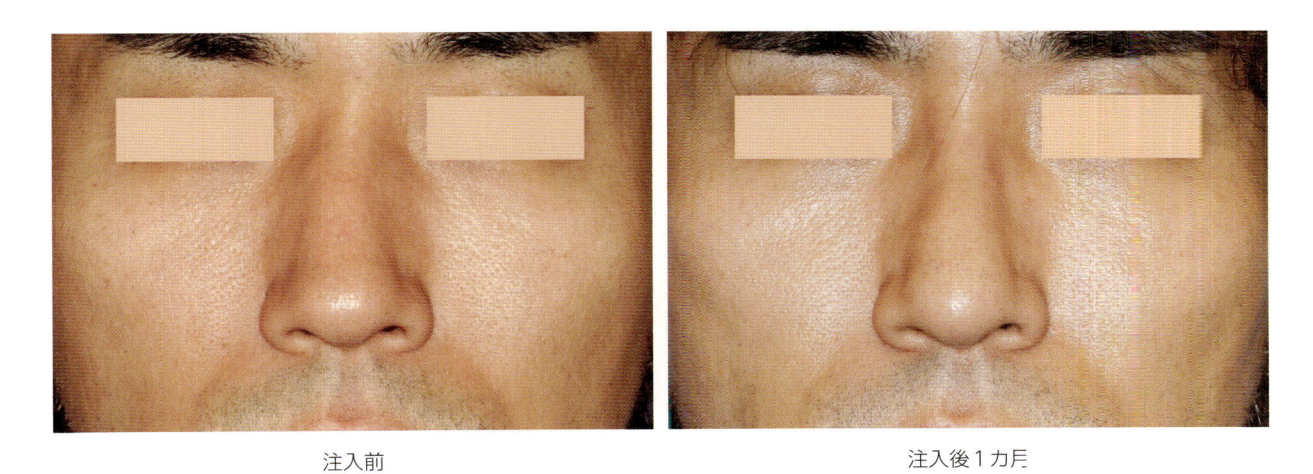

注入前　　　　　　　　　　　　　　　　注入後1カ月

斜鼻に対するヒアルロン酸注入例
鼻根部右側にHA0.3mℓを注入した。

7. 合併症とその予防

　ヒアルロン酸製剤での合併症の発症率は非常に低く安全性は高い。しかも現在ヒアルロニダーゼによって分解、排泄が可能であるため安心して使用できる。合併症としては以下のものが挙げられる。

1 遅延型アレルギー

　非常に珍しいが1/10,000の発生率である。
　局所の発赤、疼痛、腫脹などの症状が出現したら、ヒアルロニダーゼで即時分解排泄するべきである。また、ステロイド系抗炎症剤を投与する。

2 皮膚壊死

　注入したヒアルロン酸により血管が閉塞されることにより、まれではあるが皮膚壊死（潰瘍）が生じることがある。壊死した部分は軟膏などによって保存的な治療を試みる。筆者には経験はないが、文献的報告は散見される。

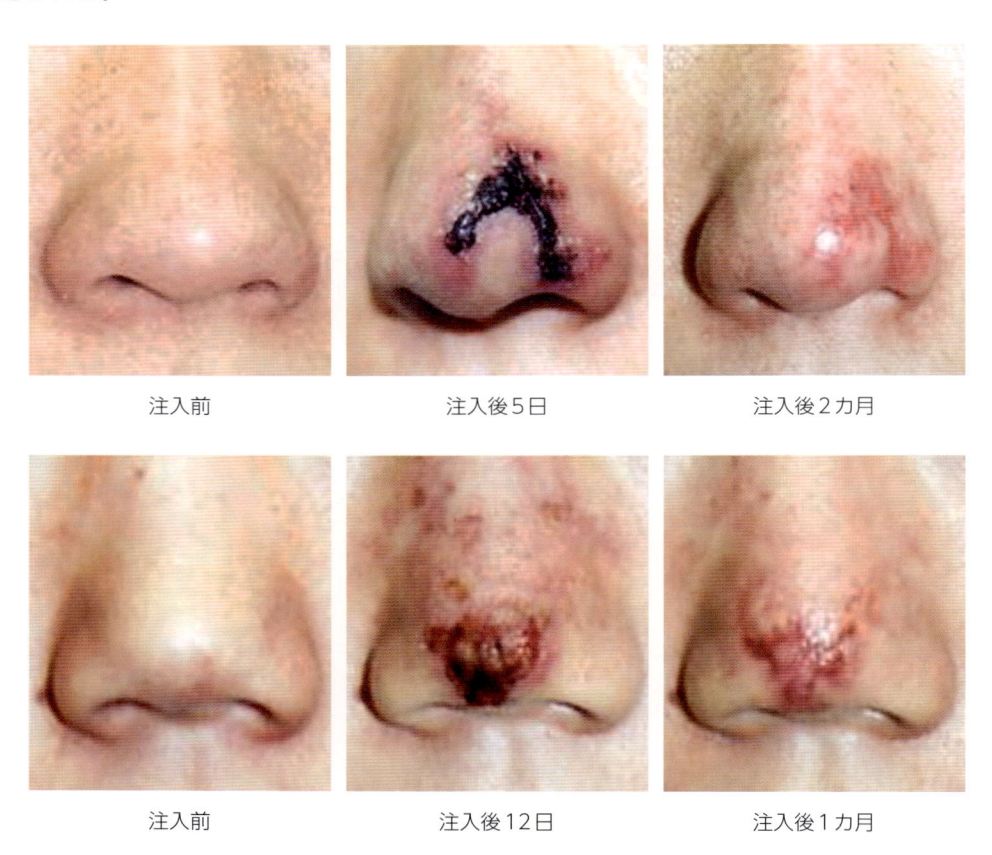

注入前	注入後5日	注入後2カ月

注入前	注入後12日	注入後1カ月

ヒアルロン酸注入後の鼻尖部皮膚壊死例
保存的に軟膏療法で経過観察を行っている。

（写真提供：峯岸裕之医師）

■ Suggested Readings

1) The risk of alar necrosis associated with dermal filler injection.
   Grunebaum LD, Bogdan Allemann I, Dayan S, Mandy S, Baumann L
   Dermatol Surg. 2009 Oct;35 Suppl 2:1635-40

2) Soft tissue fillers in the nose.
   Humphrey CD, Arkins JP, Dayan SH
   Aesthet Surg J. 2009 Nov-Dec;29(6):477-84

3) A vast intranasal filler-induced granulomatous reaction a case report.
   Colombo G, Caregnato P, Stifanese R, Ferrando G
   Aesthetic Plast Surg. 2010 Oct;34(5):660-3

4) Clinical experience with hyaluronic acid-filler complications.
   Park TH, Seo SW, Kim JK, Chang CH
   J Plast Reconstr Aesthet Surg. 2011 Jul;64(7):892-6

5) Salvage of nasal skin in a case of venous compromise after hyaluronic acid filler injection using prostaglandin E.
   Kim SG, Kim YJ, Lee SI, Lee CJ
   Dermatol Surg. 2011 Dec;37(12):1817-9

6) Structured nonsurgical Asian rhinoplasty.
   Kim P, Ahn JT
   Aesthetic Plast Surg. 2012 Jun;36(3):698-703

おわりに

　「美容外科の専門書の執筆を願えませんか」と克誠堂出版からお話をいただいたのは3年前の秋の日本美容外科学会の会場であったと記憶しています。様々なジャンルの美容手術を相当数こなしてきたため、そろそろ実践に基づいた専門書を出したいと思っていた矢先のありがたいお話でしたので、浅学非才を顧みずに「是非やらせてください！」とその場で即答しました。しかし、実際にはこれが私にとって地獄の始まりでした。クリニックの院長、経営者、外科医師として多忙な日々を送っていたため、良書をつくりたいと強く念じつつも日常業務に忙殺され、一向に筆が進まず数カ月が無駄に経過してしまいました。痺れを切らした担当者さんから叱咤激励されながらその後は筆を進めて参りました。毎朝4時起床、出勤前の3時間を執筆活動に当てることにより、1年間で本書の概略は仕上がりました。この1年間は禁酒生活をしながら執筆に専念し、さながら受験生のような生活を強いられましたが、今となっては懐かしい思い出です。

　さてやっと日の目を見ることになった本書は、鼻形成術を体系的に学べ、理論先行ではなく実践に役立つ書に仕上げたつもりです。一般の専門書とは少し異なった視点で、自分の経験に重点をおいて主観的な考えに終始したところもありますが、読者の先生方が鼻形成術を行ううえで少しでもお役に立てる指南書となれば、筆者としてはこの上もない喜びであります。特に鼻尖形成術、鼻翼形成術、鼻骨骨切り術の章は、筆者の考案した術式を中心に盛り込んだため、内容的には読み応えのあるものになったのではないかと自負しております。

　しかし実際には筆者自身が手術方法には始終改良を加えているため、何年か後に本書を読み返した際には「こんなことを書いていたんだ!?」と恥ずかしくなる部分もあるかもしれません。そのあたりは改訂版でアップデートさせていただく所存ですのでご容赦ください。

　さて最後に本書をお読みになって、賛成意見、反対意見などさまざまなご意見をおもちの読者の先生方もいらっしゃると思います。ご意見、ご感想などございましたら、ぜひとも私のメールアドレスにご一報いただけますと幸甚です。以降の改訂版ではそれらの意見を反映させ、本書をより一層完成に近づける努力をして参る所存です。

hirohi@ritz-cs.com

　白い帆が行き交う相模湾を俯瞰する鎌倉のレストランにて

著者 記す

索 引

和文

あ

アウフリヒト・リトラクター……56
アプローチ……24
鞍鼻変形……159
I 型インプラント……51

い

インプラントの入れ替え……65
─────の細工……55
─────の種類……51
─────の石灰化……70
─────の穿孔……68
─────の挿入……56
─────の辺縁浮き出し……69

え

L 型インプラント……51

お

横断骨切り(術)……158, 165, 184
オープン法……26, 232
オープンルーフ……77, 158

か

過矯正……243
鉤鼻……62
下垂鼻……112
感染……69
外側骨切り(術)……158, 159, 184
外側鼻動脈……11
眼窩下神経ブロック……21
眼角動脈……11
顔面動脈……11

き

ギリシャ鼻……83

く

クローズド法……26, 232, 233

け

経皮アプローチ法……30, 159, 161
経鼻柱切開……24
ケタミン塩酸塩……22

こ

広鼻……65, 158, 183
後療法……165
骨円蓋……7
骨性斜鼻……188
骨性ハンプ切除……174
骨性鼻中隔……7
コンビネーション・アプローチ法……163
コンピュータ・シミュレーション……42
ゴアテックス®……48, 71

さ

細片軟骨移植……48
三次元実体模型……172

し

篩骨垂直板……7
視診……13
写真撮影……14
写真撮影(スケール入り)……41, 55, 171
斜鼻……61, 158, 188
醜状瘢痕……153
小葉……4
触診……12
シリコン・インプラント……51
シリコン樹脂……48
耳介軟骨……31, 231
自家組織による隆鼻……77
─────の採取方法……31
耳甲介……31
耳珠……31, 33
術後管理……38
術前評価……12
上外側鼻軟骨……8
上顎骨前頭突起……7
上顎骨前頭突起部骨削り……183
上顎前突……197
上口前庭切開……183
上唇動脈……11
上唇鼻翼挙筋……10
上鼻翼溝……4
静脈麻酔……22
人工材料……48
C 型変形……242

す

ステロイド……119
スプリント(固定)……39, 165

せ

生物材料……48
整容的合併症……153
セファロ撮影装置……41, 171
前鼻中隔角……9

そ

側頭筋膜……36
側頭筋膜被覆細片軟骨移植術……77

た

短鼻……64

ち

遅延型アレルギー……254
超音波削骨器……174

て

テーピング……38

と

頭部固定装置……171
ドーム間靱帯……8
ドナー……51, 230

な

内側脚靱帯……9
内側骨切り(術)……158, 164
内側隆起……132
ナジオン……3, 73
軟骨円蓋……7
軟骨間靱帯……8
軟骨性斜鼻……188

は

ハイドロキシアパタイト裏剤……249
鼻頤線……18
鼻-顔面角……16
 -前頭角……16
鼻の基礎構造……6
─の支持構造……6
─の被覆組織……10
瘢痕……153
ハンプ……62, 158, 166
ハンプ切除法……168

ひ

ヒアルロニダーゼ……248, 254

ヒアルロン酸	248
皮下トンネル	140
皮膚壊死	121, 254
皮膚-軟骨複合組織移植	214
皮膚の凹凸	120
皮様嚢胞	128
ピエゾサージェリー®	174
ピンチノーズ変形	116, 120
鼻下長短縮術	150, 206
鼻孔縁後退	214, 220
鼻孔縁切開	24, 29
鼻孔縁軟骨移植	100
鼻孔縁鼻翼軟骨移植術	214
鼻孔縁複合組織移植術	215
鼻孔底	140
鼻孔底隆起	128, 131
鼻孔の狭小	154
鼻骨	7
鼻骨骨切り（術）	158, 159
鼻唇角	5, 197
鼻唇角部後退	200
鼻唇角部耳介軟骨移植	200
鼻尖下降術	115
鼻尖挙上術	112
鼻尖上部	237
鼻尖増高術	108
鼻尖突出点	4, 88, 234
鼻尖二次修正手術	116
鼻尖幅	89, 132
鼻中隔	7
鼻中隔延長術	230
鼻中隔下制筋	10
鼻中隔軟骨	7, 35, 230
鼻中隔彎曲症	210
鼻柱挙上術	207
鼻柱口唇角	5
鼻柱後退	196, 198
鼻柱垂下	197, 207
鼻柱部軟骨移植	198
鼻柱偏位	210
鼻柱-lobule比	19
鼻長	15
鼻背	166
鼻背変形	181
鼻幅	14
鼻閉	128, 159, 242
鼻翼顔面溝	4, 130
鼻翼挙上術	150
鼻翼形成術	140
鼻翼溝	4, 130
鼻翼サイズ縮小術	139, 145
鼻翼縮小術	137
鼻翼側壁	130
鼻翼側壁の平坦化	153
鼻翼長	130
鼻翼軟骨	8
鼻翼軟骨下-経鼻柱切開	26
鼻翼軟骨下切開	24, 25
鼻翼軟骨間切開	24, 28
鼻翼軟骨間縫合	93
鼻翼軟骨頭側切除	93, 237
鼻翼の平坦化	153
鼻翼幅	130
鼻翼幅縮小術	138, 140
鼻翼幅縮小術＋鼻翼サイズ縮小術	146
鼻翼-鼻柱関係	15
鼻梁	14

ふ
プロポフォール	23

へ
閉創	37

ほ
傍正中骨切り	184

ま
麻酔	21

ゆ
ユダヤ鼻	83

り
梨状孔縁切開アプローチ法	30, 159
隆鼻素材	48

ろ
ローマ鼻	83
肋軟骨	34, 231

わ
彎曲鼻	188

英文

A
aesthetic complication	122, 153
alar base flap (ABF)法	140
alar flaring	131
alar groove	4, 130
alar lobule	4, 153
alar rim collapse	119
alar rim contouring graft	100
alar wedge excision	133, 145
alar-columellar relationships：ACR	133, 196
alar-columellar triangle	15, 133, 196
alar-facial groove	4, 130
alar-sidewall	130
alloplastic materials	48
angular artery	11
anterior septal angle	9
augmentation	108

B
biologic materials	48
bony vault	7
boxy tip	98
bulbous tip	94

C
cartilaginous vault	7
caudal septum	210
cephalic trim	93
collapse	37, 97, 159
columella show	18
columella strut	99
columellar-labial angle	5
columellar-lobular angle	5
component reduction	169, 172
composite reduction	168

D
deepithelized flap	140
depressor septi nasi muscle	10
dermoid cyst	128
diced cartilage graft	48
digital fracture	161
drooping nose	112

E
E-line	18
ePTFE	48

F
floating columellar strut	198
footplate	132
Frankfort平面	171

G
Goode	89
Guerrerosantos	79
Guyron	150

H

hanging ala ... 132
hanging columella ... 112, 197, 207
hump nose ... 62
humpectomy ... 168, 172

I

IC incision：intercartilaginous incision ... 24, 28
IF incision：infracartilaginous incision ... 24, 25, 26
infratip lobule ... 4
interalar distance：IAD ... 130
intercartilaginous ligament ... 8
interdomal ligament ... 8
interdomal suture ... 93
internal nasal valve：INV ... 169
interrupted strip technique ... 99
inverted-V変形 ... 182

K

keystone area ... 8, 166

L

late infection ... 56
lateral crural spanning graft ... 116
lateral nasal artery ... 11
lateral osteotomy ... 158, 159
levator labii superioris alaeque nasi muscle ... 10
lip lift ... 150, 206
lobule ... 4
low to high ... 159
low to low ... 159, 184

M

medial crural ligament ... 9
medial osteotomy ... 158, 164

N

nasal sill excision ... 133
nasal sprint ... 39
nasal vault ... 6
nasion ... 3
nasofacial angle ... 16
nasofrontal angle ... 16
nasolabial angle ... 5, 197
nostril sill ... 128, 131
notching ... 100, 154

O

onlay graft ... 100, 108

P

percutaneous approach ... 30
polly beak変形 ... 119, 237
pull-out ... 56

R

radix ... 164
retracted columella ... 196, 198
retrusion at the columella-lip junction ... 200
Riketts ... 18
rim incision ... 24, 29
rocker deformity ... 164

S

sebaceous skin ... 95
Sheen ... 4
short nose ... 64
SMAS：superficial musculo-aponeurotic system ... 10
soft triangle ... 5
spreader graft ... 189
superior labial artery ... 11
supra alar crease ... 4
supratip ... 237
supratip break ... 5, 251

T

Tardy ... 99
Tardy変法 ... 108
TDP：tip-defining points ... 4
temporal fascia-wrapped diced cartilage graft ... 77
TPP：tip-projecting point ... 4, 88, 234
transcolumellar incision ... 24, 26
transverse osteotomy ... 158, 165
two-tap technique ... 160, 164

U

umbrella graft ... 109

V

V-Y advancement ... 150

W

warping変形 ... 34, 231, 241
weak triangle ... 5
Webster's triangle ... 160
wide nose ... 65, 183

著者紹介

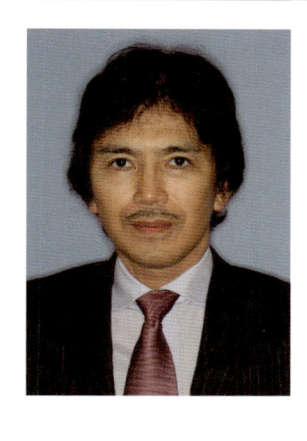

リッツ美容外科 東京院院長
広比 利次（ヒロヒ トシツグ）
Toshitsugu Hirohi, M.D.

略　　歴 ▶ 1959年7月16日　東京都・目黒生まれ
1979年　東京大学理科Ⅱ類入学（3年間在学）
1989年　国立山梨医科大学卒業

東京大学形成外科学教室（波利井清紀教授）に入局し、形成外科、美容外科を専攻する。その後、東京警察病院、都立広尾病院、静岡県立総合病院、東京専売病院、竹田総合病院等で美容形成外科学を修得し、2000年2月に東京・目黒にてリッツ美容外科を開設し、現在に至る。

所属学会 ▶ 日本美容外科学会（JSAPS）認定専門医
日本形成外科学会
日本頭蓋顎顔面外科学会
日本口腔外科学会
日本顎変形症学会
日本臨床皮膚外科学会

称　　号 ▶ ハワイ大学医学部客員教授（2010）

美容外科手術手技　鼻形成術	〈検印省略〉

2012年10月1日　第1版第1刷発行

定　価（本体25,000円＋税）

著　者　広比利次
発行者　今井　良
発行所　克誠堂出版株式会社
　　　　〒113-0033　東京都文京区本郷3-23-5-202
　　　　電話　03-3811-0995　　振替　00180-0-196804
　　　　URL　http://www.kokuseido.co.jp

印刷・製本：株式会社シナノパブリッシングプレス
イラストレーション：鈴木洋一
装本デザイン：田代睦三（blanc）
本文デザイン・レイアウト：株式会社 北の丸インスティチュート

ISBN 978-4-7719-0400-2 C3047　￥25,000E
Printed in japan ©Toshitsugu Hirohi, 2012

- 本書の複製権・翻訳権・上映権・譲渡権・公衆送信権（送信可能化権を含む）は克誠堂出版株式会社が保有します。
- JCOPY〈（社）出版者著作権管理機構　委託出版物〉
　本書の無断複写は著作権法上での例外を除き禁じられています。複写される場合は，そのつど事前に（社）出版者著作権管理機構（電話 03-3513-6969, Fax 03-3513-6979, e-mail：info@jcopy.or.jp）の許諾を得てください。